内科疾病针灸治疗精粹

赵 奎 编著

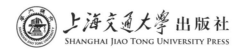
上海交通大学出版社
SHANGHAI JIAO TONG UNIVERSITY PRESS

内容提要

本书分三个部分,第一部分简述了针灸临证总论,第二部分介绍了常用腧穴的临床应用,第三部分按病变部位分类解读了内科临床常见疾病的病因病机、古代诊疗经验及临床治疗现状。本书内容丰富,条理清晰,结构严谨,章节安排合理有序,可供各级中医类从业人员以及广大中医爱好者参考使用。

图书在版编目(CIP)数据

内科疾病针灸治疗精粹 / 赵奎编著. --上海 : 上海交通大学出版社,2023.12
 ISBN 978-7-313-29494-4

Ⅰ. ①内… Ⅱ. ①赵… Ⅲ. ①内科—疾病—针灸疗法
Ⅳ. ①R246.1

中国国家版本馆CIP数据核字(2023)第178063号

内科疾病针灸治疗精粹
NEIKE JIBING ZHENJIU ZHILIAO JINGCUI

编　　著:赵　奎
出版发行:上海交通大学出版社　　　　　　地　　址:上海市番禺路951号
邮政编码:200030　　　　　　　　　　　　电　　话:021-64071208
印　　制:广东虎彩云印刷有限公司
开　　本:710mm×1000mm 1/16　　　　　经　　销:全国新华书店
字　　数:239千字　　　　　　　　　　　　印　　张:13.75
版　　次:2023年12月第1版　　　　　　　插　　页:2
书　　号:ISBN 978-7-313-29494-4　　　　印　　次:2023年12月第1次印刷
定　　价:198.00元

作者简介

◎赵 奎

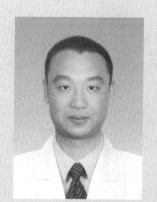

男，1972年生，副主任中医师，中国研究型医院学会冲击波医学专业委员会青年委员，山东针灸学会第一届针灸推拿技术基层推广工作委员会委员等职务。毕业于山东中医药大学针灸推拿专业，现就职于山东省淄博市淄川区中医院。擅长以针灸推拿结合中药、针刀等传统中医疗法治疗面瘫、颈椎病、肩周炎、腰椎间盘突出症、膝关节骨性关节炎、中风后遗症、腱鞘炎、网球肘等常见病和多发病。曾获淄博市"青年岗位能手"等荣誉称号。发表论文6篇，出版著作2部。

前言
FOREWORD

  针灸作为中医学的瑰宝,发展距今已经有几千年的历史。它是一种独特的治疗方法,通过在人体经络循行部位刺激相应腧穴,可调节全身的气血流通,调整人体的阴阳平衡,从而达到治疗疾病、促进健康的目的。随着现代医学的发展,学术界对于针灸效应的研究不断深入,针灸从一种神秘的古典医学技术逐渐成为被现代医学验证确有疗效、与现代医学融合的科学治疗手段。针刺、艾灸、针药结合等治疗方式已经被广泛应用,成为许多常见疾病的有效治疗手段。

  本书旨在向读者介绍针灸治疗内科疾病的精粹,内容共八章。第一章简述了针灸诊治概述、针灸临床常规诊法、针灸辨证特点、针灸治疗作用与原则;第二章介绍了常用腧穴的临床应用,包括腧穴的循行路线、生理功能、主治概要及要穴详解等内容;第三章至第八章按病变部位分类,详细解读了临床常见的肺系和心系病证、脑系病证、脾胃系病证、肝胆和肾系病证、气血津液病证及肢体经络病证的病因病机、古代诊疗经验与临床治疗现状。

  笔者收集整理了大量经典医籍,充分融合了现代针灸技术,提炼了自己多年的临床经验,力求把针灸治疗内科疾病的精华展现给读者。本书内容丰富,条理清晰,结构严谨,有一定的专业性、学术性和实用性,可供针灸科医师、各级中医类从业人员及广大中医爱好者参考使用。

由于时间仓促、缺乏经验，本人在编写过程中难免有疏漏不妥之处，恳请广大读者提出宝贵的意见和建议，以便后期更好地修订和完善。

赵奎

淄博市淄川区中医院

2023 年 6 月

目 录
CONTENTS

第一章

针灸临证总论

第一节　针灸诊治概述

　　针灸学作为中医学的重要组成部分,在几千年的临床实践中有着自身的诊治特色,主要体现在理、法、方、穴、术五个方面,贯穿于针灸临床的各个环节,体现了针灸临床独特的诊疗思路和方法,既根于中医基础理论,又体现出特有的理论与诊疗特点。

　　在"理"的方面,阴阳五行、脏腑等是针灸学的基本理论,而经络腧穴理论是针灸学的特色理论,《灵枢·经别》说:"夫十二经脉者,人之所以生,病之所以成,人之所以治,病之所以起,学之所以始,工之所止也。"说明经络对人体的生理、病理、诊断、治疗等方面有着十分重要的意义,因此明确经络系统的概念,就可以分辨阴阳、表里、气血、虚实,明察天道,辨明邪正。经络是气血运行的通路,《灵枢·本藏》:"经脉者,所以行气血营阴阳,不可不通。"明确地指出了经络和气血的关系,《难经·二十三难》:"经络者,行血气,通阴阳,以营于身者也。"气血共同运行于经络之中,对全身脏腑有营养滋润作用。同时脏腑与体表、五官、九窍的联系也是通过经络来实现的,《灵枢·海论》:"夫十二经脉者,内属于腑脏,外络于肢节。"通过经络的联系,人体上下内外形成了一个有机的整体,而气血随着经络的分布可以濡养人体各部,保证人体的各种正常生理功能。

　　在"法"的方面,包括针灸治疗原则和治疗方法两个部分。

　　针灸治疗原则,就是应用针灸治疗所需要遵循的准则,在论治过程中,均以治疗原则为指导。关于针灸治疗原则,《灵枢·九针十二原》说:"凡用针者,虚则实之,满则泄之,宛陈则除之,邪盛则虚之。"《灵枢·经脉》说:"盛则泻之,虚则补之,热则疾之,寒则留之,陷下则灸之,不盛不虚以经取之。"针灸施治的方法,是根据疾病发展变化的性质来决定的,疾病性质虽然错综复杂,千变万化,施治时总不离其准则,从中医整体观念出发,根据疾病的表现,灵活施治。

在"方"的方面,针灸处方是针对患者病情,在辨病辨证基础上,提出的具体治疗方案,主要涵盖腧穴组成和施术方法两大部分,是针灸临床治疗的关键步骤。针灸处方是临床治疗的基本单位,由不同腧穴配伍按照病证特点,根据一定的规律组合而成。腧穴配伍是基于中医理论,在针灸选穴原则的指导下,结合腧穴主治特性,选择两个或两个以上作用相同的腧穴进行配伍,发挥腧穴协同增效作用,以达到特定治疗效果,提高临床疗效的一种方法,是组成针灸处方的基础。根据针灸临床的诊治特点,腧穴组成一般应该包括主穴配伍和配穴配伍,根据主症选取主穴配伍,根据辨证兼症选取配穴配伍的原则,针对疾病不同症状和证候确定。主穴和配穴的关系一般包括以下几种情况:或者是加强了主穴的治疗作用,如治疗便秘,选取上巨虚和足三里,两个腧穴的作用都是增强胃肠的运动,共同促进排便;或者是针对疾病或症状的不同方面分别进行调理,如治疗腹泻,选取天枢和上巨虚,天枢穴主要是减缓肠运动并且止痛,而上巨虚则主要是针对肠道的运动障碍进行调理,两个腧穴是从疾病的不同症状入手,各有侧重,达到整体治疗的作用。

腧穴配伍与针灸处方中的腧穴组成关系密切,是构成针灸处方的基本要素,有时腧穴配伍就是处方中的腧穴部分,这一现象在古代文献中尤为明显,是古人取穴精炼特点的表现,这也是造成现代人混淆腧穴配伍与针灸处方的原因所在。在内容上,两者都是由腧穴为基本单元所构成,但是腧穴配伍的组成结构较为单一,而针灸处方中的腧穴组成所包含的内容更加丰富,纯的腧穴配伍多为针对某一症状的腧穴选取,而针灸处方中腧穴的选取不仅包括针对某一症状的配伍,还应该包括针对整个疾病病因和兼证的辨证选穴。相对于腧穴配伍而言,针灸处方的内容更加广泛和复杂,腧穴配伍应从处方整体出发。

影响腧穴配伍效应的主要因素是选穴,具有相关主治功能的腧穴称为"同功穴",在疾病治疗过程中,选取同功穴进行治疗是取穴的基本思路。在中医整体观念和辨证论治原则下,把握腧穴与所在部位和所属经脉之间的关系,充分认识腧穴的普遍性和特异性,以按部、循经选穴作为选穴配伍的基本方法,并将辨证选穴及对症选穴有机结合起来,进而选取主治功效相同或相近的"同功穴",使腧穴配伍产生协同增效作用,从而达到临床治疗的目的。

在"穴"的方面,腧穴理论是针灸学特有的理论,以腧穴为施术部位是针灸的又一特色。腧穴是人体脏腑经络输注于人体的部位,也是人体脏腑经络功能信息表达交换的部位。《灵枢·九针十二原》说:"所言节者,神气之所游行出入也,非皮肉筋骨也。"这就是说,腧穴部位不是一般的皮肉筋骨,而是有神气游行出入的部位。腧穴既包括传统意义的经穴、奇穴、阿是穴,又包括各个微针系统之中的全息反射区等针灸施术部位。

腧穴在机体的不同状态下能够表现出不同的反应性。在生理状态下,腧穴的反应性较低,呈现一种相对静息状态,即为"常态";在病理状态下,腧穴是疾病的反应点和治疗的刺激点,其对外界刺激的敏感性会增强,此时腧穴反应性较高,呈现一种相对敏感的状态,即为"敏态",敏态腧穴所具有的这种高反应性即为腧穴敏化性,是腧穴的一种生物学特性,决定了腧穴具有反映疾病和治疗疾病的作用。

在"术"的方面,针灸操作技法是保证针灸临床疗效的关键,也是发挥腧穴及处方功效的重要条件。针灸操作技法最终目的是能够发挥腧穴的治疗作用,但是由于古往今来针灸手法流派众多,手法特点各异,因此很难找到衡量施术效应的统一标准,以毫针疗法为例,包括得气、候气、行气、补气、泻气、调气等针刺手法,种类繁多,《黄帝内经》中的"五刺""九刺""十二刺",《金针赋》中的"治病八法""飞经走气",《针灸大成》中的杨氏凉热补泻手法等,均提出了针灸临床有效的施术手法,虽操作特点各异,但均能取得良好的治疗效果。

毫针刺入皮下,为了使患者产生针刺感应,或进一步调整针感强弱,以及使针感向某一方向扩散、传导而采取的操作方法,称为"行针",亦称"运针"。行针时采用的手法即为行针手法。针刺操作手法按照手法的施术部位,可分为作用于经络的手法与作用于毫针的手法;按照操作术式,分为单式手法与复式手法。单式手法是最基本的行针手法,是复式手法的基础,其操作多比较简单,手法操作方式或运动趋势单一。复式手法的操作相对复杂,一般是两种或多种单式手法的组合。

针刺手法的意义,主要有两点:一是促使得气,二是施行补泻。

促使得气:当针刺入人体,且达到一定深度后,由于"气未至"或者机体正气虚衰"无气可至",而"不得气"时,应用手法可以产生针感,此时应用的手法也称催气法,是针刺发挥治疗作用的关键。其中得气包括:①保持针感,是在获得针感后,应用适当手法,加强针感刺激量,或延长针感持续时间,以提高治疗效果,此时应用的操作方法也称调气法。②传导针感,是指针刺得气后,施以适当手法,使针感沿一定路线传导,此时所用手法又称行气法。针刺得气后,有时针感自然传向病区,而出现明显的治疗效果,说明针感有一定的趋病性,故称"气至病所"，但多数情况，针感并不明显传导，为了提高疗效，就要施以诱发和激发针感传导的手法，也称为行气法。

施行补泻：补泻手法是需要在得气基础上，根据疾病虚实性质和虚补实泻的治疗原则，施行相应的补泻手法。《灵枢·经脉》："盛则泻之，虚则补之，热则疾之，寒则留之，陷下则灸之"。这是针刺治病的一个重要环节，也是毫针刺法的核心内容。补法是泛指能鼓舞人体正气，使低下的功能恢复旺盛的方法。泻法是泛指能疏泄病邪使亢进的功能恢复正常的方法。补泻手法分为基本手法和复合手法。其中提插法和捻转法为基本补泻手法，其他复合手法都是在此基础上组合、综合的应用，如烧山火、透天凉等均是其中的代表。

第二节　针灸临床常规诊法

一、望诊

医师运用视觉对人体全身或局部的一切可见征象及排出物等进行有目的的观察，以了解健康状态，测知病情的方法，称为望诊。中医理论认为，人是一个有机的整体，其体内的气血、脏腑、经络等的病理变化，必然会在体表相应部位表现出来。

(一)针灸望诊内容与方法

针灸望诊的内容主要包括：观察人的神、色、形、态、舌象、络脉、皮肤、五官九窍等情况以及排泄物、分泌物的形、色、质、量等，其中经脉、皮肤的望诊对针灸临床有很大价值。

(二)望神

望神是医师观察患者表现于外的精神状态、意识思维、面部表情等，以反映患者精神的好坏，病情的轻重以及判断预后。一般分为得神、失神和假神、神乱四种。

1.得神

得神又称有神。患者表现为神志清晰，目光炯炯，思维敏捷，语言清楚，反应灵敏，面色有荣，肌肉丰实，活动自如等，是人体正气充足、神气旺盛、病情轻浅、预后良好的反映。

2.失神

失神又称无神。患者表现为精神萎靡,目光晦暗,思维迟缓,语言不清,反应迟钝,面色无华,肌肉消瘦,活动不利等,是人体精气亏虚、正气已伤、病情较重、预后不良的反映。

3.假神

久病、重病等精气极度衰弱,病势垂危的患者,原本神志不清、言低语微、面色晦暗、不欲进食等,突然出现神志清楚,言语不休,声音洪亮,颧红如妆,食欲大增的表现。这是由于精气极度衰弱,阴不敛阳,虚阳外越,阴阳离决,暴露出一时"好转"的假象,因此称为"假神",俗称"回光返照"或"残灯复明"。常提示病情危重,脏腑精气将绝,阴阳离决,是临终前的预兆。

4.神乱

神乱是指精神错乱、神志异常的表现。常因痰气郁结、痰热内扰、肝风夹痰、闭阻心窍,导致神明被蒙、心神浮越等,而出现神志异常,举止失常,表情淡漠或哭笑无常、胡言乱语、躁扰不宁、打人毁物,或猝然昏仆、牙关紧闭、痉挛抽搐等表现。

(三)望色

望色是观察患者的皮肤色泽变化以诊察疾病的方法。面部色泽是脏腑气血的外部反映,其变化可推断脏腑气血盛衰疾病的性质,病情的轻重和预后。因此望色主要观察面部色泽。常色即为正常人的面色,中国人的正常面色为红黄隐隐,明润含蓄。异常颜色称为病色,包括青、赤、黄、白、黑五色的变化。不同颜色有不同的主病(表 1-1,表 1-2)。

表 1-1　常色与病色

常色	病色
红黄隐隐、明润含蓄	晦暗枯槁

表 1-2　五色主病

五色	青	赤	黄	白	黑
主病	寒证、痛证、瘀血证、小儿惊风	热证、戴阳证	虚证、湿证	气虚证、血虚证、阳虚证、寒证、失血证	肾虚证、寒证、痛证、瘀血证、水饮证

(四)望形

望形是观察患者形体强弱胖瘦以及体质形态来诊断疾病的方法。

骨骼粗大、发育良好、胸廓宽厚、形体强壮、肌肉壮实、肌肤润泽是气血旺盛、内脏坚实、身体强壮的表现,属于体强;骨骼细小、发育不良、胸廓窄薄、形体衰弱、肌肉瘦削、肌肤枯槁是气血不足、内脏虚弱、身体羸弱的表现,属于体弱;形体肥胖、肌肉松弛、肤白无华、神疲乏力、少气懒言、大腹便便多为阳气不足、多湿多痰,属于体胖;形体瘦弱、胸廓狭窄、皮肤干瘪、面色苍黄、形瘦色苍、多阴不制阳、虚火上升,属于体瘦。

(五)望态

望态是观察患者的姿态来诊断疾病的方法。

患者的坐立行走等姿态可反映全身疾病的情况。如见颈项强直、四肢拘挛抽搐、角弓反张多属于痉病;关节肿胀屈伸不利,肢体行动困难多属痹证;半身不遂、口眼㖞斜多属中风;手足痿弱无力、行动困难、不能持物但无疼痛,多属痿证。卧面朝里,喜静蜷卧,头身蜷缩,重衣覆被而欲近热者属寒证、虚证、阴证;卧面朝外,喜动伸足,掀衣去被,怕热喜凉者属热证、实证、阳证。

(六)望头项

1.头形

头形过大或过小,伴智力低下者,为先天禀赋不足,肾精亏虚。佝偻病患者多见方颅畸形,一般属肾精不足。

2.囟门

小儿1~1.5岁时,囟门逐渐闭合。若囟门迟闭,骨缝不合,称为"解颅",多为肾精不足;若囟门下陷者,称为"囟陷",多属虚证,多为津血亏虚、脑髓不充;囟门高突,称为"囟填",多属实热证,因外感时邪,火毒上攻所致。

3.头发

发为血之余,为肾之华,正常人头发多色黑、浓密、润泽,是肾气充盛,气血充足的表现。头发稀疏易脱,色黄干枯者,多为精血不足,肾气亏虚;突现片状脱发,又称"斑秃",多属血虚受风;小儿发结如穗,多为疳积所致。青少年过早出现白发,常因思虑过重、血热、肾虚所致。

4.颈项

颈项是头与躯干连接的部分,前部称为颈、后部称为项。颈前颌下结喉处,有物如瘤状,皮色不变,无脓,可随吞咽而上下移动者,称为"瘿瘤",多为痰气互结所致;颈项两侧出现肿块,累累如串珠者,称为"瘰疬",多为肺肾阴虚火旺、灼液成痰所致。头颈强直或头摇不能自主者,多是动风之象。

(七)望五官

1.望目

肝开窍于目,五脏六腑之精气皆上注于目,为之精。因此查目,不单能观察肝的变化,五脏六腑的变化均能反映于目。正常人应目光炯炯,形态色泽正常自然。全目赤肿为肝经风热;目眦色赤为心火;眼胞红肿湿烂为脾火;白睛赤为肺火;白睛显红络为阴虚火旺。两目上视,白多黑少,不能转动者,为"戴眼",多为癫痫、惊风等;两目上视、斜视,为肝风内动;瞳仁散大,多为肾精耗竭,是濒死危象,亦可见于中毒患者;瞳仁缩小,属肝胆火炽,或中毒所致;小儿睡中露睛,多为脾虚。

2.望口

脾开窍于口,唇为脾之外荣。故口唇主要反映脾胃的情况。正常唇色红而明润。唇色淡白,主血虚;唇色深红,主实热证;唇色青紫,为气滞血瘀;环口黑色,是肾气将绝或水气内停之象;小儿环口发青为惊风之先兆。口唇糜烂为脾胃湿热;口唇燥裂为燥热伤津。

3.望鼻

肺开窍于鼻,又为脾之所应,故鼻主要能反映肺和脾胃的情况。鼻头色青多为虚寒、腹痛;色赤多为脾肺有热;色多黄为湿热;色白多为气虚、失血;色黑多为有水气。鼻头色赤有小丘疹,久之色紫变厚或肿大,称"酒渣鼻",多因肺胃热盛所致。鼻流清涕,为外感风寒邪气;鼻流浊涕,为外感风热邪气;若久流浊涕且腥臭者,名为"鼻渊",多属湿热蕴蒸;鼻中流血,为鼻衄。

4.望耳

肾开窍于耳,耳与五脏六腑有紧密的联系,因此查耳不单反映肾的问题,亦能反映五脏六腑之病变。正常人耳部微黄而红润。如耳色淡白,主寒证或气虚;色黑,主肾病,耳轮干枯,甚则焦黑多为肾气衰竭、肾水亏极之象。耳背有红络,耳根发凉者,为麻疹之先兆。耳薄小者为肾虚,耳肿胀者为邪盛。耳内流脓,称"脓耳",多为肝胆湿热。

5.望齿、龈

齿为骨之余,足阳明胃经分布于龈,因此齿龈可以诊察胃肾的情况。牙齿黄垢,是胃浊熏蒸;牙齿干燥,多为津液已伤;齿如枯骨,是肾阴枯竭;龈色淡白,多属血虚;齿衄肿痛者,多为胃火上炎;若见出血为胃火伤络;龈肉萎缩而色淡,多是胃阴不足或肾气亏虚。中年牙齿松动，多为肾气早衰。牙龈腐烂，牙齿脱落，口气腐臭，为"牙疳"。

(八)望皮肤

望皮肤应注意皮肤色泽形态的变化。正常皮肤荣活润泽，皮肤干瘪枯槁者，多为津血亏虚；皮肤虚浮肿胀，按之凹陷有压痕，为水肿证；皮肤大片红肿，色赤如丹者，名为"丹毒"，多为实热火毒所致；皮肤粗糙如鱼鳞，称为"肌肤甲错"，多见于阴虚或血瘀之证。

(九)望排出物

分泌物与排泄物包括痰涎、涕、唾、泪、汗、二便、经、带、呕吐物等。分泌物与排泄物色白清稀者，多属寒证；色黄质黏者，多属热证。寒痰多白且清晰，热痰多黄稠黏腻，咯吐腥臭脓痰或脓血者，多见于肺痈。口流清涎量多，为脾胃虚寒。口涎黏腻多为脾胃湿热，若睡时口角清涎淋漓，是脾虚不能摄津。老年人口角流涎，多是肾虚不摄所致。鼻流清涕为风寒，鼻流黄涕为风热，老年人经常流鼻涕如清水状，遇冷加重，则多为肺肾气虚。呕吐物秽浊酸臭，多为胃热或停食；呕吐物清稀无臭，多因胃寒。

(十)望舌

舌诊是中医诊断疾病的重要方法，也是"以表知里"理念的重要应用之一。舌通过经络与脏腑相连，根据藏象理论，有其内必形于外，人体脏腑、气血、津液等变化，都能客观地反映于舌象。医师通过查舌可以了解脏腑的虚实、轻重和变化。望舌包括望舌质和舌苔。其中舌质的变化主要反映脏腑的虚实和气血的盛衰；而舌苔的变化主要用来判断感受外邪的深浅、轻重，以及胃气的盛衰。一般来说，舌苔变化则病轻、舌质变化则病重。

1.舌质

舌质是指舌的肌肉脉络，是舌的本体，观察舌质的主要内容是颜色、舌形和舌态三方面。正常舌质为淡红色，明润含蓄，胖瘦、老嫩适中，活动自如。见于健康人，也可见于病情轻浅者(表1-3)。

表1-3 不同舌质的特点及主证

舌质颜色	舌形	舌态
淡白舌(舌色较正常舌色浅)：主虚证、寒证	嫩舌(舌质纹理细腻)：主虚证、寒证	痿软舌(舌体软弱无力)：主阴虚或气血虚衰

续表

舌质颜色	舌形	舌态
红舌(舌色较正常舌色深):主热证	老舌(舌质纹理粗糙):主实证、热证	强硬舌(舌体强直板硬):主风痰阻络或阳热亢盛
绛舌(舌色为深红色):主内热深重	瘦薄舌(舌体瘦小且薄):主气血亏虚或阴虚火旺	喝斜舌(舌体偏向一侧):主肝风夹痰或痰瘀阻滞
紫舌(舌色为紫色):主血瘀	胖大齿痕舌(舌体胖大,舌边或有齿痕):主脾肾不足或心脾热盛	短缩舌(舌体短缩不能伸长):主寒凝血脉、气血虚衰或风痰阻络
	裂纹舌(舌面有明显裂纹):主盛津伤、血亏阴虚或见于正常舌	颤动舌(舌体不自主的颤动):主气血两虚、热盛、阴虚

2.舌苔

舌苔是舌面生长的一层苔状物,是胃气所生。正常人的舌苔,一般是均匀地平铺在舌面,在舌面中部、根部稍厚。清代医家章虚谷有云:"舌苔由胃中生气以现,而胃气由心脾发生,故无病之人,常有薄苔,是胃中之生气,如地上之微草也,若不毛之地,则土无生气矣。"现代医学认为舌苔的形成,主要为丝状乳头分化而成。正常的舌苔为薄白一层,白苔嫩而不厚,干湿适中,不滑不燥。观察舌苔内容为苔的颜色、厚薄及润燥。从苔的颜色来看,白苔一般表示为表证、寒证;黄苔多主里热证;灰黑苔多主里证。从苔的厚薄来看,薄苔一般代表较轻病情;厚苔,则多代表病情较重。在疾病发展过程中,舌苔由薄变厚,表明病邪入里,病情由轻变重;若舌苔由厚变薄,表明病邪外透,病情好转。从苔的润燥来看,舌苔干燥者多为津液不足,舌苔水滑者多为湿气过盛(表1-4)。

表1-4 舌苔的特点与主证

苔色	苔质	
白苔:主表证、寒证	薄苔:主病情浅	厚苔:主病情深
黄苔:主里证、热证	润苔:主湿或寒	燥苔:主燥或热
灰苔:灰而滑润主寒湿、灰而干燥主热盛	腻苔:主湿热、痰湿、食积	腐苔:主痰浊、食积
黑苔:主病情严重	花剥苔:主胃气阴两伤	光剥苔:主胃阴枯竭,胃气大伤

二、闻诊

闻诊是医师通过听声音和嗅气味来了解病体所发出的各种异样声音和气味,以诊察疾病的方法。这种诊察方法是不可或缺的,也是医师获得客观体征的一个重要途径。

(一)针灸闻诊的内容与方法

针灸闻诊的内容、方法与内科基本相同。听声音包括听辨患者的声音、呼吸、语言、咳嗽、心音、呕吐、呃逆、嗳气、太息、喷嚏、呵欠、肠鸣等各种响声。嗅气味包括嗅辨病体发出的异常气味、排出物及病室的气味。

(二)听声音

听声音主要是指听辨患者言语气息的高低、强弱、清浊、缓急等变化,以及咳嗽、呕吐、呃逆、嗳气等声响的异常,以判别病情的寒热虚实等性质的诊病方法。

1.正常声音

人在正常生理状态下的声音,具有发声自然、音调和畅、刚柔相济等共同特点。同时由于性别、年龄、体格等形质禀赋之不同,正常人的声音亦各有不同,男性多声低而浊,女性多声高而清,儿童则声音尖利清脆,老人则声音浑厚低沉。

此外,声音与情志的变化也有关系。如怒时发声多忿厉而急;悲时发声多悲惨而断续等。这些因一时感情触动而发的声音,也属于正常范围,与疾病无关。

2.病变声音

(1)病变声音:指疾病反映于声音上的变化。一般来说,是指在正常生理变化范围之外,患者的语声,呻吟、惊呼、太息等异常声响(表1-5)。

表 1-5 病变声音的临床表现及意义

类别	临床表现		临床意义
语声重浊			外感风寒或痰湿阻滞
音哑和失声	音哑:发声嘶哑	"金实不鸣"	实证
	失声:欲言无声	"金破不鸣"	虚证
呻吟	疼痛难忍而发出的痛苦声音	声高而有力	实证
		声低无力	虚证

续表

类别	临床表现	临床意义
惊呼	小儿阵发性惊呼,声高而尖,面容惊恐,唇周发青,或伴有手足抽搐	惊风
	小儿阵哭而拒食,辗转不安	腹痛
	小儿啼哭不止	脘腹疼痛、心脾积热、食积、虫积、惊恐
	小儿夜啼	惊恐、虫积
	口中发出如猪羊叫声	肝风夹痰上逆
太息	以吸气为主的深呼吸	气虚证
	长吁短叹声	肝气郁结

(2)语言异常:"言为心声",故语言异常多属心的病变。一般来说,语声低微,时断时续者,多属虚证;语声高亢有力者多属实证;沉默寡言者多属虚证、寒证;烦躁多言者,多属实证、热证(表1-6)。

表 1-6 语言异常的特点及临床意义

类别	特点	临床意义
谵语	神志不清,语无伦次,声高而有力	多属热扰心神实证
郑声	神志不清,语言重复,语声低弱	多属心气大伤虚证
独语	自言自语,喃喃不休,见人语止,首尾不续	多见于郁证、癫证
错语	语言错乱,言后自知言错	多见于久病体虚或老年脏气衰微之人
呓语	睡梦中说话,言语不清	多为神不守舍
狂语	精神错乱,语无伦次,狂躁妄言	多属阳证、实证
夺气	语声低微,气短不续,欲言不能	宗气大伤之兆
语言謇涩	神志清晰,思维正常,但语言不流利,吐词不清晰	风痰阻络、中风先兆或中风后遗症

(三)嗅气味

嗅气味,主要是通过嗅辨患者病体、排出物、病室等的异常气味,用以了解病情,判断疾病寒热虚实的诊察方法。

1.病体气味

(1)口臭:口臭是指患者张口时,口中发出臭秽之气。多见于口腔本身病变或胃肠有热之人。口腔疾病所致之口臭,可见于牙疳、龋齿或口腔不洁等。胃肠有热所致之口臭,多见胃火上炎,宿食内停或脾胃湿热之证。

(2)汗气:由于引起出汗的原因不同,所致汗液气味也不同。若外感六淫邪气,如风邪袭表,或卫阳不足,肌表不固,则汗出多无气味。若气分实热壅盛,或久病阴虚火旺之人,则汗出量多而有酸腐之气。若痹证风湿之邪久羁肌表化热,则汗出色黄而带有特殊臭气。阴水患者出汗若伴有"尿臊气"则是病情转危的险候。

(3)鼻臭:鼻臭是指鼻腔呼气时有臭秽气味。原因:①鼻涕,鼻流黄浊黏稠腥臭为鼻渊,常缠绵难愈、反复发作。②鼻部溃烂,如梅毒、疠风或癌肿可致鼻部溃烂,而产生臭秽之气。③内脏病变,若鼻呼出之气带有"烂苹果味",是消渴病之重症;若呼气带有"尿臊气",多见于阴水患者,是病情垂危的险症。

(4)身臭:身体有疮疡溃烂流脓水或有狐臭,漏液等均可致身臭。

2.排出物气味

排出物包括痰、涕、二便、经、带、恶露等,临床上除医师直接闻诊所得外,还可以通过询问患者或陪护者而获知。这里主要论述呕吐物,二便及经、带、恶露之气味(表1-7)。

表 1-7　排出物气味的临床表现及意义

分类	临床表现	临床意义
呕吐物	呕吐物气味臭秽	胃热炽盛
	呕吐物气味酸腐,呈完谷不化之状	宿食内停
	呕吐物腥臭,夹有脓血	胃痈
	呕吐物为清稀痰涎,无臭气或腥气	脾胃有寒
	呕吐物无酸腐味	胃胀气滞
二便	小便臊臭,其色黄浑浊	实热证
	小便清长,微有腥臊或无特殊气味	虚证、寒证
	烂苹果样气味	消渴病
	大便恶臭,黄色稀便或赤白脓血	大肠湿热内盛
	矢气连连,声响不臭	肝郁气滞,腑气不畅
	大便溏泄而腥	脾胃虚寒
经、带、恶露	月经或产后恶露臭秽	热邪侵袭胞宫
	妇女经血臭秽	热证
	带下气臭秽,色黄	湿热下注
	带下气腥,色白	寒湿下注
	带下奇臭而色杂	怀疑癌变

3.病室气味

病室气味是由病体本身或其排出物、分泌物散发而形成的。临床上常作为推断病情,及诊察特殊疾病的参考(表1-8)。

表 1-8　病室气味的临床表现及意义

临床表现	临床意义
室内臭气触人,轻则盈于床帐,重则蒸然一室	瘟疫病
室内有血腥味	失血
室内有腐臭气味	疮疡
室内有尸臭气味	脏腑败坏
室内有尿臊味	水肿病晚期
室内有烂苹果气味	多见于消渴病

三、问诊

问诊,是医师通过询问患者或陪诊者,了解疾病的发生、发展、治疗经过、现在症状和其他与疾病有关的情况,以诊察疾病的方法。

问诊的目的在于充分收集其他三诊无法取得的与辨证关系密切的资料。如疾病发生的时间、地点、原因或诱因以及治疗的经过、自觉症状、既往健康情况等,是辨证中不可缺少的重要证据之一,掌握了这些情况有利于对疾病的病因、病位、病性做出正确判断。

(一)针灸问诊的内容与方法

问诊的内容主要包括:一般项目、主诉和病史、现在症状等。问诊时要做到恰当准确,简要而无遗漏,应当遵循以下原则。

1.确定主诉

围绕主诉进行询问。问诊时,应首先明确患者的主诉是什么。因为主诉反映的多是疾病的主要矛盾。抓住了主诉,就是抓住了主要矛盾,然后围绕主诉进行分析归纳,初步得出所有可能出现的疾病诊断,再进一步围绕可能的疾病相关情况诊断询问,以便最终得出确切的临床诊断或印象诊断。

2.问辨结合

边问边辨。门诊时,不是全部问完之后再综合分析,而是一边问,一边对患者或陪诊者的回答加以分析辨证,采取类比的方法,与相似证中的各个方面加以对比,缺少哪些情况的证据就再进一步询问,可以使问诊的目的明确,做到详而不繁,简而不漏,搜集的资料全面准确。问诊结束时,医师头脑中就可形成一个清晰的印象诊断或结论。

(二)问一般情况

问一般项目包括姓名、性别、年龄、民族、职业、婚否、籍贯、现单位、现住址等。

询问和记录一般项目,可以加强医患联系,追随访患者,对患者诊治负责。同时也可作为诊断疾病的参考。

(三)问主诉

主诉是患者就诊时陈述其感受最明显或最痛苦的主要症状及其持续时间。主诉通常是患者就诊的主要原因,也是疾病的主要矛盾。准确的主诉可以帮助医师判断疾病的大致类别,病情的轻重缓急。并为调查、认识、分析、处理疾病提供重要线索,具有重要诊断价值。

主诉包括不同时间出现的几个症状时,则应按其症状发生先后顺序排列。一般主诉所包含症状只能是一个或两三个,不能过多。记录主诉时,文字要准确、简洁明了,不能烦琐、笼统、含糊其辞;不能使用正式病名作为主诉;不能记录疾病演变过程。

(四)问病史

1.现病史

现病史包括疾病(主诉所述的疾病)从起病之初到就诊时病情演变与诊察治疗的全部过程,以及就诊时的全部自觉症状。

现病史是整个疾病史的主要组成部分,了解现病史,可以帮助医师分析病情,摸索疾病规律,为确定诊断提供依据方面有着重要意义。问发病时间,往往可以判断目前疾病的性质是属表还是属里,是属实还是属虚。问发病原因或诱因,常可推测致病病因与疾病性质,如寒热湿燥等。有传染病接触史,常可为某些传染病的诊断提供依据,如白喉、麻疹、痢疾等。问清疾病的演变过程,可以了解邪正斗争情况。对机体正气盛衰、预后良恶等情况做出初步判断。问清疾病的诊察治疗过程,可为目前疾病诊断提供依据,为进一步诊察提供线索,也是决定治疗的重要参考。

2.既往史、生活史、家族史

(1)既往史:包括既往健康状况,曾患过何种主要疾病(不包括主诉中所陈述的疾病),其诊治的主要情况,现在是否痊愈,或留有何种后遗症,是否患过传染病,有无药物或其他过敏史。对小儿还应注意询问既往预防接种情况。既往的健康与患病情况常常与现患疾病有一定联系,可作为诊断现有疾病的参考。

(2)生活史:包括患者的生活习惯、经历、饮食嗜好、劳逸起居、工作情况等。生活经历,应询问出生地、居住地及时间较长的生活地区,尤其是注意有地方病或传染病流行的地区。还应询问精神状况如何,是否受到过较大精神刺激。并问其生活习惯,饮食嗜好,有无烟酒等其他嗜好。妇女应询问月经及生育史。工作劳逸,应询问劳动性质、强度、作息时间是否正常等。

(3)家族病史:是指患者直系亲属或者血缘关系较近的旁系亲属的患病情况,是否有传染性疾病或遗传性疾病。许多传染病的发生与生活密切接触有关,如肺痨病等。有些遗传性疾病则与血缘关系密切,如杨梅性病等。或近血缘结婚,而出现的体质衰弱、精神痴呆症等。

(五)问个人情况

个人生活史主要包括生活经历、精神情志、饮食起居、婚姻生育等。医师询问患者这些情况,在诊断疾病上也有着重要的意义。

1.生活经历

询问患者的出生地、居住地及经历地,应注意某些地方病或传染病的流行区域,以便判断所患疾病是否与此相关。

2.精神情志

外界因素的刺激,使精神情志产生变化,导致脏腑气血功能紊乱,从而引起疾病。同时,人的情志变化,对某些疾病的发展与变化亦有一定影响。因此,了解患者精神情志状况对诊断和病情预后有着重要的意义。同时,思想上的开导也有助于治疗。

3.饮食起居

饮食嗜好、生活起居不当,对身体健康影响很大,甚至引起疾病。如素嗜肥甘者,多病痰湿;偏食辛辣者,易患热证;贪食生冷者,易患寒证;好逸恶劳,脾失健运,易生痰湿;劳倦过度,耗伤精气,易患诸虚劳损;起居无常,饮食失节,易患胃病等。通过了解饮食嗜好,生活起居情况,对分析判断病情有一定意义。

四、切诊

切诊包括脉诊和按诊两部分内容,脉诊是按脉搏;按诊是在患者身躯上一定的部位进行触、摸、按压,以了解疾病的内在变化或体表反应,从而获得辨证资料的一种诊断方法。

(一)针灸切诊的内容与方法

针灸切诊包括经络切诊以及腧穴切诊,其中经络切诊又包含了寸口脉、人迎脉、趺阳脉、太溪脉切诊以及经络分部切诊。一般寸口脉诊阴经病症虚实,人迎脉诊阳经病症虚实,趺阳脉诊阳明经盛衰,太溪脉诊肾脉盛衰。临床中人们常独取寸口脉诊断全身的病变,对危重患者则必须兼切趺阳、太溪二脉,以验其胃气、肾气之有无。

(二)切脉

切脉即脉诊,又称为候脉、按脉,是医师用手指切按患者的脉搏,感知脉动应指的形象,以了解病情,判断病证的诊察方法之一。

1.脉诊原理

脉象即脉动应指的形象。心主血脉,包括血和脉两个方面。脉为血之府,心与脉相连,心脏有规律的搏动,推动血液在脉管内运行,脉管也随之产生有节律的搏动,因而形成脉搏,故能心动应指,脉动应指。血液循行脉管之中,流布全身,环周不息,除心脏的主导作用外,还必须有各脏器协调配合。肺朝百脉,即是循行全身的血脉均汇聚于肺,且肺主气,通过肺气的输布,血液才能布散全身;脾胃为气血生化之源,脾主统血;肝藏血,主疏泄,调节循环血量;肾藏精,精化气,是人体阳气的根本,各脏腑组织功能活动的原动力,且精可以化生血,是生成血液的物质基础之一。因此脉象的形成,与脏腑气血密切相关。

2.脉诊部位

诊脉的部位有遍诊法、三部诊法和寸口诊法。自晋以来,普遍选用的切脉部位是寸口。

寸口又称脉口、气口,其位置在腕后桡动脉搏动处。诊脉独取寸口的理论依据是:寸口为手太阴肺经之动脉,为气血会聚之处,而五脏六腑十二经脉气血运行皆起于肺而止于肺,故脏腑气血之病变可反映于寸口。另外,手太阴肺经起于中焦,与脾经同属太阴,与脾胃之气相通,而脾胃为后天之本、气血生化之源,故脏腑气血之盛衰都可反映于寸口,所以独取寸口可以诊察全身病变。

寸口分寸、关、尺三部,以高骨(桡骨茎突)为标志,其稍内方的部位为关,关前(腕端)为寸,关后(肘端)为尺。两手各分寸、关、尺三部,共六部脉。寸、关、尺三部可分浮、中、沉三候,是寸口诊法的三部九候。

寸关尺分候脏腑,历代医家说法不一,目前多以下列为准:左寸可候心,右寸可候肺并统括胸以上及头部的疾病;左关可候肝胆,右关可候脾胃并统括膈以下至脐以上部位的病症;两尺候肾,并包括脐以下至足部疾病。

3.脉象

正常脉象表现为三部有脉,一息四至或五至(72～80 次/分),不浮不沉,不大不小,从容和缓,柔和有力,节律一致,尺脉沉取有一定力量,并随着生理活动和气候环境不同而有相应变化。

常见的病理脉象共有 28 种,概述如下(表 1-9)。

表 1-9　脉象的特征及其主病

脉纲	脉名	脉象	主病
浮脉类	浮	轻取即得,重取稍弱而不空	表证、虚证
	洪	指下极大如波涛汹涌,来盛去衰	热邪亢盛
	濡	浮而细软	虚证、湿证
	散	浮散无根至数不齐	元气离散、脏腑之气将绝
	芤	浮大中空,如按葱管	失血伤阴
	革	弦急中空,如按鼓皮	精血虚寒
沉脉类	沉	轻取不应,重按始得	里证
	伏	重按推至筋骨始得	邪闭、厥证、痛极
	牢	沉按实大弦长	阴寒内盛、疝气
	弱	柔细而沉	气血不足
迟脉类	迟	脉来迟缓,一息不足四至	寒证
	缓	一息四至,脉来怠慢	湿证、脾虚
	涩	往来艰涩,如轻刀刮竹	气滞血瘀、精伤血少
	结	脉来缓慢,时见一歇,止无定数	阴盛气结、寒痰血瘀
数脉类	数	一息五至以上	热证、虚证
	促	脉来急数,时见一止,止无定数	阳盛实热、气滞血瘀
	疾	一息七至以上,脉来急疾	阳极阴竭、元气将脱
	动	脉短如豆,滑数有力	痛、惊
虚脉类	虚	举之无力,按之空虚	虚证
	微	极细极软,似有似无,至数不明	阴阳气血诸虚
	细	脉细如线,应指明显	气血两虚、劳损、主湿
	代	脉来一止,只有定数,良久方来	脏器衰败、跌扑损伤
	短	首尾皆短,不及本位	有力为气郁;无力为气损

续表

脉纲	脉名	脉象	主病
	实	举按均有力	实证
	滑	往来流利,应指圆滑,如盘走珠	痰饮、食滞、实热
实脉类	紧	紧张有力,如转绳索	寒、痛、宿食
	长	首尾端直,超过本位	阳气有余,热证
	弦	端直以长,如按琴弦	肝胆病、痛症、痰饮、疟疾

第三节 针灸辨证特点

一、辨识主症

临床症状是患者在疾病状况下机体做出的自然反应。机体在疾病状态下的反应,既包括有形反应,如各种体征、实验室结果;又有无形反应,如不适感、性格异常等。既可能表现为非正常的音、声、气味;也可表现为可见可触的疹、块及发生影像学改变等。

二、辨析兼证

(一)八纲辨证

八纲即阴、阳、表、里、寒、热、虚、实八个纲领。根据病情资料,运用八纲进行分析综合,从而辨别疾病现阶段病位深浅,病邪性质,正气强弱等多方面情况,归纳为八类不同的证候,以作为辨证纲领的方法,称为八纲辨证。

(二)脏腑辨证

脏腑辨证是根据脏腑的生理功能、病理表现,对疾病证候进行归纳,借以推究病机,判断病变的部位、性质、正邪盛衰情况的一种辨证方法,是临床各科的诊断基础,是辨证体系中的重要组成部分。

(三)其他辨证

1.六经辨证

六经病证是经络、脏腑病理变化的反映。其中三阳病证以六腑病变为基础;三阴病证以五脏病变为基础。所以说六经病证基本上概括了脏腑和十二经的病变。运用六经辨证,不仅仅局限在外感病的诊治,对内伤杂病的论治,也同样具有指导意义。

2.卫气营血辨证

卫、气、营、血,即卫分证、气分证、营分证、血分证这四类不同证候。当温热病邪侵入人体,一般先起于卫分,邪在卫分郁而不解则传变而入气分,气分病邪不解,以致正气虚弱,津液亏耗,病邪乘虚而入营血,营分有热,动血耗阴势必累及血分。

3.三焦辨证

根据《黄帝内经》关于三焦所属部位概念,大体将人体躯干所隶属的脏器,划分为上、中、下三个部分,从咽喉至胸膈属上焦;脘腹属中焦;下腹及二阴属下焦,并在《伤寒论》六经分证和叶天士卫气营血分证的基础上,结合温病的传变规律特点而总结出来的。

第四节　针灸治疗作用与原则

一、针灸治疗的作用

正常情况下,人体维持在阴阳平衡,经络通畅,气血冲和,脏腑调和,正气内存的状态下。在病理条件下,人体阴阳失衡,经络壅滞,气血不和,脏腑失调,正邪相搏。通过针灸疏通经络,调和阴阳,扶正祛邪的治疗作用,可调理人体功能,疏通经络气血,调理脏腑阴阳,达到治病养生的目的。

(一)疏通经络

人体经络"内属于脏腑,外络于肢节",人体脏腑、四肢,筋骨皮肉、五官九窍等器官在经络系统中的经脉、络脉、经筋、皮部等结构的联系下构成一个有机整体,不仅在结构上,更在功能上相互联系。《灵枢·本藏》指出:"经脉者,所以行血气而营阴阳,濡筋骨,利关节者也。"气血是人体生命活动的物质基础,濡养一身组织器官,保证其完成各项生理功能。运行气血是经络的一个重要功能,气血在经络运行畅通时,人体各器官得到濡养,才能发挥正常的生理功能。

(二)调和阴阳

《素问·阴阳应象大论》说:"阴阳者,天地之道也,万物之纲纪,变化之父母,生杀之本始,神明之府也。"阴阳的概念一直贯穿于中医理论之中,阴阳之间的关系囊括了人体功能的方方面面,所以阴阳学说不仅用于认识人体生理,而且对认识疾病和辨证论治有着重要的指导意义。"阴平阳秘"是阴阳消长处于动态平衡的理想状态,也就是机体各方面功能正常的状态。阴阳的生化制约正常,也就保证了机体从整体到各器官的功能正常。

(三)扶正祛邪

正气是指人体内具有抗病、祛邪、调节、修复等作用的一类精微物质,其作用表现在抵御外邪入侵、祛邪外出、修复调节能力及维持脏腑经络功能等方面。邪气泛指各种致病因素,包括存在于人体以外的或由人体自身产生的某种具有致病作用的因素,其侵害作用主要体现在可导致生理功能失常,造成脏腑组织的形质损害,导致体质类型的改变等方面。《素问·刺法论》说:"正气内存,邪不可干。"正常情况下,人体正气充盛,则可抵御邪气的侵扰,或即使有邪气入侵,也可较快将邪气祛除而不留后患。

倘若正气相对不足,则机体防御能力偏弱,邪气易于侵犯人体,且病后不易治愈,愈后易于复发。疾病发生、发展过程中,正邪相搏,正胜邪退,则疾病向好的方向转归,正不胜邪,则病情趋向严重。此外,还有正邪相持和正虚邪恋的情况。

二、针灸治疗原则

针灸的治疗范围十分广泛,但由于每个人的生理病理状况存在差异,医师在临床上要面对复杂的病情变化。为了能更高效地实施恰当的治疗方法,来解除患者的病痛,在历代医学工作者的归纳、总结下,逐步形成了一套行之有效的针灸治疗基本原则,即补虚泻实、清热温寒、治病求本、三因制宜。

(一)补虚泻实

《素问·通评虚实论》说:"邪气盛则实,精气夺则虚。"正气与邪气是疾病发生、发展过程中的两个对立面,机体的病理状况在正邪相互斗争中会以虚、实,甚或虚实夹杂的形式表现出来。故而补虚、泻实及虚实兼顾是中医治疗疾病的基本原则。就针灸治疗疾病的方法而言,又极具特色,即《灵枢·九针十二原》谓:"凡用针者,虚则实之,满则泻之,宛陈则除之,邪盛则虚之。"《灵枢·经脉》云:"盛则泻之,虚则补之……陷下则灸之,不盛不虚以经取之。"

1.补虚

"虚则补之"是指虚证的治疗要用补法。正气不足即为虚,针对先天不足或久病消耗所致的虚证,当根据具体证型选择腧穴配伍,使用针刺手法中的补法以及艾灸治疗。如补本经或相表里经的原穴、背俞穴,亦可选取本经的母穴或母经的五行所属腧穴使用补法。若针刺,补诸虚皆可适用,而在气虚、阳虚时灸法效彰,亦可针灸并施。在阴虚、血虚,尤其是兼有热象时是否使用灸法上,从古至今一直存在争论,但有大量文献及名医经验表明,若使用得当也可取得满意疗效。

"陷下则灸之"是灸法在补虚作用方面的独特体现。陷下指脏腑经络之气虚弱到一定程度时,失于固摄而表现出的一系列证候,如阳气暴脱,汗出不止,肢冷脉微以及久泻、崩漏、脱肛、子宫脱垂等。临床常灸百会、神阙、气海、关元、足三里以补中益气,升阳举陷。若遇阳气暴脱之危候,当大艾炷重灸上述腧穴,有升阳固脱,回阳救逆之效。

2.泻实

"实则泻之"是指实证的治疗要用泻法。邪气盛正气尚未衰弱为实,对外邪或内伤所致的实证,应根据具体情况辨证立法,配伍腧穴,主要使用针刺手法的泻法治疗。多取本经或相表里经的募穴、合穴、郄穴、井穴,也可选择本经的子穴或子经的五行所属腧穴使用泻法,还有许多经外奇穴如八邪、四缝等也常用于泻实。可在上述腧穴施用提插、捻转、开阖等针刺泻法,也可用艾灸,疾吹其火,快燃快灭,开穴散邪的方法。

"宛陈则除之",王冰注云:"宛,积也;陈,久也;除,去也。言络脉之中血积而久者,针刺而去之也。"所以此法主要指放血疗法,可用于瘀血、邪入血分等一系列体表脉络引起的疾病,如闪挫扭伤、毒虫咬伤、气滞血瘀、邪热闭阻等,可用三棱针在局部络脉或瘀血肿痛部位点刺出血,破瘀通络,消肿止痛,泄热解毒。若病情急重或瘀血较多,在刺血局部加拔火罐,可排出更多恶血,促进病愈。

(二)清热温寒

《素问·至真要大论》说:"温者清之""寒者热之。"指明了治疗热性病证用"清"法,治疗寒性病证用"温"法。《灵枢·经脉》说:"热则疾之,寒则留之。"这是针灸治疗热性、寒性病证的独特治疗原则。

1.清热

《针灸大全》说:"有热则清之。"而《灵枢·经脉》说:"热则疾之。"则更具体地说明了针刺治疗热性病证当浅刺疾出不留针,或点刺出血,或留针用泻法,快速提插捻转,以清解热邪。例如外感之邪初犯,束于肌表,而成恶寒发热之表证时,可选大椎、曲池、合谷等穴,浅刺疾出,微微发汗为度,以清热解表。若风热犯表伴咽喉肿痛,可在少商穴点刺放血,清热、消肿、止痛之功颇为效验。又《灵枢·终始》说:"刺热厥者,留针反为寒。"故针对脏腑实热或邪热入里者,可在相关经脉及表里经脉留针深刺,行快速进针、提插、捻转的泻法,同时可在井穴点刺放血,加强解毒泻热的作用,亦可使用透天凉的复合针法。另外,阴虚火旺或气虚发热者,应当以滋阴或补气为主,配合泻法清热泻火。

2.温寒

《灵枢·经脉》说:"寒则留之""结络坚紧,火所治之"。可以看出针灸治疗寒性病证主要用两种方法:一则深刺久留针,一则以艾火灸之。《太素》注曰:"有寒痹等在分肉间者,留针经久,热气当集,此为补也。"寒邪凝滞,针刺不易得气,当深刺留针,激发经气。《针灸问对》说:"寒者灸之,使其气复温也。"灸法可助阳散寒,阳气得复则寒邪可散。例如寒邪在表,留于经络者,可取三阳经泻之或用灸法温散表寒。若寒邪入里,阴盛阳虚,之里寒偏于实者,当以灸法为主,壮数宜多;亦可深刺,留针候气,待阳气来复,以散寒邪;或针灸并用,或用烧山火之法,祛邪为主。若为阳气虚弱之虚寒证,当取相关经络针刺补法加灸,温补阳气为主。

临床上也可见到寒热错杂的情况,如上热下寒证,表寒里热证,表热里寒证等。治疗时当根据病证发展,灵活掌握,温清并用,不宜拘泥。

(三)治病求本

"标"与"本"是一对相对的概念,概括了疾病发生发展过程中的各种主次关系。"标"指疾病的征象和次要方面;"本"指疾病的本质和主要方面。从正邪上来讲,正气为本,邪气为标;就病因与症状而言,病因为本,症状为标;在病位上,脏腑为本,体表为标;在病之先后,旧病为本,新病为标。《素问·标本病传论》说:"凡刺之方,必别阴阳,前后相应,逆从得施,标本相移,故曰有其在标而求之于标,有其在本而求之于本。故治有取标而得者,有取本而得者……知标本者,万举万当,不知标本者,是谓妄行。"临床上病证常较为复杂,当在治疗时辨明标本缓急,灵活运用,可概括为急则治标,缓则治本,标本同治三大法则。

1.急则治标

急则治标指患者病情发展较急骤,症状较为严重或如不及时治疗会危及生命时,治疗当以标病为先,及时缓解急迫症状或防止因标病失治而转为危重,甚或抢救生命。例如各种原因引起的热极动风,上扰清窍而见神昏抽搐者,当以开窍醒神,息风止痉为先,加以泄热。患有慢性疾病者,又外感新病,当先解表,以防新感失治,加重旧病。阳气暴脱,脉微欲绝之病情急重者,当速灸百会、关元、气海等穴,回阳救逆固脱。

2.缓则治本

缓则治本指针对症状不甚危急,或久病迁延者,当详审疾病的本质,或扶正,或治其病因,或内调脏腑阴阳,或治其先病,则邪气可去,症状可除,外证可解,新病易愈。如素体虚弱,易于外感者,补气固本,正气足则邪不可犯。脾肾虚寒,纳呆,畏寒肢冷,五更泄泻者,温补脾肾,振奋阳气,则症状自除。脾虚失运,加之肾阴亏于下,阴火上攻所致颜面痤疮者,当内调脾肾,健运脾胃,滋阴降火,则外证自愈。有些病证后期,病情较为复杂,常在症状上出现与疾病本质不符的假象,如真寒假热、真热假寒等,当辨清病证本质,给予正确治疗,这也是治病求本的具体运用。

3.标本同治

标本同治即兼顾标病与本病的治疗方法,用于标本并重的情况。例如气虚感冒者,治疗时当补气与散邪并重,达到去邪不伤正,扶正不留邪的效果。又如素体肝肾不足,后不慎闪挫而致腰痛难愈者,当补益肝肾与活血止痛并重,方能见效。外邪未解,里热炽盛者,当发散外邪的同时兼清里热。邪热壅盛,耗伤阴液,热盛与阴虚症状并见者,泻热的同时兼以滋阴,既可清泻热毒,又可防止进一步伤阴。可见标本同治在临床上运用也较为广泛。

(四)三因制宜

"三因"指因时、因地、因人,"三因制宜"即指针灸治疗疾病时,应综合考虑时间、地域和个体差异对治疗方法的要求,从而制订合理的治疗方案。

1.因时制宜

《灵枢·终始》说:"春气在毛,夏气在皮肤,秋气在分肉,冬气在筋骨,刺此病者,各以其实为齐。"《标幽赋》有云:"察岁时于天道,定形气于予心。春夏瘦而刺浅,秋冬肥而刺深。"四时之气对人体气血运行有显著的影响,春夏之际,阳气生发,人的气血也有升浮之势,故病邪伤人多在浅表,治疗时宜浅刺;秋冬时节,阳气内敛,人体气血亦潜藏于内,故治疗时宜深刺。一天之中,人之气血也法于天地,随着阳气的升伏而发生变化。故有子午流注针法、灵龟八法、飞腾八法等按时取穴的治疗方法。另外,根据一些疾病发病与时间紧密相关规律,治疗时可寻其规律找准时机。例如针灸治疗月经病当在经前 7 天开始。

2.因地制宜

《素问·异法方宜论》说:"北方者……其地高陵居,风寒冰冽,其民乐野处而乳食,藏寒生满病,其治宜灸焫,故灸焫者,亦从北方来。南方者……其地下,水土弱,雾露之所聚也,其民嗜酸而食胕,故其民皆致理而赤色,其病挛痹,其治宜微针。"由于地理位置不同,气候各异,造成人们饮食起居、生活习惯也各有不同,因而各地的人生理病理特点有差别,治疗上有所区别。例如上述《黄帝内经》原文提到的,北方气候寒冷地区,治疗多用温灸;而南方气候炎热,少用温灸而多用针刺。

3.因人制宜

《灵枢·逆顺肥瘦》说:"年质壮大,血气充盈,肤革坚固,因加以邪,刺此者,深而留之……婴儿者,其肉脆,血少气弱,刺此者,以毫针,浅刺而疾发针,日再可也。"每个人的体质存在差异,因而治疗时不能一概而论,应根据人的性别、年龄、体质等因素制订恰当的治疗方法。例如婴幼儿及年老体虚、皮肤嫩薄、针刺敏感者,针刺治疗时手法宜轻;身强体壮、皮肉粗厚、针感不甚明显者,可加重针刺手法,以达到治疗效果。另外,女子经期,怀孕及产后针灸治疗时应特别注意。身体特别虚弱的患者不宜使用针刺治疗。

三、针灸处方

针灸处方是在辨病辨证基础上,针对患者病证情况,提出的具体治疗方案,主要涵盖腧穴组成和治疗方法两大部分,是针灸临床治疗的关键步骤。针灸处方是临床治疗的基本单位。

首先是根据疾病主症选取主穴,再根据辨证选取配穴,再次是根据出现的次要的兼症加减腧穴,最后综合处方所要发挥的效应选择针灸的施术方法,这是针灸临床确定处方的一般思路与方法。

(一)选穴与配伍

1.选穴原则

(1)局部选穴:指在病变局部或附近选取腧穴的方法,体现了腧穴的近治作用。例如治疗眼疾,选睛明、攒竹,治疗鼻病取迎香,耳病取听宫、听会,头痛取太阳等。另外胃病取上腹部穴,肝胆病取胁肋部穴,肠道疾病取脐周穴都有显著的疗效等。对于局部症状较明显的疾病,如皮肤病、腱鞘炎、痿症等最适合用此选穴方法。特别是闪挫扭伤和痹证的治疗,除了局部选穴之外,也常"以痛为腧",颇为应验。

(2)远部选穴:指选取距离病痛较远部位腧穴的方法。《素问·五常政大论》说:"病在下,取之上,病在上,取之下,病在中,傍取之。"例如胃病取足三里,虚火牙痛取涌泉,面瘫取对侧合谷等。经络中的标本理论认为,四肢部位经络经气所出部位,为本,头面部为经气灌注弥散的部位,为标,故此法大多选取肘膝关节以下的腧穴,治疗头面、五官、内脏、躯干的疾病。子宫脱垂、久泻脱肛灸百会,因为百会为"三阳五会",在人体的位置最高,各经上传阳气都交汇于此。这一选穴原则最能体现"经脉所过,主治所及"的治疗规律。

(3)辨证选穴:指根据患者的证候特点,分析病因病机而辨证选取腧穴的方法。一些疾病如发热、昏迷、失眠、癫狂等,没有明确的病变部位,呈现全身症状,治疗时适宜辨证选穴,如失眠心阴虚加阴郄、心俞、太溪、照海,心肾不交取太溪、肾俞,心脾两虚取脾俞、足三里、关元,胆气虚怯取胆俞、足临泣,痰热扰心取曲池、丰隆、劳宫、足三里等;面瘫在局部取穴的基础上,风寒证加风池,风热证加曲池等。

(4)经验选穴:是根据疾病的特殊或主要症状而选取腧穴的原则,是腧穴特殊治疗作用及临床经验在针灸处方中的具体运用,多选用经外奇穴,或者是医家多年的临床用穴心得,如外感发热身痛,可取大椎、合谷;腰痛选腰痛点,落枕颈项强痛选外劳宫,月经过多、崩漏选断红穴(手背第二、三掌指关节间向前 1 寸处,当指蹼缘上)等。

2.配伍方法

配伍指将针对某一病症具有相同主治作用的腧穴相配伍使用的方法。腧穴经过配伍后可显著提高疗效。配伍方法总体可分为两大类:按经配伍和按部配伍。

(1)按经配伍:按经配伍指按照经脉主治规律或相关经脉主治规律进行配伍的方法。主要包括本经配伍法、表里经配伍法、同名经配伍法、交会经配伍法。①本经配伍法:在治疗某一脏腑病或该脏腑本经病时,选择本经脉上的腧穴配伍治疗。例如肝气不疏引起的胁肋胀痛,可选择足厥阴肝经上的期门与太冲穴。胃火循经上扰引起的牙痛,可取足阳明胃经上的颊车、内庭、二间穴。②表里经配伍法:根据人体脏腑、经脉的表里关系,在治疗某一脏腑经脉疾病时,可选择互为表里的经脉上的腧穴配合使用。例如肝阳上亢,风火上扰引起的偏头痛,可选取肝经太冲与胆经的率谷、悬颅、足临泣等。原络配伍法属于此类,当表里经同病时,可用原络配伍法,即取先病经的原穴,与后病经的络穴相配使用。如肺与大肠相表里,肺经先病,则取肺经的原穴太渊与大肠经络穴偏历。③同名经配伍法:根据"同气相求"的理论,可选用手足同名经的腧穴配合使用。如牙痛、咽喉肿痛取手阳明经的合谷配足阳明经的内庭;癫证可选用手足厥阴经的间使、太冲。④交会经配伍法:有些经脉之间在循行路线中有所交会,相交会的腧穴称为交会穴,选取交会穴进行腧穴配伍,可治疗经脉交会部位或相交会经脉的病变。

如足太阴脾经、足少阴肾经、足厥阴肝经交会于三阴交穴,所以常用三阴交配太溪滋补肝肾,三阴交配太冲治肝气郁结导致的诸多妇科疾病等。⑤子母经配伍法:脏腑、经络都有五行属性,特定穴中的五输穴也有明确的五行属性。按照"虚则补其母,实则泻其子"的原则,运用五输穴进行配伍的方法称为子母经配穴法。如虚劳咳嗽,在选肺俞的同时可选脾俞、足三里等穴,培土生金;肝阳上亢者,可用太溪、照海、三阴交等穴配伍,滋水涵木。肺经的咳嗽实证,可取本经的子穴尺泽,或子经肾经的子穴阴谷用泻法,亦可配用相表里经的腧穴使用。

(2)按部配伍:按部配伍指按照人体部位划分来配伍的一类方法。包括上下配伍法、前后配伍法、左右配伍法等。①上下配伍法:"上"指腰部以上的腧穴,包括上肢穴;"下"指腰部以下的腧穴,包括下肢穴。例如肝阳上亢之头痛,可取风池、百会、悬颅、侠溪、行间。阴虚火旺之鼻衄可取上星、迎香、照海。另外,特定穴中的合募配穴,下合穴可治疗腑病,在下,募穴在腑的附近,在上下相配,治疗腑病有良效。如治疗急性泄泻时,可取大肠募穴天枢及其下合穴上巨虚。②前后配伍法:前后配伍法同《黄帝内经》中的偶刺,即在人体的腹面及背面取穴配伍的方法。例如哮喘,可前取天突、膻中,后取肺俞、定喘;脾虚久泻,前配天枢、气海,后配脾俞、肾俞。特定穴中的俞募配穴属于此类,背俞穴为脏腑之气输注于背部之处,募穴为脏腑之气输注于腹部之处,且背俞穴善治脏病,募穴善治腑病,前后阴阳相配,脏腑同调。例如治疗脾胃不和可选章门、中脘与脾俞、胃俞;治疗肝病可取期门配肝俞等。③左右配伍法:是指将躯干、肢体左侧和右侧的腧穴配伍应用的方法。本方法是基于人体十二经脉左右对称分布和部分经脉左右交叉的特点总结而成的。《黄帝内经》中的"巨刺""缪刺"就是左右配穴法的运用。在临床上常选择左右同一腧穴配合运用,是为了加强腧穴的协同作用,如胃痛可选双侧足三里、梁丘等。当然左右配伍法并不局限于选双侧同名腧穴,如左侧偏头痛,可选同侧的太阳、头维和对侧的外关、足临泣,左侧面瘫可选同侧的太阳、颊车、地仓和对侧的合谷等。

(二)主穴与配穴

主穴是针灸处方中的主要腧穴,也是针对疾病主症而选取的一组腧穴;配穴是相对主穴而言的,是针对辨证、兼症选取的一组,与主穴共同构成针灸组穴。

1.确定主穴与配穴

主穴即主穴配伍,是针对主症选取的一组腧穴;配穴,即配穴配伍是针对辨证或兼症选取的一组腧穴。主症即为主要症状,是疾病的主要症状与体征,是病理本质的外在表现,每种疾病都有其特定的主症,主症可以是一个单独的症状,如便血、脱肛等,也可是二三个相关症状共同组成,如心下痞,呕吐;辨证是以主症为核心的综合征,病症发展到一定阶段,所有症状的总称,是辨证论治的基础,也是对引起主症的病因病机的客观体现;兼症,是主症发展和变化过程中出现的继发症状,或同时出现的相关症状。在制订针灸处方过程中,在根据主症确定主穴配伍后,再综合辨证、兼症来确定配穴配伍,共同形成针灸组穴。

2.配穴与配伍

腧穴配伍是基于中医理论,根据针灸选穴原则,结合临床和腧穴功能主治特性,选择两个或两个以上作用相同的腧穴进行配伍,发挥腧穴的协同增效作用,以达到特定治疗效果,提高临床疗效的一种方法;配穴是相对主穴而言的,是针对辨证、兼症所选取的腧穴配伍,与主穴共同构成针灸组穴。

(三)施术与时间

施术方法是针灸处方的要素,针灸处方中施术方法主要包括所选疗法、操作手法、治疗时间等内容。

针灸治疗方法种类繁多,主要有毫针刺法、艾灸、火针、拔罐、刺络放血、皮肤针、耳针、腧穴注射、腧穴敷贴等,临床可根据患者的病情和具体情况选取适宜的治疗方法,正所谓"针所不为,灸之所宜。"说明不同的针灸用具各有其适应病证。操作手法主要指补泻方法,如补法、泻法或平补平泻法,应根据所要达到的治疗目的进行选取并对具体操作进行说明。

治疗时间主要指每次治疗的时间、疗程天数、治疗间隔等内容,治疗时机是提高针灸疗效的重要方面,临床上,针灸治疗部分疾病在时间上有着极其重要的意义。一般来说,如果疾病的发作和加重有明显的时间规律性,应在发作前进行针灸治疗。如疟疾在发作前半小时左右针灸效果更好;痛经可在月经来潮前7天开始针灸,直到月经过去为止,这样可明显提高针灸疗效,同时,应用子午流注和灵龟八法治疗疾病,对治疗时机则有着特殊的要求,需另加注意。

针灸处方在书写时应按照主穴、辅助穴及上下背腹的顺序依次写出穴名。在每个腧穴后面标注单侧还是双侧,另外还应标注治疗时间、补泻手法、艾灸方法及壮数、刺血法放血量、水针药物剂量、电针波形等。

第二章

常用腧穴临床应用

第一节　手太阴肺经

一、循行路线

手太阴肺经起于中焦,向下联络大肠,回绕过来沿着胃的上口,通过横膈,属于肺脏。从"肺系"(指肺与喉咙相联系的部位)横行出来,向下沿上臂内侧,行于手少阴经和手厥阴经的前面,向下到肘窝中。沿着前臂内侧,到腕后桡骨茎突的内侧缘,进入寸口,经过鱼际,沿着鱼际的边缘,出拇指内侧端。

手腕后支脉:从列缺处分出,一直走向示指内侧端,与手阳明大肠经相连接。

二、生理功能

肺位于胸中,上连气道,和大肠互为表里,外合皮毛,开窍于鼻。主行气,调节呼吸,为气机出入升降之枢纽。"肺朝百脉",而能煦泽皮毛肌肤,抵御外邪。

三、主治概要

主要用于治疗胸部(包括心、肺)疾病。特别是治疗呼吸系统病症,亦可以治疗某些循环系统、消化系统、皮肤病及本经脉所过部位的病症。有时在小便不利,或全身经络壅滞不通的情况下,也取用本经作为辅助治疗,有通利水道、宣行气血的功效。在诊断上,本经寸口部的动脉,中医用来诊断五脏六腑的疾病。

四、要穴详解

(一)尺泽

1.体表定位

在肘部掌侧面,当肘横纹上,肱二头肌腱桡侧凹陷中。

2.主治病症

咳嗽、咯血、气管炎、哮喘、上肢瘫痪、急性胃肠炎和皮肤病。

3.操作技术

直刺或斜刺 0.5～1.0 寸;或用三棱针点刺放血。针感:局部酸胀麻,或有触电样感向前臂或手部放散(跳动穴)。宜灸。

(二)列缺

1.体表定位

在前臂桡侧的下段,太渊穴斜上 1.5 寸;当桡骨茎突后,肱桡肌腱与拇长展肌腱之间。

2.主治病症

咳嗽、上呼吸道感染、支气管炎、哮喘、落枕、颈椎病和面神经麻痹。

3.操作技术

向肘部斜刺或横刺 0.3～0.5 寸。针感:局部酸胀麻(短刺穴)。宜灸。

(三)太渊

1.体表定位

在腕掌侧横纹桡侧端,桡动脉桡侧凹陷处。

2.主治病症

咳嗽、胸闷、支气管炎、哮喘和无脉症。

3.操作技术

直刺 0.2～0.3 寸。针感:局部酸胀麻。宜灸。

第二节　手阳明大肠经

一、循行路线

手阳明大肠经起于示指末端,沿着示指内(桡)侧向上,通过第一、二掌骨之间,向上进入两筋(拇长伸肌腱与拇短伸肌腱)之间的凹陷处,沿前臂外侧前缘,至肘部外侧,再沿上臂外侧前缘,上走肩端,沿肩峰前缘,向上出于颈椎,再向下进入缺盆(锁骨上窝)部,联络肺脏,通过横膈,属于大肠。

缺盆部支脉:上走颈部,经过面颊,进入下齿龈,回绕至上唇,交叉于人中,左脉向右,右脉向左,分布在鼻翼旁与足阳明胃经连接。

二、生理功能

大肠上接阑门,下接直肠和肛门,和肺互为表里。大肠司传送,排泄糟粕。

三、主治概要

主要用于治疗头面、五官正面部位疾病。特别可以治疗消化系统、神经精神系统、发热病及本经脉所过部位的病症。

四、要穴详解

(一)合谷

1.体表定位

在手背虎口处,当第一、二掌骨之间,第二掌骨桡侧的中点处。

2.主治病症

咽喉肿痛、牙痛、上呼吸道感染、面神经麻痹、三叉神经痛、胃肠炎、痛经、月经不调、精神失常、小儿惊风、鹅掌风和上肢瘫痪。

3.操作技术

直刺或斜刺0.5～1.0寸,可向劳宫或后溪透刺。针感:局部酸胀麻,亦可向示指或拇指放散(跳动穴)。宜灸。

(二)曲池

1.体表定位

在肘部的桡侧,当肘横纹头与肱骨外上髁连线中点,两肌间。屈肘取之。

2.主治病症

咽喉肿痛、牙痛、上呼吸道感染、消化道感染、上肢瘫痪、面神经麻痹、高血压和皮肤病。

3.操作技术

直刺或斜刺0.5～1.0寸。针感:局部酸胀麻,亦可向前臂和手部放散(跳动穴)。宜灸。

(三)肩髃

1.体表定位

在肩部,当肩胛骨肩峰与肱骨大结节之间的凹陷处,臂外展至水平位时,肩峰下可出现一个明显的凹陷即是。

2.主治病症

上肢瘫痪、淋巴结结核、甲状腺功能亢进、高血压和皮肤病。

3.操作技术

直刺或斜刺 1.0～1.5 寸,亦可向三角肌下囊、肩峰下囊或肩关节腔内透刺。针感:局部酸胀麻,亦可放散至肩关节周围。宜灸。

(四)迎香

1.体表定位

在鼻翼外缘中点旁,当鼻唇沟中。

2.主治病症

鼻炎、副鼻窦炎、鼻出血、嗅觉障碍、面神经麻痹、三叉神经痛和胆道蛔虫症。

3.操作技术

针刺 0.3～0.5 寸,亦可向四白、颧髎、地仓透刺。针感:局部酸麻胀(短刺穴)。

第三节　足阳明胃经

一、循行路线

足阳明胃经起于鼻翼之侧,上行到鼻根部,与旁侧足太阳交会,向下沿着鼻的外侧,进入上齿龈内,回出环绕口唇,向下交会于唇沟承浆处,再向后沿着口腮后下方,出于下颌大迎处,沿着下颌角颊车,上行耳前,经过足少阳经上关,沿着发际,到前额。

面部支脉:从大迎前下走人迎,沿着喉咙,进入缺盆部,向下通过横膈,属于胃,联络脾脏。

缺盆部直行的脉:经乳头,向下夹脐旁,进入位于少腹之侧的气冲。

胃下口部支脉:沿着腹里向下到气冲会合,再由此下行至髀关,直抵伏兔部,下至膝盖,沿着胫骨外侧前缘,下经足跗,进入足第二趾外侧端。

胫部支脉:从膝下三寸处分出,进入足中趾外侧;足跗部支脉:从跗上分出,进入足大趾内侧端,与足太阴经相连接。

二、生理功能

胃在膈下,上接食管,下通小肠。胃上口为贲门,又名上脘,下口为幽门,又名下脘,统称胃脘。和脾互为表里,胃主受纳腐熟,消化水谷,司升清降浊,为后天之本,化气生血之源泉。

三、主治概要

主要用于治疗人体正面部位疾病。特别是治疗消化系统、神经精神系统病症,并可以治疗呼吸系统、循环系统及本经脉所过部位的病症。又因为胃是水谷之海,五脏六腑都秉受胃气以为营养,所以在临床上对气血不足的患者都需要调补本经。在诊断上,中医常用本经在足背部的冲阳脉作为诊断疾病的依据。

四、要穴详解

(一)承泣

1.体表定位

在面部,瞳孔直下,当眼球与眶下缘之间。

2.主治病症

面神经麻痹,三叉神经痛和眼病。

3.操作技术

外眼病宜浅刺,直刺 0.3～0.5 寸;内眼病宜深刺,直刺 0.8～1.5 寸。针刺时,嘱患者闭目,医者轻压眼球向上,沿眶缘缓慢刺入,不提插,以免伤及眼球与血管。针感:眼区酸胀麻,泪出。可用隔核桃壳灸。

(二)下关

1.体表定位

在面部颧弓下,耳屏前约一横指;当颧弓与下颌切迹所形成的凹陷中。

2.主治病症

牙痛,下颌功能紊乱,面神经麻痹,三叉神经痛。

3.操作技术

直刺或斜刺 0.5～1.0 寸。针感:局部酸麻胀,有时可向牙床放散。

(三)人迎

1.体表定位

在颈部,结喉旁,当胸锁乳突肌的前缘,颈总动脉搏动处(避开血管)。

2.主治病症

咽喉肿痛,声带炎,哮喘,无脉症、甲状腺疾病和高血压。

3.操作技术

直刺或内斜刺0.5～1.0寸。针感:咽喉部有酸麻胀。

(四)天枢

1.体表定位

在腹中部,距脐中2寸。

2.主治病症

腹痛,腹胀,泄泻,胃肠炎,胆道蛔虫症,阑尾炎,月经不调和痛经。

3.操作技术

直刺1.0～1.5寸。针感:局部酸麻胀,亦可向同侧中腹部放散。宜灸。

(五)足三里

1.体表定位

在小腿前外侧部,当犊鼻下3寸,距胫骨前缘一横指处。

2.主治病症

胃肠炎,胃十二指肠溃疡,急性胰腺炎,小儿消化不良,贫血。

3.操作技术

直刺或斜刺0.5～1.5寸。针感:局部酸麻胀,有时可向足背放散。宜灸。

(六)丰隆

1.体表定位

在小腿前外侧部,当外踝尖上8寸,条口外,距胫骨前缘两横指处。

2.主治病症

痰喘,眩晕,精神失常,肠炎和下肢瘫痪。

3.操作技术

直刺或斜刺0.5～1.5寸。针感:局部酸麻胀,有时可向足背部放散。宜灸。

(七)内庭

1.体表定位

在足背部,当第2、3趾间,趾蹼缘后方赤白肉际处。

2.主治病症

下腹痛,泄泻,上牙痛,咽喉肿痛,急性消化道感染。

3.操作技术

向上斜刺 0.3～0.5 寸。针感:局部酸麻胀。宜灸。

第四节　足太阴脾经

一、循行路线

足太阴脾经起于足大趾末端,沿着大趾内侧赤白肉际,上行至内踝前面,再上小腿内侧,沿着胫骨后面,交出足厥阴经的前面,经膝、股部内侧前缘,进入腹部,属于脾脏,联络胃,通过横膈上行,夹食管旁边,连系舌根,分散于舌下;胃部支脉:向上再通过横膈,流注于心中,与手少阴经相连接。

二、生理功能

脾在腹中,和胃互为表里。脾主肌肉,开窍于口,连系舌本。脾司运化,把食物中的精华输布到全身,为生化之源,且有益气统血,营养五脏六腑、四肢百骸和肌肉的功能。

三、主治概要

主要用于治疗腹部疾病。特别是治疗消化系统、泌尿生殖系统及本经脉所过部位的病症。对于一切湿症和妇科血证,本经都有治疗作用。

四、要穴详解

(一)公孙

1.体表定位

在足内侧缘,当第一跖骨基底的前下方凹陷处。

2.主治病症

胃痛,呕吐,泄泻,胃肠炎,疳积,子宫出血,月经不调和白带过多。

3.操作技术

直刺 0.5～1.0 寸。针感:局部酸麻胀。宜灸。

(二)三阴交

1.体表定位

在小腿内侧面的下段,当足内踝尖上 3 寸,胫骨内侧缘后方。

2.主治病症

腹泻,肠炎,消化不良,月经不调,痛经,白带过多,子宫出血,失眠,高血压,脏躁,性神经衰弱,遗尿,尿路感染,阴部肿痛和下肢瘫痹。

3.操作技术

直刺或斜刺 0.5～1.5 寸。针感:局部酸麻胀,有时可向足底部放散(跳动穴)。宜灸。

(三)阴陵泉

1.体表定位

在小腿内侧面的下段,当胫骨内侧髁后下方凹陷处。

2.主治病症

尿路感染,肾绞痛,水肿,月经不调,痛经,白带过多,盆腔炎,遗尿,性神经衰弱和下肢瘫痹。

3.操作技术

直刺或斜刺 1.0～2.0 寸。针感:局部酸麻胀,有时可向足底部放散(跳动穴)。宜灸。

(四)血海

1.体表定位

在大腿内侧面的下部,髌底内侧端上 2 寸,当缝匠肌与股内侧肌之间。

2.主治病症

月经不调,痛经,白带过多,子宫出血,膝关节痛,股四头肌无力和皮肤病。

3.操作技术

直刺或斜刺 0.5～1.0 寸。针感:局部酸麻胀,有时可向膝部放散(跳动穴)。宜灸。

第五节　手少阴心经

一、循行路线

手少阴心经起于心中,出属于"心系"(指心与其他脏腑相连系之脉),通过横膈,联络小肠。

"心系"向上的脉:夹着食管上行,连系于"目系"(指眼球的连系组织)。

"心系"直行的脉:上行于肺部,再向下出于腋窝部,沿上臂内侧后缘,行于手太阴经和手厥阴经的后面,到达肘窝,沿着臂内侧后缘,至掌后豌豆骨部,进入掌内,沿小指内侧至末端,与手太阳经相连接。

二、生理功能

心居胸中,被心包围护,和小肠互为表里,开窍于舌。心藏神,是情志思维活动的中心。心主血脉,主宰血脉之运行,濡养全身。

三、主治概要

主要用于治疗胸部(包括心、肺)疾病。特别是治疗循环系统、神经精神系统及本经脉所过部位的病症。由于心藏神,心主血脉,所以一切神志、心血管方面的疾病都用本经的腧穴治疗。

四、要穴详解

(一)神门

1.体表定位

在腕部,腕掌侧横纹尺侧端,尺侧腕屈肌腱桡侧之凹陷处。

2.主治病症

心悸,心烦,心绞痛,心律不齐,失眠,嗜睡,癔病,癫痫和舌下肌麻痹。

3.操作技术

直刺或斜刺0.3～0.5寸。针感:局部酸胀麻。宜灸。

(二)少海

1.体表定位

屈肘,在肘横纹内侧端与肱骨内上髁连线的中点处。

2.主治病症

心绞痛,心律不齐,肋间神经痛,肘关节及前臂掌侧疼痛、麻木,手颤,神经衰弱,精神失常和颈淋巴结结核。

3.操作技术

直刺0.5～1.0寸。针感:局部酸麻胀,有时可向指端放散。宜灸。

第六节　手太阳小肠经

一、循行路线

手太阳小肠经起于手小指外侧端,沿着手背外侧至腕部,出于尺骨茎突,直上沿前臂后缘,经尺骨鹰嘴与肱骨内上髁之间,沿上臂外侧后缘,出于肩关节,绕行肩胛部,交会于肩上督脉大椎,向下进入缺盆部,联络心脏,沿着食管,通过横膈,到达胃部,属于小肠;缺盆部支脉:沿着颈部,上达面颊,至目外眦,转入耳中;颊部支脉:上行目眶下,抵于鼻旁,至目内眦与足太阳膀胱经相连接。

二、生理功能

小肠上接胃的幽门,下连大肠的阑门。和心互为表里。小肠受盛胃中水谷,分利清浊,亦即吸收营养,传递糟粕。

三、主治概要

主要用于治疗头项部位疾病。特别是治疗运动系统、神经精神系统的病症,亦可以治疗消化系统、循环系统及本经脉所过部位的病症。

四、要穴详解

(一)后溪

1.体表定位

在手掌尺侧,当第五掌骨小头的后下方。握拳时,在掌横纹头凹陷处。

2.主治病症

颈椎病,落枕,肩背痛,癫痫,疟疾,上呼吸道感染,手指挛急和鹅掌风。

3.操作技术

直刺0.5～1.0寸。针感:局部酸胀麻,并可放散到手指。宜灸。

(二)养老

1.体表定位

在前臂背面尺侧的下段,即当尺骨茎突内上方,尺骨外侧缘与尺侧腕伸肌腱之间凹陷处。屈肘,前臂旋后时,此处即显现出一条清楚的线,穴就在该沟之上端。

2.主治病症

颈椎病,落枕,肩背痛,目疾和口舌生疮。

3.操作技术

直刺或斜刺0.3～0.8寸。针感:局部酸胀麻,可向肘部放散(短刺穴)。宜灸。

(三)小海

1.体表定位

在肘部的内侧,当尺骨鹰嘴与肱骨内上髁之间,尺神经沟内。

2.主治病症

颈椎病,心绞痛,癫痫,颈淋巴结结核和尺神经麻痹。

3.操作技术

直刺或斜刺0.5～1.0寸。针感:局部酸胀麻,亦可有触电感放射到小指。宜灸。

(四)天宗

1.体表定位

在肩胛部,当冈下窝中央凹陷处;当肩胛冈下缘与肩胛下角之间的上、中1/3交点处。一般与第四胸椎相平。

2.主治病症

落枕,肩胛冈下肌腱炎,肩关节周围炎,乳腺炎,哮喘,胃肠痉挛和胆道蛔虫症。

3.操作技术

直刺或斜刺0.5～1.0寸。针感:局部酸胀麻,并可向肩部放散(短刺穴)。宜灸。

第七节 足太阳膀胱经

一、循行路线

足太阳膀胱经起于目内眦,上额,交会于头顶;头顶部支脉:从头顶到颞颥部。头顶部直行的脉:从头顶入里联络于脑,回出分开下行项后,沿着肩胛部内侧,夹着脊柱,到达腰部,从脊旁肌肉进入内腔,联络肾脏,属于膀胱;腰部的支脉:向下通过臀部,进入腘窝中;后项的支脉:通过肩胛内缘直下,经过臀部下行,沿着大腿外侧的后面,与腰部下来的支脉会合于腘窝中;从此向下,通过腿肚内,出于外踝的后面,沿着第五跖骨粗隆,至小趾外侧端,与足少阴经相连接。

二、生理功能

膀胱位于小腹,和肾互为表里。膀胱藏津液,司气化,主汗、尿之排泄。

三、主治概要

主要用于治疗人体背面部位疾病,特别是治疗运动系统、神经精神系统、呼吸系统、循环系统、消化系统、泌尿生殖系统的病症,并可以治疗疟疾、发热病、眼、鼻及本经脉所过部位的病症。

四、要穴详解

(一)睛明

1.体表定位

在面部,目内眦角上方凹陷处。

2.主治病症

一切内、外眼病,上眼睑痉挛和麻痹。

3.操作技术

外眼病宜浅刺,直刺 0.3～0.5 寸;内眼病宜深刺,直刺 0.3～1.0 寸。针刺时,嘱患者闭目,医者轻压眼球向外下,沿眼眶边缘缓慢刺入,不提插,以免伤及眼球与血管。针感:局部酸胀麻,泪出。可用隔核桃壳灸。

(二)天柱

1.体表定位

在项部,斜方肌外缘之后发际凹陷中,约当哑门穴旁开 1.3 寸。

2.主治病症

后头痛,眩晕,颈椎病,神经衰弱,精神失常和高血压。

3.操作技术

直刺0.5～1.0寸。针感:局部酸胀麻。宜灸。

(三)肺俞

1.体表定位

在背部,当第三胸椎棘突下,旁开1.5寸。

本穴系肺脏的背俞穴。具有散寒、祛风、清热、滋阴、助阳性能,有较强通经活络的作用。

2.主治病症

咳嗽,上呼吸道感染,支气管炎,哮喘和皮肤病。

3.操作技术

向脊柱侧斜刺0.3～0.8寸。局部酸胀麻。宜灸。

(四)心俞

1.体表定位

在背部,当第五胸椎棘突下,旁开1.5寸。

2.主治病症

心悸、心烦,健忘,失眠,神经衰弱,精神失常,心绞痛,心律不齐,咳嗽,哮喘,支气管炎和舌病。

3.操作技术

向脊柱侧斜刺0.3～0.8寸。针感:局部酸胀麻。宜灸。

(五)肝俞

1.体表定位

在背部,当第九胸椎棘突下,旁开1.5寸。　,

2.主治病症

胁痛,黄疸,肝炎,胆囊炎,头痛,眩晕,神经衰弱,精神失常和目病。

3.操作技术

向脊柱侧斜刺0.3～0.8寸。针感:局部酸胀麻。

(六)脾俞

1.体表定位

在背部,当第十一胸椎棘突下,旁开1.5寸。

2.主治病症

胃痛,腹胀,泄泻,水肿,胃炎,溃疡病,肌营养不良,贫血和出血症。

3.操作技术

向脊柱侧斜刺0.3～0.8寸。针感:局部酸胀麻。宜灸。

(七)肾俞

1.体表定位

在腰部,当第二腰椎棘突下,旁开1.5寸。

2.主治病症

尿路感染,水肿,肾炎,遗尿,遗精,阳痿,月经不调,白带过多,慢性腹泻,气喘,耳鸣,耳聋和慢性腰痛。

3.操作技术

直刺0.5～1.0寸。针感:局部酸胀麻。宜灸。

(八)大肠俞

1.体表定位

在腰部,当第四腰椎棘突下,旁开1.5寸。

2.主治病症

腹泻,便秘,肠炎,痢疾,前列腺炎,盆腔炎,下肢痿痹,腰腿痛,腰肌劳损,月经不调。

3.操作技术

直刺1.0～3.0寸。局部酸胀麻,深刺可向下肢放散(跳动穴)。宜灸。

(九)次髎

1.体表定位

在骶部,当髂后上棘与后正中线之间,正对第二骶后孔凹陷处。

2.主治病症

月经不调,白带过多,痛经,盆腔炎,遗精,遗尿,睾丸炎,下肢痿痹和腰骶关节痛。

3.操作技术

直刺0.5～4.0寸。针感:局部酸胀麻,深刺可向下肢或下腹部放散(跳动穴)。宜灸。

(十)委中

1.体表定位

在腘横纹中点稍外上方,当股二头肌腱与半腱肌肌腱之间。

2.主治病症

腰背痛,腰腿综合征,坐骨神经痛,膝关节痛,腓肠肌痉挛,下肢瘫痪,中暑,急性胃肠炎和皮肤病。

3.操作技术

直刺 0.5~1.0 寸,或用三棱针点刺放血。亦可向膝关节腔透刺。针感:局部酸胀麻,亦可向足底放散(跳动穴)。

(十一)昆仑

1.体表定位

在足外侧部,外踝后方,当足外踝尖与跟腱之间的凹陷处。

2.主治病症

后头痛,颈肩综合征,腰背痛,坐骨神经痛,阴部肿痛,滞产和足跟肿痛。

3.操作技术

直刺或斜刺 0.3~0.5 寸。针感:局部酸胀麻,有时可向足部放散。宜灸。

(十二)申脉

1.体表定位

在足外踝部,当外踝尖直下凹陷处。

2.主治病症

头痛,眩晕,癫痫,精神失常,颈肩综合征,肩关节周围炎,坐骨神经痛。

3.操作技术

直刺 0.3~0.8 寸,亦可以沿跟骨下深刺 1.5~2.0 寸。针感:局部酸胀麻。宜灸。

(十三)至阴

1.体表定位

在足小趾外侧,距趾甲角 0.1 寸。

2.主治病症

胎位不正,滞产,头痛,目痛,皮肤瘙痒。

3.操作技术

直刺 0.1~0.3 寸,或三棱针点刺出血。针感:局部酸麻胀。宜灸。

第八节　足少阴肾经

一、循行路线

足少阴肾经起于足小趾下,斜向足心,出于舟骨粗隆下,沿内踝后,进入足跟,再向上行于小腿内侧,出腘窝内侧,上向股部内后缘,通向脊柱属于肾脏,联络膀胱;肾脏部直行的脉:从肾向上通过肝和横膈,进入肺中,沿着喉咙,夹于舌根部;肺部支脉:从肺部出来,联络心脏,流注于胸中,与手厥阴经相连接。

二、生理功能

肾居下焦,内藏元阴元阳,为水火之脏,和膀胱互为表里,开窍于耳。主藏精,为生殖发育之源,先天之本。主骨,生髓,司听力。有润养五脏和调节体内津液的作用。

三、主治概要

主要用于治疗下腹及盆腔部的疾病。特别是治疗泌尿、生殖系统病症及本经脉所经过部位的病症。有阴虚火旺的失眠、咽喉痛,必须补本经的穴位,才能起治本穷源的泻火作用。

四、要穴详解

(一)涌泉

1.体表定位

在足底部,当足底二、三趾趾缝纹头端与足跟连线的前 1/3 与后 2/3 交点上。蜷起时,在足前部凹陷处。

2.主治病症

头顶痛,晕厥,中暑,小儿惊风,精神失常和脑血管意外。

3.操作技术

直刺 0.5～0.8 寸。针感:局部酸麻胀痛。宜灸。

(二)太溪

1.体表定位

在足内侧部,内踝后方,当内踝尖与跟腱之间的凹陷处。

2.主治病症

肾炎,尿路感染,前列腺炎,月经不调,遗尿,遗精,阳痿,消渴,咯血,气喘,慢性咽炎和足跟肿痛。

3.操作技术

直刺或斜刺 0.3～0.8 寸。针感:局部酸麻胀,有时可向足底部放散(跳动穴)。

(三)照海

1.体表定位

在足内侧部,当内踝尖直下凹陷处。

2.主治病症

月经不调,痛经,子宫脱垂,白带过多,便秘和癫痫。

3.操作技术

直刺 0.3～0.8 寸,亦可以沿跟骨深刺 1.5 寸。针感:局部酸麻胀痛。

第九节　手厥阴心包经

一、循行路线

手厥阴心包经起于胸中,出来属于心包络,向下通过横膈,从胸至腹依次联络上、中、下三焦;胸部支脉:沿着胸中,出于胁部,当腋缝下三寸处,上行抵腋窝,沿上臂内侧,行手太阴经和手少阴经之间,进入肘窝中,向下行于前臂掌长肌腱与桡侧腕屈肌腱的中间,进入掌内,沿着中指,到指端;掌中的支脉:从劳宫分出,沿着环指到指端,与手少阳经相连接。

二、生理功能

心包居于胸中,护于心脏之外,和三焦互为表里,代心行事。

三、主治概要

主要用于治疗胸部(包括心肺)疾病,特别是消化系统的胃。亦可以治疗神经精神系统、循环系统及本经脉所过部位的病症。因心包外卫于心,而有代心行事的作用,所以临床上常配合心经同时应用,可以加强疗效。

四、要穴详解

(一)间使

1.体表定位

在前臂掌侧下段,当曲泽与大陵的连线上,腕横纹上3寸,掌长肌腱与桡侧腕屈肌腱之间。

2.主治病症

神经衰弱,精神失常,心绞痛,胃痛,呕吐,疟疾和上肢瘫痪。

3.操作技术

直刺或斜刺0.3～1.0寸,可向支沟透刺。针感:局部酸麻胀,或呈触电样向指端放散。宜灸。

(二)内关

1.体表定位

在前臂掌侧下段,当曲泽与大陵的连线上,腕横纹上2寸,掌长肌腱与桡侧腕屈肌腱之间。

2.主治病症

心绞痛,心律不齐,高血压,胸闷,胸胁痛,胃痛,呕吐,偏头痛,神经衰弱,精神失常和上肢瘫痪。

3.操作技术

直刺或斜刺0.3～0.8寸,可向外关透刺。针感:局部酸麻胀,或呈触电样向指端放散。宜灸。

(三)劳宫

1.体表定位

在手掌心,当第二、三掌骨之间偏于第三掌骨。握拳屈指时,当中指尖处。

2.主治病症

高热,惊厥,癫痫,癔病,心绞痛,口腔炎和鹅掌风。

3.操作技术

直刺或斜刺0.3～0.5寸。针感:局部酸麻胀感。宜灸。

第十节 手少阳三焦经

一、循行路线

手少阳三焦经起于环指末端,向上出于第四、五掌骨间,沿着腕背,出于前臂外侧桡骨和尺骨之间,向上通过肘尖,沿上臂外侧,上达肩部,交出足少阳经的后面,向前进入缺盆部,分布于胸中,联络心包,向下通过横膈,从胸至腹,属于上、中、下三焦;胸中的支脉:从胸向上,出于耳上方,再弯下走向面颊部,到达眼眶下,耳部支脉:从耳后进入耳中,出走耳前,与前脉交叉于面颊部,到达外眦,与足少阳经相连接。

二、生理功能

三焦广义有上、中、下之分;狭义属水腑,和心包络互为表里,主通调水道。

三、主治概要

主要用于治疗头面、五官侧面部位疾病,特别是治疗胸胁、眼、耳病症,并可以治疗发热病及本经脉所过部位的病症。

四、要穴详解

(一)阳池

1.体表定位

在腕背横纹中,三、四掌骨之间直上,当指总伸肌腱尺侧凹陷处。

2.主治病症

耳鸣,耳聋,疟疾,消渴和腕背部疾病。

3.操作技术

直刺或斜刺 0.3～0.5 寸。针感:局部酸麻胀,有时可向指端放散。宜灸。

(二)外关

1.体表定位

在前臂背侧面的下段,当腕背横纹上 2 寸,尺骨与桡骨之间。

2.主治病症

上呼吸道感染,偏头痛,胸胁痛,耳鸣,耳聋,高血压和上肢瘫痪。

3.操作技术

直刺 0.5～0.8 寸,亦可向内关透刺。针感:局部酸麻胀,有时可向手指放散。宜灸。

(三)支沟

1.体表定位

在前臂背侧面下段,当腕背横纹直上3寸,尺骨与桡骨之间。

2.主治病症

偏头痛,胸胁痛,腹胀,便秘,呕吐和上肢瘫痪。

3.操作技术

直刺或斜刺0.5～1.0寸。针感:局部酸麻胀,有时可向手指放散。

(四)四渎

1.体表定位

在前臂背侧面上段,当阳池与肘尖的连线上,肘尖直下5寸,尺骨与桡骨之间。

2.主治病症

耳鸣,耳聋,偏头痛,胸胁痛,上肢瘫痪,神经衰弱和肾炎。

3.操作技术

直刺或斜刺0.5～1.0寸。针感:局部酸麻胀,有时可向肘部或手背放散。

(五)翳风

1.体表定位

在耳垂后方,当乳突与下颌角间凹陷中,张口取之。

2.主治病症

耳鸣,耳聋,面神经麻痹,面肌痉挛,腮腺炎,颈淋巴结结核,下颌关节功能紊乱,口吃和腹痛。

3.操作技术

直刺0.8～1.5寸。耳部疾病针尖向上斜刺;面部疾病针尖方向平直刺。针感:局部酸麻胀,有时可向耳内或面部放散。宜灸。

第十一节　足少阳胆经

一、循行路线

足少阳胆经起于目外眦,向上到达额角部,下行至耳后,沿着头颈行于手少阳经的前面,到肩上退回交出于手少阳经后面,向下进入缺盆部;耳部的支脉:从耳后进入耳中,出来经过耳前,到目外眦的后方;外眦部的支脉:从目外眦处分出,下走大迎,与手少阳经会合于目眶下,下经颊车,至颈部与前入缺盆的脉相会合,然后向下进入胸中,通过横膈,联络肝脏,属于胆,沿着胁肋内,出于少腹侧的腹股沟动脉部,经过外阴部毛际,横入髋关节部;缺盆部直行的脉:下走腋窝前,沿着侧胸部,经过季胁,与前入髋关节部的脉会合,再向下沿着大腿外侧,出于膝部外侧,向下经腓骨前面,直下到达腓骨下段,再下出于外踝的前面,沿着足跗部,进入足第四趾外侧端;足跗部支脉从足临泣处分开,沿着第一、二跖骨间,出于足姆趾末端穿过趾甲,到趾甲上的毫毛部,与足厥阴经相连接。

二、生理功能

胆附于肝,主储藏与输出胆汁,和肝互为表里。古人认为胆性刚直、豪壮、果断,说明与精神活动有密切关系。

三、主治概要

主要用于治疗人体侧面的疾病。特别是治疗热性病和肝、胆病症,亦可以治疗神经精神系统病症,耳、眼病症及本经脉所过部位的病症。

四、要穴详解

(一)听会

1.体表定位

在面部,当耳屏间切迹的前方,下颌骨髁突的后缘。张口取之。

2.主治病症

耳鸣,耳聋,下颌关节功能紊乱和腮腺炎。

3.操作技术

直刺0.5～1.0寸。针感:局部酸麻胀。宜灸。

(二)完骨

1.体表定位

在头后部,当颞骨乳突后下方的凹陷处。

2.主治病症

偏头痛,颈项强痛,乳突炎,失眠,癫痫,疟疾和眼病。

3.操作技术

直刺或斜刺0.5～1.0寸。针感:局部酸麻胀。宜灸。

(三)风池

1.体表定位

在头后部,当枕骨之下,与风府相平,胸锁乳突肌与斜方肌上端之间的凹陷处。

2.主治病症

上呼吸道感染,脑血管意外,神经衰弱,精神失常,梅尼埃病,颈椎病,疟疾和鼻、眼病。

3.操作技术

直刺或斜刺 0.5～1.0 寸。针感:局部酸麻胀,有时可向颞部或眼球放散。宜灸。

(四)日月

1.体表定位

在上腹部,当乳头直下,第 7 肋间隙,前正中线旁开 4 寸。

2.主治病症

胆囊炎,胆石症,黄疸,肝炎,膈肌痉挛,胃酸过多,溃疡病和肋间神经痛。

3.操作技术

斜刺或横刺 0.3～0.5 寸。针感:局部酸麻胀,有时可向腹后壁放散。宜灸。穴位深面系胸腔和肺下缘,以及肝、脾脏器,切勿深刺。

(五)环跳

1.体表定位

在股外侧部,侧卧屈股,当股骨大转子最高点与骶管裂孔连线的外 1/3 与中 2/3 交点处。

2.主治病症

腰腿综合征,坐骨神经痛,下肢瘫痪,髋关节炎,性神经衰弱,失眠和皮肤病。

3.操作技术

直刺 1.5～3.0 寸。针感:局部酸麻胀,并可向足部或前后阴放散(跳动穴)。

(六)阳陵泉

1.体表定位

在小腿外侧部,当腓骨小头前下方一横指凹陷处。

2.主治病症

坐骨神经痛,腓总神经麻痹,下肢瘫痪,膝关节痛,黄疸,腹胀,肝炎,胆囊炎,胆绞痛和高血压。

3.操作技术

直刺或斜刺 0.8～1.5 寸,亦可向阴陵泉透刺。针感:局部酸麻胀,并可向足部放散(跳动穴)。宜灸。

(七)光明

1.体表定位

在小腿外侧部,当外踝尖上 5 寸,腓骨前缘处。

2.主治病症

眼病,偏头痛,面肌痉挛,三叉神经痛,下肢瘫痪,乳房肿痛和自主神经功能紊乱。

3.操作技术

直刺或斜刺 0.3～1.0 寸。针感:局部酸麻胀,有时可向足部放散(跳动穴)。

(八)悬钟

1.体表定位

在小腿外侧部的下段,当外踝尖上 3 寸,腓骨前缘处。

2.主治病症

偏头痛,颈椎病,肋间神经痛,下肢瘫痪,胆囊炎,胆绞痛,高血压,骨病和血液病。

3.操作技术

直刺或斜刺 0.3～1.0 寸。针感:局部酸麻胀,亦可向足部放散(跳动穴、短刺穴)。

(九)足临泣

1.体表定位

在足背部,当第四跖骨间隙之后端,趾长伸肌腱的外缘凹陷处。

2.主治病症

偏头痛,胁肋痛,足背肿痛,乳腺炎,梅尼埃病,胆囊炎,胆绞痛和疟疾。

3.操作技术

直刺或斜刺 0.3～0.5 寸。针感:局部酸麻胀,有时可向趾端放散。宜灸。

第十二节 足厥阴肝经

一、循行路线

足厥阴肝经起于足大趾上毫毛部,沿着足跗部向上,经过距离内踝前一寸处,向上至内踝上八寸,交出于足太阴经的后方,上行膝内侧,沿着股部内侧,进入阴毛中,绕过阴部,上达小腹,夹着胃旁属于肝脏,联络胆,向上通过横膈,分布于胁肋,沿着喉咙的后面,向上进入鼻咽部,连接于"目系"。向上出于前额,与督脉会合于头顶;"目系"的支脉:下行颊里,环绕唇内;肝部的支脉:从肝分出,通过横膈,向上流注于肺,连接于手太阴肺经。

二、生理功能

肝在胁下,和胆互为表里。肝主筋,开窍于目,司血液之储藏调节,主全身筋、骨、关节之屈伸。肝性刚强,喜条达恶抑郁,凡有精神情志之变化往往与肝有密切关系。

三、主治概要

主要用于治疗下腹部的疾病,特别是治疗泌尿生殖系统病症,亦可以治疗神经精神系统、眼及本经脉所过部位的病症。

四、要穴详解

(一)太冲

1.体表定位

在足背部,当第一跖骨间隙后方的凹陷处。

2.主治病症

尿路感染,睾丸炎,阴茎痛,月经不调,痛经,崩漏,盆腔炎,前列腺炎,乳腺炎,巅顶痛,三叉神经痛,面肌痉挛,高血压,神经衰弱,肠疝气,肝炎,胆囊炎和眼病。

3.操作技术

直刺或斜刺 0.3～0.8 寸,亦可向涌泉透刺。针感:局部酸麻胀,有时可向足底部放散。

（二）蠡沟

1.体表定位

在小腿内侧部的下段,当足内踝尖上 5 寸,胫骨内侧缘处。

2.主治病症

尿路感染,睾丸炎,阴茎痛,月经不调,痛经,崩漏,盆腔炎,前列腺炎,乳腺炎,高血压,下肢瘫痪,肠疝气和皮肤疾病。

3.操作技术

直刺或斜刺 0.5～1.0 寸。针感:局部酸麻胀,有时可向足部或膝部放散(跳动穴、短刺穴)。

（三）期门

1.体表定位

在胸部,当乳头直下,第 6 肋间隙,前正中线旁开 4 寸。

2.主治病症

黄疸,肝炎,胆囊炎,胆绞痛,肋间神经痛,胸膜炎和胃神经官能症。

3.操作技术

斜刺或横刺 0.3～0.5 寸。针感:局部酸麻胀,有时可向腹后壁放散。宜灸。穴位深面系胸膜腔和肺下缘以及肝、脾脏器,切勿深刺。

第十三节 督 脉

一、循行路线

督脉起于小腹内,下出于会阴部,向后行于脊柱的内部,上达项后风府,进入脑内,上行头顶,沿前额下行至鼻柱。

二、生理功能

督脉总督一身之阳脉,为"阳脉之海",和脑、脊髓有密切关系。

三、主治概要

本脉主要用于治疗脑部疾病时的角弓反张,脊柱强痛等病症。除了某些穴位具有全身性的作用外,如大椎因是诸阳经之会,所以阳热极盛时应泻此穴;阳气虚陷时应补此穴。百会、水沟二穴可以开窍醒脑,故在一切神志不清时都可取用。其主治局部病症皆以局部取穴为主:上段主治头面、五官和心肺疾病;中段主治胃肠、肝胆疾病;下段主治泌尿、生殖系统疾病。

四、要穴详解

(一)长强

1.体表定位

在会阴部后方,当尾骶端与肛门连线的中点处。

2.主治病症

癫痫,癔病,小儿惊风,遗精,阳痿,泄泻,脱肛,便血和腰脊强痛。

3.操作技术

向上斜刺 0.5～1.5 寸,不得刺伤直肠。针感:局部酸麻胀,亦可向肛门放散。宜灸。

(二)大椎

1.体表定位

在背部,当后正中线上,第七颈椎棘突与第一胸椎棘突之间。

2.主治病症

上呼吸道感染,疟疾,咳嗽,哮喘,癫痫,脊背强痛和上肢瘫痪。

3.操作技术

直刺或斜刺 0.5～1.5 寸。随着针刺深浅度不同,其针感和适应证也就各异。第一层直刺 0.5 寸左右,针感出现局部酸麻胀,用于治疗上呼吸道感染(外感表证);第二层直刺 1.0 寸左右,针尖微斜向上,针感可向脊柱上下方串动,用于治疗脊柱炎和疟疾;第三层斜刺 1.0 寸左右,针尖以 20°～30°角向左右进针,针感可向上肢放散,用于治疗上肢疾病。若针下阻力忽然消失而有脱空感时,说明针尖已进入椎管内,当出现肢体触电样抽动,应立即起针,以免刺伤脊髓。

(三)风府

1.体表定位

在项部,当后发际正中直上 1 寸,枕外隆凸直下,两侧斜方肌之间凹陷中。

2.主治病症

神经性头痛,颈项强痛,惊厥,癫痫,精神失常,腰脊痛,脑血管意外,功能性失语,眩晕和鼻衄。

3.操作技术

向下颏方向刺入 0.5～1.0 寸。深部椎管内有延髓存在,针刺注意安全。针感:局部酸麻胀,并可向头后部放散。若针下阻力忽然消失而有脱空感时,说明针尖进入椎管内,当出现肢体触电样抽动,应立即起针,以免刺伤延髓。

(四)百会

1.体表定位

在头顶部,当前发际正中直上 5 寸;或两耳尖连线的中点处。

2.主治病症

巅顶痛,眩晕,脑源性疾病,癫痫,精神失常,高血压,慢性腹泻,脱肛和子宫出血。

3.操作技术

可向前后左右横刺 0.5～1.5 寸。针感:局部有重物压顶、酸麻胀、沉重感,有时可向后枕或鼻尖部放散(短刺穴)。宜灸。

第十四节　任　　脉

一、循行路线

任脉起于小腹内,下出于会阴部,向前进入阴毛部,沿着腹内,经过关元等穴,到达咽喉部,再上行环绕口唇,经过面部,进入目眶下。

二、生理功能

任脉担任一身之阴脉,"任主胞胎",为生养之源。

三、主治概要

主要用于治疗小腹部疾病时的小腹痛、疝气、赤白带下和瘕聚等病症。除了某些穴位具有全身性的作用外,如气海因是人身之气生发与会聚之处,所以一切气虚和气滞之证均可取之;水分深部为小肠,可以分利水湿,故在尿潴留、水肿时可采用。其主治局部病症皆以局部取穴为主:上段主治头面、五官和心肺疾病;中段主治胃肠、肝胆疾病;下段主治泌尿、生殖系统疾病。

四、要穴详解

(一)会阴

1.体表定位

在会阴部,男性当阴囊根部与肛门连线的中点;女性当大阴唇后联合与肛门连线的中点。

2.主治病症

二阴疾病,遗精,遗尿,小便不利,月经不调,子宫脱垂和精神失常。

3.操作技术

直刺 0.5～1.0 寸。针感:局部酸麻胀。

(二)关元

1.体表定位

在小腹部,前正中线上,当脐下 3 寸。

2.主治病症

阳痿,遗精,疝气,遗尿,尿闭,下腹痛,肠炎,痢疾,泄泻,脱肛,尿路感染,性神经衰弱,会阴湿痒,白带过多,痛经,子宫脱垂和胎衣不下。

3.操作技术

直刺或斜刺 0.5～1.0 寸。针感:局部酸麻胀,并可向尿道放散。宜灸。

(三)气海

1.体表定位

在下腹部,前正中线上,当脐下 1.5 寸。

2.主治病症

性神经衰弱(阳痿),遗尿,月经不调,月经过多,痛经,盆腔炎,子宫脱垂,腹痛,便秘,腹泻,肠炎,痢疾,阑尾炎,高血压和四肢无力。

3.操作技术

直刺或斜刺 1.0～1.5 寸。针感:局部酸麻胀,并可向外生殖器放散。宜灸。

(四)中脘

1.体表定位

在上腹部,前正中线上,当脐上 4 寸。

2.主治病症

胃痛,呕吐,呃逆,腹胀,腹泻,胃炎,溃疡病和胃下垂。

3.操作技术

直刺 1.0～1.5 寸。针感:局部酸麻胀,可向下腹部放散。宜灸。

(五)膻中

1.体表定位

在胸部,当前正中线上,平第四肋间,两乳头连线的中点。

2.主治病症

胸痛,胸闷,咳嗽,呃逆,乳汁分泌不足,支气管炎,心绞痛,肋间神经痛和乳腺炎。

3.操作技术

沿皮上下左右刺 0.5～1.0 寸。针感:局部酸麻胀。

第三章

肺系和心系病证

第一节 感 冒

"感"为感受,"冒"为冒风,感冒轻者称为伤风,重者称为重伤风,相当于西医学急性上呼吸道感染。由于受凉、淋雨、过度疲劳等诱发因素,使人体全身或呼吸道局部防御功能降低,原已存在于呼吸道的或从外界侵入的病毒、细菌可迅速繁殖,引起本病,以鼻咽部炎症为主要表现,如鼻塞、咳嗽、头痛、恶寒发热、全身不适等。全年均可发病,尤以春冬季多见。

中医学认为本病为外感风邪,客于肺卫所致的常见外感疾病。由于感邪之不同、体质强弱不一,证候可表现为风寒、风热两大类,并有夹湿、夹暑的兼证,以及体虚感冒的差别。如果病情较重,在一个时期内广泛流行,称为"时行感冒",可参照本节治疗。

一、病因病机新论

(一)传统认识

感冒古人早有一定的认识,在《黄帝内经》时代虽无感冒病名,但有关外感病的记载与今之感冒症状颇相类似,并认为其病因主要是感受风寒之邪所致。如《素问·玉机真藏论》载:"是故风者百病之长也,今风寒客于人,使人毫毛毕直,皮肤闭而为热,当是之时,可汗而发也……"《素问·骨空论》说:"风从外入,令人振寒,汗出头痛,身重恶寒。"《伤寒论·辨太阳病脉证并治》为后世治疗感冒辨别表虚、表实奠定了理论基础。隋代《诸病源候论》则明确提出了外感风热的成因和临床特点。引起感冒的病因,虽然以风邪为主,但并非全由风邪所致,而常有所兼夹,其中由风寒、风热所致者最为多见。古人认为感冒病位在肺,病机与肺卫功能失调有关。

(二)现代新论

现代临床对感冒的认识总体上与古代一致,认为风寒、风热是本病的主要病因,卫阳被遏,营卫失和,呈现表卫症状;肺的宣肃失司,气道不利,出现肺系症状。但是现代在具体的病机认识和理论上更加充实和提高,辨证治疗体系上更加完善。如在感冒的证型上细化为风寒感冒、风热感冒、气虚感冒、阳虚感冒、血虚感冒、阴虚感冒等。在病机上理性地认识到感冒初起多感触风寒或风热之邪,外邪束表,肺卫功能失调;风热不解,或寒邪郁而化热,则可转为肺热证;病邪传里化热而表寒未解,以致内外俱实,发为表寒里热证;反复感邪,正气耗散,由实转虚,或体虚感邪,正气愈亏,病机则转化为正虚标实。并且现代更明确地提出了感冒实证以风寒、风热为主,并有夹湿、夹暑、夹燥、夹食等不同兼证,各种感冒可以在寒热虚实之间相互转化。在时行感冒和普通感冒的区别上,现代也更加清楚而明确。

二、古代治疗经验

(一)选穴特点

1.选肺经、大肠经穴

由于古人认为本病为风邪伤及卫表所致,出现发热恶寒等,而"肺主皮毛,"因此,属于肺经病症,肺与大肠相表里,故选肺、大肠二经穴位。如《济生拔萃》载:"治伤寒在表,发热恶寒,头项痛,腰脊强,无汗,尺寸脉俱浮,宜刺手阳明经合谷二穴,依前法刺之,候遍体汗出即出针,此穴解表发汗大妙。"《针灸大成》载:"伤寒汗不出:风池、鱼际、经渠、尺泽、二间。""洒淅恶寒,寒栗鼓颌:鱼际。"

2.选督脉、膀胱经穴及阳维脉相关穴

督脉主一身之阳,膀胱经为人之藩篱,阳维为病苦寒热,因此,针灸治疗感冒常选督脉、膀胱经穴以及与阳维脉相关的穴位,其中风府、风池、风门被应用最多,如《席弘赋》云:"风府、风池寻得到,伤寒百病一时消。"《针灸甲乙经》曰:"热病汗不出,上星主之,先取譩譆,后取天牖、风池。""热病汗不出而苦呕,百会主之。"《百证赋》云:"岁热时行,陶道复求肺俞理。"

3.选手太阳、手少阳经穴

手太阳和手少阳经的后溪、外关等也常被选用,如《济生拔萃》载:"夫伤寒热病汗不出者……手太阳有腕骨、阳谷。"《针灸聚英》载:"身热恶寒:后溪。"《杂病穴法歌》道:"一切风寒暑湿邪,头疼发热外关起。"

就分部选穴而言,感冒主要选用头部、背部、四肢末端的穴位。

上述特点与现代针灸治疗感冒的主要选用大椎、风池、风门、合谷等穴基本吻合。

(二)针灸方法

针刺是古人治疗感冒的常用方法之一,并常采用浅刺法,即沿皮刺,如《循经考穴编》称:取少商,治"伤风声哑,宜刺一分,治皮卧针向上三分,以宣泄脏热。"古人又选用粗针(包括三棱针等)以驱逐邪气,如《铜人腧穴针灸图经》称"取上星,以细三棱针刺之,即宣泄诸阳热气,无令上冲头目"。《循经考穴编》谓"取攒竹,宜棱针刺之,宣泄诸阳之热"。

由于感冒患者常出现发热症状,古人常用刺血法以泻热逐邪,如《素问·刺热》:"肺热病者,先淅然厥,起毫毛,恶风寒,舌上黄,身热……刺手太阴、阳明出血如大豆,立已。"

古人也用灸法,如《外台秘要》谓:"孔最主热病汗不出,此穴可灸五壮,汗即出。"目前临床上灸法主要应用于风寒感冒和感冒的预防,但《千金翼方》载:"诸烦热,时气温病,灸大椎百壮,针入三分写之,横三间寸灸之。"因此,灸法在治疗风热感冒中的意义值得今后在临床上研究。

三、临床治疗现状

(一)体针

感冒的辨证治疗见表 3-1。

表 3-1　感冒常见证型治疗表

证型	症状	主穴	配穴
风寒束表	恶寒、发热、无汗、头痛身疼,鼻塞流清涕,喷嚏。舌苔薄白,脉浮紧或浮缓	风池、合谷、大椎、外关、列缺	鼻塞加迎香,头痛加百会、头维
风热犯表	发热、恶风、头胀痛,鼻塞流黄涕,咽痛咽红、咳嗽。舌边尖红,苔白或微黄,脉浮数	风池、大椎、曲池、尺泽、少商	咽喉疼痛加少商,发热较重加耳尖
暑湿袭表	见于夏季,头昏胀重,鼻塞流涕,恶寒发热,或热势不扬,无汗或少汗,胸闷泛恶。舌苔黄腻,脉濡数	风池、孔最、合谷、中脘、足三里、支沟、阴陵泉	恶心呕吐加内关

(二)常用方案

1.方案一

主穴：大椎、风池、肺俞、合谷。

配穴：头痛加太阳、印堂；痰多加天突、列缺；发热加曲池、耳尖；咽痛加少商；鼻塞加迎香；风寒加风门、外关；风热加尺泽、曲池；暑湿加委中、阴陵泉。

操作：大椎点刺出血拔罐，或灸法；风池、肺俞、合谷用泻法；肺俞可用拔罐或灸法。少商、耳尖点刺出血。余穴常规操作，均用泻法。

2.方案二

主穴：大椎、风府、风池、风门、合谷。

配穴：头痛加太阳、印堂；发热加曲池、耳尖；咽痛加少商；鼻塞加迎香。

操作：大椎、风门点刺出血拔罐，或灸法；少商、耳尖点刺出血；余穴均用泻法。

(三)针灸治疗思路

根据肺主皮毛，肺与大肠相表里，督脉主一身之阳气，阳维为病苦寒热等理论，感冒以宣肺祛风解表为基本治疗原则，临证应审证求因。体虚感冒者应扶正与驱邪同施，夹湿者化湿，夹暑者解暑。选穴上以手太阴肺经、手阳明大肠经、督脉、阳维脉相关穴位为主。大椎、曲池、外关、列缺可作为治疗感冒的基本腧穴，其次应根据病因病机，随症加减穴位。咽喉肿痛者加少商点刺出血，或加鱼际毫针泻法。暑湿袭表加中脘、足三里和中健胃，化湿降浊；加支沟可通调三焦气机以利祛暑化湿。目前，一般认为刺络出血有较好的解热作用，灸法具有较好的发汗散寒作用，在临床上应根据患者的症状灵活选择刺灸法。

(四)针灸治疗感冒的疗效特点

从临床上看感冒主要分为风寒、风热两型，风寒感冒以恶寒重发热轻为特点，而风热感冒则发热重、恶寒轻，并有咽痛，相对而言，针灸治疗风寒感冒疗效优于风热感冒。对于感冒出现的鼻塞、头项强痛等症状，针灸以迅速缓解症状为特点，疗效快。另外，免疫力低下是产生感冒的主要病因之一，一般而言，体质好的患者针灸见效快，易于恢复，体质差的恢复较慢，易于再感。

第二节 哮 喘

哮喘是哮证和喘证的合称,是常见的反复发作性疾病,古代医家认为"哮以声响名,喘以气息言",将哮与喘分别论治。哮证指发作性喉中哮鸣有声,呼吸困难,甚则喘息不得平卧为主要表现的病症;喘证是以气短喘促,呼吸困难为临床特征,严重时甚至张口抬肩,鼻翼翕动,口唇发紫,汗出淋漓,不能平卧。哮与喘同是呼吸急促,不能平卧为主症的疾病,临床上哮多兼喘,且两者病因病机大致相同,故现代中医临床多将两者相提并论,名曰哮喘病。

西医学的支气管哮喘、慢性喘息性支气管炎、其他原因引起的哮鸣喘息(如肺炎、肺气肿、支气管扩张、风湿性心脏病、心功能不全)等符合本病临床特征者,可参考治疗。

需要注意的是中医哮喘是临床的一个症状,范围广泛。西医的支气管哮喘是由多种细胞特别是肥大细胞、嗜酸性粒细胞和T细胞参与的慢性气道炎症,在易感者中此种炎症可引起反复发作的喘息、气促、胸闷和/或咳嗽等症状,多在夜间或凌晨发生,此类症状常伴有广泛而多变的呼气流速受限,或伴有气道对多种刺激因子反应性增高。因此支气管哮喘只是中医哮喘的一种类型,在病因病机、辨证规律及借鉴古人针灸治疗经验时,应注意二者的区别和联系。

一、病因病机新论

(一)传统认识

本病的基本病因为痰饮内伏,遇感诱发。若脏腑功能失调,肺不能布散津液,脾不能运化水津,肾不能蒸化水液,均可以凝聚成痰。小儿每因反复感受时邪而引起;成年人多由久病咳嗽而形成。

脾失健运,聚湿生痰,或偏嗜咸味、肥腻或进食虾蟹鱼腥,以及情志、劳倦等,均可引动蕴伏在肺之痰饮,痰饮阻塞气道,肺气升降失常,而发为痰鸣哮喘。发作期气阻痰壅,阻塞气道,表现为邪实证;如反复发作,必致肺气耗损,久则累及脾肾,故在缓解期多见虚象。病位在肺,与脾、肾有关,基本病机是痰气搏结,壅阻气道,肺失宣降。

(二)现代新论

现代医家继承古代经典中医理论,在本病的病因病机方面不断创新,形成了较为系统的理论,认为支气管哮喘的发生是由于宿痰内伏于肺,与遗传、体质、情志、环境、外感、劳倦、饮食等诸多因素有关。病因以肺虚、脾虚、肾虚为本,以风、寒、湿、热、痰、瘀等为标,发作期以实证表现为主,缓解期以虚证表现居多。

支气管哮喘的病变脏腑在肺脾肾三脏。一般来说,患者素有宿痰内伏,多为肺、脾、肾三脏阳气虚损。脾主运化,若脾虚运化失职,则痰浊内生,上贮于肺;肾为人体阳气之根,主纳气,若肾精亏损,则摄纳无权,以致动则气促,呼吸困难;肺主气而司呼吸,若肺气虚弱,则腠理不固,外邪可由口鼻而入,六淫客于肌表而诱发肺气上逆,呼吸不利,痰随气升,气因痰阻,相互搏击,壅塞气道,肺气宣降失常,导致痰鸣气促。发作期的基本病理变化为"伏痰"遇感引触,痰随气升,气因痰阻,相互搏结,壅塞气道,肺管狭窄,通畅不利,肺气宣降失常,又引动停积之痰,而致痰鸣如吼、气息喘促。临床分为寒哮、热哮两大类。在缓解期,分别表现为肺虚、脾虚、肾虚等,出现本虚标实的证候,甚则病久及心。

此外,有学者提出哮喘的发生与瘀相关,认为病因是"痰瘀伏肺",反复发作的夙根是"痰瘀气阻",血瘀是致病的基本病机。

二、古代治疗经验

古代针灸文献中将哮喘描述为哮、喘、吼、气促、气逆上、上气等,与现代临床的支气管哮喘、喘息性支气管炎、肺炎、肺气肿、肺结核、硅肺、心源性疾病等发生的呼吸急促相关。早在《素问·经脉别论》中已记载:"太阳脏独至,厥喘虚气逆,是阴不足阳有余也,表里当俱泻,取之下俞。"至清末为止,针灸治疗本证文献达500余条。

(一)选穴特点

1.循经、分部选穴

多选胸腹部任脉等经穴,其中胸脘部为局部选穴,而选小腹部穴则可补肾纳气。常用穴为天突、膻中、中脘、气海、关元、华盖、璇玑,中府、云门,俞府等。取胸脘部穴者,如《医学纲目》载:"针灸喘不得卧,天突穴甚效,予治数人皆中。"《济生拔萃》曰:"治五膈气喘息不止,刺任脉中脘一穴……次针足厥阴经期门二穴。"《备急千金要方》谓:"上气咳嗽……灸肺募(中府)五十壮。"取小腹部穴者,如《玉龙歌》曰:"气喘急急不可眠,何当日夜苦忧煎,若得璇玑针泻动,更取气海自安然。"《扁鹊心书》治疗"气喘不卧……急灸命关(奇穴,在胁部)二百壮以救脾气,再灸关元三百壮以扶肾。"

多取上背部膀胱经穴,因为这些穴位是肺腑之气输注之处,刺激之则可以调整肺脏功能,起到止喘的作用。常用穴为肺俞、风门、膏肓、心俞等,如《世医得效方》治"喘急",灸"肺俞各十一壮"。《铜人腧穴针灸图经》称:风门主治"喘气卧不安"。

多取前臂肺经穴,这是本证病位主要在肺的缘故,常用穴为太渊、列缺、尺泽、经渠等。如《圣济总录》云:"诸咳而喘息有音,甚则唾血者,太渊主之,浮肿则治在经渠。"《灵光赋》云:"吐血定喘补尺泽。"

又因治疗哮喘要健运化痰,胃经足三里、上巨虚、下巨虚、丰隆等常被选用,故小腿外侧面的穴次也较高。如《玉龙歌》道:"忽然气喘攻胸膈,三里泻多须用心。"《灵枢·四时气》曰:"腹中常鸣,气上冲胸,喘不能久立,邪在大肠,刺肓之原、巨虚上廉、三里。"

2.对症选穴

对于寒喘,可选用相关穴位祛寒,如《针灸甲乙经》称:"足厥喘逆,足下清至膝,涌泉主之。"《扁鹊神应针灸玉龙经》曰,丰隆主治"寒喘嗽急"。《医学纲目》对于阴毒引起的喘促者,"于脐下一寸灸之"。

对于热喘,可配合有关穴位清热,如《素问·刺热》在论及肺热病时曰:"热争则喘咳……刺手太阴、阳明,出血如大豆,立已"。《循经考穴编》载,治疗"三焦邪热上壅,气滞喘满"取会宗。

对于虚喘,多取足三里和腹部、背部补益之穴,如《扁鹊心书》云:"中风人气虚中满,此由脾肾虚惫不能运化……气不足,故行动则胸高而喘……灸命关、关元二百壮。"《席弘赋》道:"谁知天突治喉风,虚喘须寻三里中。"

对于痰饮喘,多取与肺、脾、胃、肾相关之穴,如《玉龙歌》曰:"吼喘之症嗽痰多,若用金针疾自和,俞府乳根一样刺,气喘风痰渐渐磨。"《循经考穴编》谓,丰隆主治"哮喘气急,一切风痰壅盛。"《素问病机气宜保命集》云:"太阳喘满痰实,口中如胶,针太溪穴。"

(二)针灸方法

艾灸可增强人体免疫功能,抑制细菌、病毒的活动,因此古人常用艾灸治疗本证,艾灸所选穴位多在胸背局部。如《医学纲目》曰:"急灸肺俞,其喘立定。"《针灸大成》称:灵台穴"今俗灸之,以治气喘不能卧,火到便愈,禁针。"《扁鹊心书》载:"王在庭之室病虚劳十余载,喘促呕沫吐血不食,形体骨立。""灸关元,因畏痛只灸五十壮,迄今十余年而形体大健矣。"

古人认为治疗本证要用大剂量的灸法,即壮数多,艾炷大,灸时长,"小则不得力"。如《医学纲目》认为,对于阴毒引起的喘促者,当"更于脐下一寸灸之,须是昼夜大段不住手灸,不限多少壮数灸之,艾炷勿令小,小则不得力。若其人手足冷,少腹硬,即于脐下两边各开一寸,各安一道,三处齐下火灸之。"

古人又采用隔药灸肚脐的方法治疗本证,如《普济本事方》载,以"巴豆、黄连,右捣细,用津唾和成膏,填入脐心。"《针灸逢源》"急以葱白紧缚放脐上,以艾火灸之。"《医学入门》称,将"彭祖固阳固蒂长生延寿丹"纳入脐眼内,均为例。

针刺可以激发机体潜在的生理功能,调整患者呼吸系统的病理状态,从而抑制哮喘的发作,因此古人也常用针刺方法。如《肘后歌》曰:"哮喘发来寝不得,丰隆刺入三分深。"《玉龙歌》曰:"气喘急急不可眠,何当日夜苦忧煎,若得璇玑针泻动,更取气海自安然。"在针刺时,古人常常在穴位周围找到敏感点,然后刺之,如《灵枢·五邪》曰:"邪在肺则病皮肤痛,寒热,上气喘……取之膺中外俞,背三椎之旁,以手疾按之,快然,乃刺之。"《针灸资生经》曰:"凡有喘与哮者,为按肺俞,无不酸疼,皆为谬刺肺俞,令灸而愈,亦有只谬刺不灸而愈。"可见古人认为针刺治疗本证当久留针,以延长刺激时间,增加刺激量,从而提高疗效。如《针灸集成》曰:"喘急:上星、合谷、太溪、大陵、列缺、下三里,久留针下其气。"

对于邪气壅盛者,可在肢端和大关节部加用放血疗法。如《子午流注针经》认为,少商可治"寒热咳逆喘胀冲……三棱针刺血为功"。《备急千金要方》云:"咳喘,曲泽出血立已。"又如《素问·脏气法时论》曰:"肺病者,喘咳逆气……取其经,太阴、足太阳之外,厥阴内血者。"可见放血还可取相应经络附近脉络明显处。

三、临床治疗现状

(一)哮喘的治疗

哮喘的辨证治疗,见表 3-2。

表 3-2 哮喘常见证型治疗表

证型	症状		主穴	配穴
风寒外袭	病程短,或当哮喘发作期。哮喘声高气粗,呼吸深长,呼出为快	咳嗽喘息,咳痰稀薄。形寒无汗,头痛,口不渴。苔薄白,脉浮数	列缺、尺泽、膻中、肺俞、定喘	风门、合谷
痰热阻肺		咳喘,痰黏,咳痰不爽,胸中烦闷,咳引胸胁作痛。或见身热口渴,纳呆,便秘,苔黄腻,脉滑数。		丰隆、曲池

续表

证型	症状		主穴	配穴
肺气不足	病程长,反复发作或当哮喘间歇期哮喘声低气怯,气息短促	喘促气短,喉中痰鸣,咳痰稀薄。语言无力,动则汗出。舌质淡或微红,脉细数或软而无力	肺俞、膏肓、太渊、肾俞、足三里、定喘	气海、肺俞
肾气亏虚	体质虚弱	气息短促,动则喘甚。汗出肢冷。舌淡,脉沉细		阴谷、关元

(二)支气管哮喘的治疗

1.常用方案

(1)针刺、艾灸为主。

选穴:发作期用风门、肺俞、膈俞、尺泽、孔最、列缺、天突、鱼际。缓解期用风门、肺俞、膏肓、脾俞、肾俞、关元、气海、足三里。

方法:发作期以泻法为主,肺俞、风门可连接电针,得气后留针 30 分钟,每天 1 次,10 次为 1 个疗程。缓解期主要选用灸法,施予艾条灸,每次选用 3～5 穴,灸至皮肤潮红为度。每天 1 次,10 次为 1 个疗程,疗程间休息 1～2 天,连续灸治 3～6 个月。

(2)穴位贴敷主要用于缓解期。

选穴:肺俞、心俞、膈俞。

方法:选用药物白芥子、延胡索各 20 g,甘遂、细辛各 12 g,碾成细末。以鲜生姜汁适量将药末调成稠糊状,每穴用量约蚕豆大小,压成饼状,进行贴敷。初伏第 1 天贴敷第 1 次,以后每隔 10 天贴敷 1 次,一般每次贴敷保持 2～4 小时即可取下,贴敷 3 次为 1 个疗程。选晴热天贴治更好,连续治疗 3 年。

(3)穴位注射。

选穴:发作期用定喘、肺俞、膻中。缓解期用肺俞、脾俞、足三里、肾俞。

方法:发作期选用肾上腺素注射液,缓解期选用黄芪注射液或当归注射液,每穴注入 0.5～1 mL,每周 1～2 次。

2.针灸治疗思路

针灸治疗重在调理肺气、定喘。在发作期,若属寒饮伏肺者,以手太阴肺经、足太阳膀胱经、任脉穴为主,取肺俞、天突、膻中、尺泽、太渊、风门、鱼际、定喘等;若属痰热壅肺者,以手足阳明经、手太阴肺经为主,取大椎、合谷、孔最、少商、天突、尺泽等。在缓解期,主取肺俞、脾俞、肾俞、足三里、太白、太溪、气海、膏肓、关元等穴,补肺健脾温肾、固表化痰纳气。

支气管哮喘是慢性、反复发作性疾病,不同病期应施与不同的针灸综合疗法,必要时和西药联合使用。发作期可结合电针、拔火罐、穴位注射、皮肤针、刺络放血等方法,缓解期多采用灸法、穴位贴敷、耳针等治疗方法。其中,毫针治疗在发作期多用泻法,缓解期多用补法。根据"冬病夏治"理论,临床上多采用灸法或贴敷法,对于本病的预防具有很好的疗效。

支气管哮喘患者一般经针灸治疗2~3个疗程后,可见疗效。哮喘停止发作后,还需要继续针灸治疗2~3个疗程,以巩固疗效。

3.针灸治疗支气管哮喘的疗效特点

针灸治疗支气管哮喘有较好的效果,对急性发作有明确的即时平喘作用,可较快地控制症状,针灸主要适用支气管哮喘发作期的轻中度患者,一般针灸治疗2~3次,哮喘症状即能明显减轻,显著改善患者生活质量。缓解期的治疗较为重要,在缓解期积极治疗,可扶助正气、提高抗病能力、控制或延缓急性发作,减低急性发作次数。

针灸对于轻度哮喘疗效较好,对于中、重度哮喘疗效相对较差;针灸对于病程短的患者疗效好于病程长的患者。

第三节 胸 痹

胸痹有广义和狭义之分,病名最早见于《黄帝内经》,但对胸痹没有准确的定义和范围,即是广义的胸痹,包括了"心痹、肺痹"等在内的所有胸部痹阻性疾病。汉代张仲景在《金匮要略》所言的"胸痹病"为狭义胸痹,主要指"心痹"而言。在古代文献中更多地应用了心痛的概念。狭义的胸痹是以胸部憋闷、疼痛为主要表现的一种病证,轻者可无明显心痛,仅有胸闷如窒、心悸、怔忡,重者则见胸闷心痛,痛势剧烈,胸痛彻背,背痛彻心,持续不解,伴汗出、肢冷、面白、唇紫等。该病多由劳累、饱餐、寒冷及情绪激动而诱发,亦可无明显诱因或在安静时发病。

另外,古代文献中的心痛有时也指胃痛,因此,需加鉴别。

总之,历代医家对"胸痹"所属的脏腑及概念、范围看法不一。以《黄帝内经》《诸病源候论》等为代表的部分医籍认为"胸痹病"是心、肺及胸膈病变在内的胸部痹阻性疾病的总称。以《金匮要略》《肘后备急方》《圣济总录》等为代表的多数医籍则认为"胸痹"主要是"心痹",即心系疾病。本节所述的胸痹主要指胸痹心痛,西医学的冠状动脉性心脏病属于胸痹范畴,包括冠状动脉粥样硬化性心脏病和冠状动脉功能性改变(痉挛),亦称缺血性心脏病。

一、病因病机新论

(一)传统认识

《黄帝内经》对心痛有较多的论述,认为感受外邪、血脉不通等与胸痹心痛的发生密切相关。如《素问举痛论》说:"心痹者,脉不通";《灵枢·邪气藏府病形》云:"心脉微急,为心痛引背。"《金匮要略》将本病的病因病机归纳为阳微阴弦,即上焦阳气不足,下焦阴寒气盛,乃本虚标实之证。《诸病源候论》明确提出了胸痹是邪盛正虚之证,并认为邪气客于五脏六腑,皆可上冲胸部而发病,不限于邪气直犯心肺。宋金元时期医家有许多新的阐发,进一步明确了本病本虚标实的病机特点,同时也认识到了精神因素是诱发胸痹的重要原因,如陈言在《三因极一病证方论》中说:"真心痛皆脏气不平,喜怒忧思所致,属内所因。"另外古人也提出了气血痰水生变为患,是导致胸痹发生的重要环节,如《仁斋直指方附遗·方论》说:"心之正经果为风冷邪气所干,果为气血痰水所犯,则其痛掣背。"明清时期,有关胸痹心痛的辨证认识更加详细,强调了胸痹虚证的病机理论,并认为痰饮、瘀血、火邪攻冲犯心,是胸痹发病的主要原因。如《玉机微义》中云:"然亦有病久气血虚损及素作劳赢弱之人患心痛者,皆虚痛也。"《杂病源流犀烛》云:"然则痰饮积于心包,其自病心。"总之,古人已经认识到外邪、内伤情志、饮食不节等与本病的密切关系,也总结出了阳虚阴弦、痰饮、瘀血、气滞、脉不通等为本病的主要病机特点,为后世认识胸痹心痛奠定了良好的基础。

(二)现代新论

近几十年来,在研究胸痹心痛的发病机制方面,做了大量工作,形成了一些较为成熟的病机理论,最有代表性的是气虚血瘀论。由于本病多见于年老体衰之人,其临床表现多为胸部闷痛、痛有定处、遇劳而发、心悸气短等症,故现代多数医家认为本病的主要病机是本虚标实,气虚血瘀。

阳虚寒凝论认为,胸痹心痛是因心阳不足,寒凝心脉而发病,实质上是《金匮要略》的阳虚阴弦病机理论的发展。认为阳气虚是发病之本,诱因为寒邪冷气入乘心络。现代研究亦证实,冷刺激可引起冠状动脉痉挛,诱发心绞痛。

痰瘀互结论认为胸痹心痛的发病机制不仅仅是"血瘀"或"气虚血瘀",而更重要的是"痰瘀交阻"为患,认为本病以心气虚兼痰浊者为多见,特别在早、中期患者中痰证常见,后期以血瘀为多。研究者认为,随着人们生活水平的提高,饮食结构的改变,生活起居的好逸少动,加之气候环境的恶化,使冠心病的中医证候分类发生了变化,痰浊证比例日见增加,且易与瘀血互结。总之,现代对于胸痹的认识更加深化和详细,在总结了古人认识的基础上对本病形成了系统的理论。

二、古代治疗经验

本证在针灸古代文献中被描述为胸痹、心痛、厥心痛、心掣、心疝、心如锥刺等,与现代临床的冠心病、心绞痛、心肌炎、心神经官能症等相关。早在《灵枢·经脉》中心经、胆经的"是动病"肾经、心包经的"所生病"已含有本证;《灵枢·厥病》还根据脏腑学说,将"厥心痛"分成五种,分别取相应经络之穴;《针灸甲乙经》则记载:"胸痹逆气,寒厥急烦心,善唾,哕噫,胸满噫呼,胃气上逆,心痛,太渊主之。"至清末为止,针灸治疗本证文献共达数百条之多。古代文献中关于胸痹的记载,除真正的心痛外,还包含了胃、食道、纵隔、胸膜、胸壁等痛症,这些不属本节分析范围,在治疗和总结时当注意辨别。

(一)选穴特点

1.循经、分部选穴

(1)选任脉胸腹部穴和膀胱经背部穴:因心痛部位在胸部,因此古人常选局部穴位治疗,如《针灸歌》谓:"心疼巨阙穴中求。"《针灸甲乙经》曰:"心痛身寒难以俯仰,心疝气冲冒,死不知人,中脘主之。"古代文献中最常用的胸部、上腹部任脉穴位是中脘、巨阙、上脘等。上背部腧穴也被应用,其中常用的有心俞、膈俞、胆俞、胃俞等。如《席弘赋》曰:"妇人心痛心俞穴。"《备急千金要方》谓:"心痛如锥刀刺,气结,灸膈俞七壮。"

(2)选心包经、心经上肢穴:本证主要病位在心,故多取心包经、心经穴。又因为心是"君主之官",常由心包代其受邪,故心包经比心经更为常用。常用穴为内关、大陵、间使、曲泽、劳宫、中冲以及神门等。如《针灸甲乙经》曰:"心痛善悲厥逆,悬心如饥之状,心澹澹而惊,大陵及间使主之。"而心包经的"所生病"、心经的"是动病"均有"心痛"之证。

（3）选足三阴经足部穴：足三阴经起于足阴，上抵胸部。肾经"从肺出络心，注胸中"，接手厥阴心包经；肝经"别贯膈，上注肺"；脾经"复从胃，别上膈，注心中"，接手少阴心经，故该三经与胸痹密切相关，古人常用穴有涌泉、太溪、然谷、太冲、行间、大敦、公孙、隐白、太白等。其中肾经尤为古人所重视，如《千金翼方》载："心中懊憹痛，针涌泉入三分。"

就经络而言，古人治疗本证多取任脉、心包经、心经、肾经、肝经、脾经以及膀胱经之穴。

2.对症选穴

（1）寒痛：选用有关穴位，如《备急千金要方》载："太溪、然谷主心痛如锥刺，甚者手足寒至节，不息者死。"《医学集成》谓："冷气冲心痛：内关、太冲三壮，独阴五壮，脐下六寸两旁各一寸，灸三七壮。"

（2）热痛：选用相关穴位清热，如《素问·刺热》云："热争则卒心痛"，"刺手少阴、太阳。"《六十六穴流注歌》载："一身如火热，满腹痛连心，医法当遵治，中冲急下针。"《素问病机气宜保命集》称："有热厥心痛者，身热足寒，痛甚则烦躁而吐，额自汗出，知为热也，其脉洪大，当灸太溪及昆仑。"

（3）虚痛：选取任脉等经穴补虚，如《针灸聚英》认为，足三里主治"脏气虚惫，真气不足"，"卒心痛"；《医学入门》认为，患门穴主治"少年阴阳俱虚"，"心痛"。此外，还选用章门、膈俞、中脘、上脘、巨阙等穴。

（4）实痛：对于实证常根据常规原则选穴，如《灵枢·经脉》云，内关主治"实则心痛"。《医学纲目》曰："脾脊后心疼痛：中渚（泻之忌补）。"《素问·刺疟》载："邪客于足少阴之络，令人卒心痛"，"刺然谷之前出血。"

对于气滞实痛，按常规取局部和心经、心包经之穴，如《备急千金要方》曰："心痛坚烦，气结，灸太仓百壮。"《太平圣惠方》认为：督俞可主治"气逆心痛"；《医学纲目》云："心胸痛，并气攻：劳宫、大陵、内关。"

对于血瘀实痛，取心胸局部穴以及相应经络之穴，如《外台秘要》认为，鸠尾主"血瘀热病，胸中痛不得卧，心痛不可按"；《东医宝鉴》载："血心痛，取期门。"《针灸聚英》曰："内关：妇女血痛心疼。"

对于痰湿实痛，则可取健脾化痰之穴，如《西江月》道：公孙主治"九种心疼涎闷"。

此外，《灵枢·厥病》根据患者的临床表现进行脏腑辨证，将厥心痛分为五种，其中：肾心痛，"先取京骨、昆仑，发针不已取然谷"。胃心痛，"取之大都、太白"。脾心痛，"取之然谷、太溪"。肝心痛，"取之行间、太冲"。肺心痛，"取之鱼际、太渊"。《素问病机气宜保命集》则根据脉象来辨证,取相应经络的原穴来治疗不同的心痛证:"心痛脉沉,肾经原穴;弦,肝经原穴;涩,肺经原穴;浮,心经原穴;缓,脾经原穴。"

(二)针灸方法

1.针刺

古人治疗胸痹心痛亦常用针刺,并根据虚实施予补泻手法。对实热证用泻法,如《医学入门》云:"热心痛,气痛,泻劳宫。"对虚寒证用补法,如《千金翼方》称:"心中懊憹痛,针劳宫,入五分补之。"另外,在应用鸠尾穴时,古人要求谨慎小心,以防意外,故《备急千金要方》载:"心痛冷气上,灸龙颔百壮,在鸠尾头上行一寸半,不可刺。"《太平圣惠方》曰,鸠尾主治"心痛腹胀,宜针即大良,虽然此处是大难针"。古人十分重视针刺得气、气行感,如《济生拔萃》记载:"治卒心痛不可忍,刺任脉上脘一穴","针入八分,先补后泻之,其穴下针,令患人觉针下气行如滚鸡子入腹为度。"另外古人也提出了根据不同季节,取不同穴位,施予不同的针刺补泻,例如《脉经》载:"心病,其色赤,心痛气短","春当刺中冲,夏刺劳宫,季夏刺大陵,皆补之;秋刺间使,冬刺曲泽,皆泻之;又当灸巨阙五十壮,背第五椎百壮",这样的刺法属时间针灸学范畴,其意义值得进一步研究。

2.重灸法

由于古人认为心阳不振是本病的主要病机,而艾灸具有良好的温阳作用,因此古代文献中用灸法治疗心痛占各种疗法之首。如《备急千金要方》称:"胸痹心痛,灸膻中百壮。"古人还要求在艾灸时有"气至病所"的感应,如《针灸资生经》云:"它日心疼甚,急灸中管数壮,觉小腹两边有冷气,自下而上,至灸处即散,此灸之功也。"古人也用隔药灸法,如《东医宝鉴》载,以"川椒为细末,醋和为饼,贴痛处,用熟艾铺饼上,发火烧艾,痛即止。"目前临床用灸法治疗本病较少,古人的经验值得重视和研究。

3.刺血法

心痛与瘀血关系密切,因此古人也非常重视用刺络放血疗法治疗本病,如《灵枢·热病》曰:"心疝暴痛,取足太阴、厥阴,尽刺其血络。"《普济方》云:"治卒心痛穴:大敦,刺出血立已。"《针灸甲乙经》谓:"心痛卒咳逆,曲泽主之,出血则已。"

4.热敷热熨法

热敷热熨法可有较大的加热面积,可以增加热的刺激量,故古人亦常用来治疗本证,如《针灸资生经》载:"治心腹冷痛玉抱肚法:针砂四两,炒似烟出。入白矾半两,刚砂粉霜各半钱,新水拌匀,微湿,以皮纸贴安怀中,候热发,置脐中、气海、石门、关元穴,大补本元,或置其他冷处,汗出立差。"该书又云:"予旧患心痹,发则疼不可忍,急用瓦片置炭火中,烧令通红,取出投米醋中,漉出,以纸二三重裹之,置疼处,稍止,冷即再易。"《奇效良方》载:"熨背散:治胸痹、心背疼痛、气闷。"

5.燔针刺法

古人亦常用燔针刺法治疗本证,所选穴位多为心腹部穴,如《济生拔萃》记载治疗本病用"燔针针任脉巨阙穴。"《针灸资生经》曰:"荆妇旧侍亲疾,累日不食,因得心脾疼,发则攻心腹,后心痛亦应之,至不可忍……令儿女各以火针微刺之,不拘心腹,须臾痛定,即欲起矣,神哉。"

6.按摩穴位法

古人还在穴位上用点压按摩法来疏通经络,以治疗本证,如《灵枢·杂病》曰:"心痛,当九节刺之,不已,刺按之立已。"这里是针后加用按压方法,以提高治疗效果。又如《外台秘要》载:"张文仲疗卒心痛方……闭气忍之数十遍,并以手大指按心下宛宛中取差。"这样的穴位按摩疗法作为心绞痛发作时的应急处理可以参考。

三、临床治疗现状

(一)体针

胸痹心痛的辨证治疗见表 3-3。

表 3-3 胸痹心痛常见证型治疗表

证型	症状	主穴	配穴
心血瘀阻	心胸阵痛,如刺如绞,固定不移,入夜为甚,伴有胸闷心悸,面色晦暗。舌质紫暗,或有瘀斑,舌下络脉青紫,脉沉涩或结代	阴郄、郄门、心俞、膈俞、巨阙、膻中	舌紫黯加少商、少冲点刺出血
寒凝心脉	心胸痛如缩窄,遇寒而作,形寒肢冷,胸闷心悸,甚则喘息不得卧。舌质淡,苔白滑,脉沉细或弦紧	心俞、厥阴俞、内关、通里、气海、关元	恶寒加灸肺俞、风门
痰浊内阻	心胸窒闷或如物压,气短喘促,多形体肥胖,肢体沉重,脘痞,痰多口粘,舌苔浊腻,脉滑。痰浊化热则心痛如灼,心烦口干,痰多黄稠,大便秘结。舌红,苔黄腻,脉滑数	膻中、巨阙、郄门、太渊、丰隆	脘闷纳呆加足三里、中脘;痰浊化热加内庭、合谷、阴陵泉

证型	症状	主穴	配穴
心气虚弱	心胸隐痛,反复发作,胸闷气短,动则喘息,心悸易汗,倦息懒言,面色㿠白。舌淡暗或有齿痕,苔薄白,脉弱或结代	膻中、巨阙、阴郄、气海、足三里	心悸严重加内关、心俞
心肾阴虚	心胸隐痛,久发不愈,心悸盗汗,心烦少寐,腰酸膝软,耳鸣头晕,气短乏力。舌红苔少,脉细数	心俞、肾俞、神门、太溪、三阴交、内关	便秘加天枢、照海
心肾阳虚	胸闷气短,遇寒则痛,心痛彻背,形寒肢冷,动则气喘,心悸汗出不能平卧,腰酸乏力,面浮足肿。舌淡胖,苔白脉沉细或脉微欲绝	心俞、肾俞、命门、关元、内关、足三里、悬钟	形寒肢冷明显加灸大椎、腰阳关

(二)冠心病心绞痛的治疗

1.常用方案

(1)方案一。

主穴:膻中、心俞、厥阴俞、内关、大陵。配穴:血瘀加膈俞、血海、太冲;痰浊加阴陵泉、丰隆;气虚加气海;血虚阴虚加三阴交、足三里。

方法:内关穴用提插或捻转泻法持续操作1分钟,心俞、厥阴俞、膈俞可刺络拔罐;气虚时气海穴用灸法。每天1次,10次为1个疗程,连续治疗2～3个疗程。

(2)方案二。

选穴:主穴选巨阙、膻中、心俞、膈俞、阴郄、内关。配穴若寒凝心脉加厥阴俞;痰浊内阻加中脘、丰隆;心气虚弱加神门、气海;心肾阴虚加三阴交、太溪;心肾阳虚加肾俞、命门;舌紫暗加中冲、少冲。

方法:内关穴用提插或捻转泻法持续操作1分钟,心俞、膈俞可刺络拔罐;寒凝时胸背部穴位应用灸法;气虚时气海穴用灸法。瘀血症状明显者,背部穴位及中冲、少冲等用刺络法。每天1次,10次为1个疗程,连续治疗2～3个疗程。

2.针灸治疗思路

针灸治疗本病要分清轻重缓急,应先治其标,后顾其本。不管何种证型总以疏调心气,活血通络为基本治疗原则。祛邪治标常以活血化瘀、泻浊豁痰为主;

扶正固本常用温阳补气、益气养阴、滋阴益肾为法。在选穴上可根据心主血脉、心包代心受邪等理论和具体证型而选穴。一般以心经、心包经穴和胸部穴、背俞穴为主穴,随证加减。大量的研究证实,内关、神门、厥阴俞、心俞等对于缓解冠心病心绞痛有一定的特异性。在临床上若心痛剧烈,手足青至节,汗出肢冷,脉沉细或结代者,属真心痛,多见于急性心肌梗死,应采取综合治疗。

3.针灸治疗冠心病心绞痛的疗效特点

针灸治疗本病无论是在发作即刻还是缓解期均有一定疗效,在急性发作时针灸以缓解胸闷、心痛及时迅速为主要特点。由于本病属于危急重症,针刺治疗过程中要严密观察病情的变化,如果针刺后患者胸闷、心绞痛症状不能立即缓解或减轻,甚至有加重的趋势,要及时应用药物和抢救措施,以免出现严重后果。在缓解期,针灸可改善患者的冠脉血流动力学,促进心肌的血液循环和侧支循环,减轻症状,延缓进程,有利于冠心病的康复。有研究认为针灸治疗冠心病的疗效与不同人格类型有密切关系,针刺效应和疗效按照由好到差的顺序排列,依次为多血质、胆汁质、黏液质、抑郁质,这可作为选择针灸治疗冠心病的适宜人群的参考,值得进一步研究。

第四节 失　　眠

失眠又称不寐,是指经常不能获得正常睡眠,包括入眠困难、眠而不酣、时眠时醒、醒后不能再眠、甚至彻夜不眠等为特征的病证,是西医学睡眠障碍中的一种常见类型。失眠可见于多种疾病中,如果诊断失眠应以失眠作为主要症状,排除其他器质性病变或其他疾病所引起的继发性失眠。

西医学认为本病与睡眠-觉醒调节机制紊乱,及心理、社会因素有关,病因尚不明确。一般认为失眠是由于长期过度紧张的脑力劳动、强烈的思想情绪波动、久病后体质虚弱等,使大脑皮质兴奋与抑制相互失衡,导致大脑皮质功能活动紊乱而致。

一、病因病机新论

(一)传统认识

《黄帝内经》采用天人合一的观念认识睡眠的生理规律,认为人体阴阳之气的节律与自然界白昼、黑夜变化规律相合,创立了营卫之气昼夜运行节律的理论,如《灵枢·大惑论》说:"夫卫气者,昼日常行于阳,夜行于阴,故阳气尽则卧,阴气尽则寤。"因此,《黄帝内经》对失眠发生的病机总体上是以卫气的运行失调即卫气独亢,与阴气(营气)的平衡失调为总的病机理论。在《素问·寒热病篇》中更加明确地提出了阴跷、阳跷脉功能失调,阳跷阳气亢盛是失眠的发生病机,经曰:"阴跷,阳跷,阴阳相交,阳入阴,阴出阳,交于目锐眦,阳气盛则瞋目,阴气盛则瞑目。"另外,古人也认识到了"胃不和则卧不安"等脏腑功能失调可能引起失眠。

(二)现代新论

现代在失眠的病机认识上,更多地强调了脏腑功能失调,扰动心神、脑神而导致失眠的机制,在认识上比古代更加全面。现代临床认为失眠与饮食、情志、劳倦、体虚等多种因素有关。情志不遂,肝阳扰动;思虑劳倦,内伤心脾,生血之源不足;惊恐、房劳伤肾,肾水不能上济于心,心火独炽,心肾不交;体质虚弱,心胆气虚;饮食不节,宿食停滞,胃不和则卧不安。上述因素最终导致邪气扰动心神、脑神,或心神失于濡养,心神不安,阴脉、阳脉功能失于平衡,而出现不寐。

二、古代治疗经验

古代针灸文献中对本证描述为不得眠、不得睡、不得卧、不嗜卧、日夜难眠、卧不得安等。早在马王堆帛医书《阴阳十一脉灸经》已记载:"足泰阴之脉:其所产病……不能食,不能卧,强欠。"《黄帝内经》则总结了失眠是卫气运行异常,阳气亢盛所致的病机理论。至清末为止,针灸治疗本证文献共达数十条之多。如果"不得卧"是由其他脏腑病证引起的不能平卧,如由气喘、腹痛、胁痛、腰痛等引起,则不属本节分析范围,阅读文献时当注意辨析。

(一)选穴特点

1.选膀胱经背俞穴

因为膀胱经上的背俞穴是脏腑气血输注的部位,因此,古人在治疗失眠时也多取与心、脾、肝、胆等脏腑相关的背俞穴,常用穴为肺俞、心俞、肝俞、胆俞等,尤以胆俞穴常用。因为胆主决断,与情志相关,心胆气虚,则会引起失眠,故常取胆俞穴。如《医学入门》载,胆俞主治"惊怕,睡卧不安"。

2.选任脉小腹部穴

因为肾阴不足可导致心火不降,而任脉为阴脉之海,其拥有"脐下肾间动气",是"人之生命,十二经之根本",因此古人取任脉穴以益肾安神,常用穴为阴交、气海、关元等。如《类经图翼》中有气海主治"阳虚不足,惊恐不卧"。《备急千金要方》载:"阴交、气海、大巨,主惊不得卧。"

3.选四肢末部穴

四肢末部(即腕踝及其以下手足部)穴较为集中,因为该部的神经末梢十分丰富,刺灸之可产生强烈的感觉,可以对大脑皮质相应区域产生明显的调整作用,从而起到安眠作用。如《针灸甲乙经》载,厉兑、隐白均治"足胫寒,不得卧"。《千金翼方》载:"耳聋,不得眠,针手小指外端近甲外角肉际,入二分半补之,又针关冲,入一分半补之,又针腋门,在手小指次指奇间,入三分补之。"

在手足诸穴中,足部阴经穴次尤高,如《针灸甲乙经》载,公孙主治"不嗜卧",《针灸聚英》载,大都主治"不得卧,身重骨疼"。这是因为本证与脾的关系密切,故多取脾经末部的特定穴。手足部的其他常用穴还有照海、足窍阴、厉兑、解溪、太渊等。

4.选头部穴

因为"脑为元神之府",故古人在治疗本证时亦取头部穴,常用穴为攒竹、后顶、强间、风池等。

就经络而言,古人治疗本证多取膀胱经、脾经、胃经和任脉穴。中医学认为"心主神明","督脉入络脑","脑为元神之府",但古代取督脉、心经、心包经穴并不多,而现代临床却经常选用督脉、心经、心包经穴;现代认为失眠主要与脑神失调有关,因此现代临床治疗本证比古代更多地选用头部督脉穴位。其次现代重视补肾经(太溪、复溜等穴),泻肝经(太冲、蠡沟等穴),而古代对肝、肾二经没有如此重视。这些都与古代治疗失眠有明显的不同。

此外,古代在论述失眠时以阴阳跷脉失衡,卫气、营气失调等立论,《备急千金要方》虽然有"阴跷主卧惊"的记载,但无明确的"补阴跷,泻阳跷"。现代按照古人所述的失眠病机和补阴泻阳的治则,提出了补阴跷、泻阳跷脉的原则,以及补照海、泻申脉的选穴方法。

(二)针灸方法

1.针刺

古人根据辨证之不同,采用不同的针刺方法。如《循经考穴编》云:"窍阴:胆寒不寐,宜补。"此为虚寒证,故用补法。对于虚实夹杂者,则用补泻结合的方法,如《针灸集成》曰:"心热不寐:解溪泻,涌泉补,立愈。"此处泻心胃之火,补肾脏阴水,以滋阴降火,安神催眠。

2.艾灸

古人也常用艾灸温补之法治疗虚寒型的失眠证,如《针灸资生经》"灸关元百壮",以治疗"由肾气不足"引起的"不嗜卧",《针灸集成》载:"无睡:阴交……灸百壮;谵语……二七壮至百壮。"可见古人艾灸剂量较大,而现代用灸法治疗失眠较少,剂量也不大,尤其是很少用小腹部单穴灸法,对于古人的经验值得借鉴。

三、临床治疗现状

(一)体针

失眠的辨证治疗见表3-4。

表3-4　失眠常见证型治疗表

证型	症状	主穴	配穴
肝郁化火	心烦不能入睡,烦躁易怒,胸闷胁痛,面红目赤,口苦,便秘尿黄。舌红,苔黄,脉弦数	印堂、风池、神门、安眠、行间、申脉、太冲	耳鸣加翳风、中渚;头痛加百会、太阳
痰热内扰	睡眠不安,心烦懊侬,胸闷脘痞,口苦痰多,头晕目眩。舌红,苔黄腻,脉滑或滑数	内庭、公孙、丰隆、神门、安眠、曲池	便秘加天枢、上巨虚、支沟
阴虚火旺	心烦不寐,或时寐时醒,手足心热,头晕耳鸣,心悸,健忘,颧红潮热,口干少津。舌红,苔少,脉细数	大陵、太溪、三阴交、神门、心俞、安眠	眩晕加风池;耳鸣加听宫;遗精加志室
心脾两虚	多梦易醒,或朦胧不实,心悸,健忘,头晕目眩,神疲乏力,面色不华。舌淡,苔薄,脉细弱	脾俞、心俞、神门、三阴交、足三里、安眠	多梦加魄户;健忘加志室、百会
心虚胆怯	夜寐多梦易惊,心悸胆怯。舌淡,苔薄,脉弦细	四神聪、心俞、胆俞、大陵、丘墟、神门、安眠、内关	神疲体倦加百会、足三里;多汗加膏肓

(二)常用方案

1.方案一

选穴:印堂、四神聪、照海、申脉、神门。

操作:先刺照海、申脉。照海直刺0.5寸,行捻转补法,申脉直刺0.5寸,行捻转泻法,均行针1～3分钟,使局部产生强烈的针感。神门、印堂、四神聪用平补平泻法,严重不寐者四神聪可留针过夜。

2.方案二

选穴:夹脊穴、风池、神门、照海、安眠。

操作:夹脊穴向脊柱方向斜刺1寸,行捻转平补平泻法,从胸部夹脊开始,左右同时行针,至腰部夹脊,或用走罐法。风池直刺1寸,行捻转泻法1～3分钟,使局部产生强烈的酸胀感。余穴常规操作。

3.方案三

选穴:主穴选安眠、四神聪、神门、合谷、三阴交、太冲。肝郁化火加肝俞、行间、侠溪;痰热内扰加曲池、中脘、内庭、丰隆;阴虚火旺加太溪、照海、心俞、阴郄;心脾两虚加劳宫、心俞、脾俞、足三里;心虚胆怯加心俞、胆俞、神堂、魄户。

方法:先刺神门、安眠、四神聪,捻转平补平泻法1～3分钟,使局部产生强烈的针感,严重不寐者四神聪可留针过夜。余穴常规操作。

(三)针灸治疗思路

针灸治疗失眠应以调理脑神、心神,安神利眠为基本治疗原则,临证可根据具体情况补虚泻实,调整阴阳。本病虽有虚实之分,涉及脏腑亦不相同,但最终均导致心神不宁,脑神失调,神不守舍。在选穴上可依据心主神,脑为元神之府,督脉入络脑,督脉为脑脉;跷脉主眼睑开合,阳气盛则失眠,阴气盛则嗜眠;胃不和则卧不安等理论,在相关经脉上选穴。督脉的头部穴位、心经、心包经穴位,以及华佗夹脊穴,奇穴安眠等均为常选用的穴位。

失眠与情志活动关系密切,治疗过程中配合心理疏导,解除烦恼,消除顾虑和恐惧等情志刺激因素。并应嘱患者加强体育锻炼,参加适度的体力劳动养成良好的生活习惯。

(四)针灸治疗失眠的疗效特点

引起失眠的原因非常复杂,但总体上可分为原发性和继发性两大类,针灸治疗原发性疗效优于继发性失眠。对于轻中度失眠针灸疗效优于重度失眠,重度失眠应结合用药。失眠患者常并发焦虑、抑郁等,一般焦虑、抑郁程度越重,病变牵涉或影响的脏腑就越多,针灸治疗这一类失眠症的效果就会越差。因此,针灸治疗失眠,必须考虑是否存在焦虑、抑郁等心理障碍对疗效的影响因素。要根据患者焦虑、抑郁的程度,必要时辅以适当的药物治疗,对提高针灸治疗失眠的临床疗效有重要意义。根据人体生理活动节律及针灸作用效应所能持续的时限,目前普遍认为针刺治疗失眠下午治疗疗效优于上午,而且以睡前数小时内针灸治疗效果最好。

第四章

脑 系 病 证

第一节 头 痛

头痛又称"头风",是指以头部疼痛为主要临床表现的一类病症。头为"髓海""诸阳之会""清阳之府",五脏六腑之气血皆上会于头。若外邪侵袭或内伤诸疾导致头部经络功能失常、气血失调、脉络不通、脑失所养等,均可导致头痛。

偏头痛是由于神经、血管功能失调所引起的疾病,以一侧头部疼痛反复发作,常伴有恶心、呕吐,对光和声音过敏等特点。高血压病以体循环动脉压增高为主要表现的临床综合征,是最常见的心血管疾病,可分原发性和继发性两大类。在绝大多数患者中,高血压病的病因不明,又称为原发性高血压。

头痛可见于西医学中的多种疾病,如偏头痛、高血压病、紧张性头痛、丛集性头痛、头颅外伤、感染性发热等有头痛症状,本节主要论述偏头痛和高血压病出现的头痛。

一、病因病机新论

(一)传统认识

《黄帝内经》认为,外邪入侵为头痛的主要病因,五脏之病亦皆能致头痛,并指出六经皆有头痛。后世医家提出了体虚风乘、肝胆气逆之证,并以"偏正头风"来区别头痛的部位及程度。《东垣十书》明确的把头痛分为外感头痛及内伤头痛,开始了头痛的分经治疗。《明医杂著·头痛》提出了久病头痛不能概以虚论治,要分清标本虚实,虽是久病,外现寒象,亦可用泻火凉血治之。清代王清任大倡瘀血之说,《医林改错·头痛》曰:"查患头痛者无表证,无里证,无气虚痰饮等证,忽犯忽好,百方不效,用此方(血府逐瘀汤)一剂而愈",开后世治头痛用化瘀之先河。

头痛的病因有外感、内伤两方面。"伤于风者,上先受之",故外感头痛主要是风邪所致。风邪每多兼寒、夹湿、兼热,上犯清窍,经络阻滞,而致头痛。内伤头痛可因情志、饮食、久病体虚等所致。情志不遂,肝失疏泄,肝阳妄动,上扰清窍;肾阴不足,髓海空虚,清窍失养;禀赋不足,久病体虚,气血不足,脑失所养;恣食肥甘,脾失健运,痰湿内生,阻滞经络;外伤跌仆,气血瘀滞,脑络被阻;上述诸种因素均可造成内伤头痛。

(二)现代新论

现代认为偏头痛多与恼怒、紧张、风火痰浊有关。情志不遂,郁而化火,日久伤阴;或恼怒急躁,肝阳上亢,上扰清窍;或脾阳素虚,痰湿运化无力,阻塞清窍;或日久气郁,久病入络,脉络痹阻而发病。

高血压病的发生与多种因素有关。长期精神紧张或忧思郁怒,肝气瘀滞,郁久化火,火盛伤阴,肝失濡养;或劳伤过度,年老肾亏,肾水不足,水不涵木,均可导致肝肾阴亏,肝阳上亢,化火生风,而发为高血压病。此外,思虑过度,恣食肥甘,或饮食过度损伤脾胃,脾失健运,水谷不化精微,津液不得运化敷布,故湿从内生,聚湿成痰,留滞于脉络,痰瘀互结而发本病。病邪入脑是高血压病的基本病机,脑为元神之府,只需清气熏养,不容阴浊之气来犯,若有邪犯,则疾病顿发。气血失调是引起高血压病的最直接原因,病理机制为气血逆乱。

二、古代经验

本证在古代针灸文献中还包括厥头痛、真头痛、冲头痛等,现代临床上的感染性发热性疾病、高血压、颅内高压、神经症、头部血管神经性疾病等均可发生本证。早在《灵枢·经脉》中膀胱经的"是动病"、胆经的"所生病"中均已记载本证。至清末为止,针灸治疗本证文献达数百条。

(一)选穴特点

1.循经、分部选穴

(1)选头部穴:此为局部选穴法,常用穴为百会、风池、风府、攒竹、囟会、上星、神庭、脑空、太阳等。如《流注通玄指要赋》云:"攒竹疗头疼之不忍。"《太平圣惠方》认为,太阳穴可主治"赤眼头痛"。《儒门事亲》载张子和的经验:取神庭、上星、囟会、前顶、百会,针刺出血,治疗本证。

(2)选手足阳面穴:手三阳经上行于头,且四肢部穴多有远道作用,故多取之,常用穴是合谷、后溪、阳溪;申脉、昆仑、解溪等。如《灵枢·终始》云:"病在头者取之足。"而阳经上达头面,故治疗本证多取手、足(腕踝以下)阳面穴。如《治病十一证歌》曰:"头风头痛与牙疼,合谷、三间两穴寻。"《标幽赋》谓:"头风头痛,刺申脉与金门。"《马丹阳天星十二穴歌》道:昆仑主治"头疼脊背急"。

从经络来讲,阳经上达头面,而阴经一般只到胸腹,故治疗本证多取阳经穴。其中太阳经和督脉最多,其次为少阳经和阳明经。

2.对症选穴

(1)寒痛:治疗外感风寒头痛者,如《循经考穴编》载:大杼主治"伤风不解,头痛如破,背胛酸疼,腠理不密,易感风寒"。治疗风寒入脑,留于骨髓者,如《针灸资生经》"头痛连齿,时发时止,连年不已,此由风寒留于骨髓,髓以脑为主,脑逆故头痛……灸曲鬓七壮,左痛灸左,右痛灸右。"治疗里寒痛者,如《针灸资生经》谓:"肾厥肝厥头痛者……若欲著艾,须先百会、囟会等穴,而丹田、气海等穴尤所当灸。"

(2)热痛:选用清热之穴,如《外台秘要》载,哑门穴主"泻诸阳气热,衄,善噫,风头痛"。《杂病穴法歌》道:"一切风寒暑湿邪,头疼发热外关起。"《针灸集成》载:"热病极热,头痛引饮三日,以柔索缠肩下臂上,左右尺泽穴上下青络血贯,刺多出血,弃如粪汁,神效。"

(3)肝逆痛:选取肝经穴和胆经穴,如《素问·刺热篇》载,对于肝热病,"其逆则头痛员员……刺足厥阴、少阳"。

(4)痰湿痛:选取健脾和胃祛痰化湿之穴,如《济生拔萃》载:"治风痰头痛,刺足阳明经丰隆二穴。"《针灸大全》治疗"疟疾头痛眩晕,吐痰不已",取公孙,配合谷、中脘、列缺。

(5)虚痛:选取补虚之穴,如《普济本事方》曰:"肾气不足,气逆上行,头痛不可忍,谓之肾厥……灸关元穴百壮。"《针灸大全》载:治疗"肾虚头痛,头重不举",取外关,配"肾俞、百会、太溪、列缺"。

(二)针灸方法

1.针刺

本证多用针刺,因为本证之实证多于虚证,故多用泻法,如《灵枢·厥病》云:"厥头痛,贞贞头重而痛,泻头上五行,行五。"《拦江赋》道:"伤寒在表并头痛,外关泻动自然安。"对于夹有虚证者,用补泻结合的方法,如《神应经》云:"头痛项强……承浆(先泻后补),风府。"

古人针刺注意方向、呼吸和得气,如《扁鹊心书》认为,治疗头痛当"刺风府穴,不得直下针,恐伤大筋则昏闷,向左耳横纹斜下,入三四分,留去来二十呼,觉头中热麻是效。"《循经考穴编》称,攒竹可治"头风诸痛,宜针头斜向头维";《玉龙歌》取金门、申脉治疗本证,亦曰:"停针呼吸在其中。"

2.艾灸

古人也常用灸法治疗头痛。治疗寒证瘀证之头痛者,如《备急千金要方》载:对于"伤寒初得一、二日"之头痛,则灸巨阙、上脘、中脘。治疗虚证之头痛者,如《扁鹊心书》载:"一人患肺伤寒,头痛发热⋯⋯至五日,昏睡谵语,四肢微厥,乃肾气虚也,灸关元百壮。"治疗多种功能失调的头痛者,如对于"真头痛",灸百会、天柱(《针灸逢源》);对于"小儿食晦头痛",灸噫嘻(《太平圣惠方》);治疗"风痰头痛",灸侠溪(《针灸聚英》)。

3.刺血

因为本证常由瘀血或其他病邪(如外风、痰浊、肝阳等)所致,故常用刺血法。刺血常选取头部、末部和关节部穴,如《素问·刺疟篇》曰:"先头痛及重者,先刺头上及两额、两眉间出血。"《子午流注针经》认为液门治疗本证,"三棱针刺及时灵。"《针灸集成》治疗"热病极热,头痛",取尺泽穴放血。刺血也取脉络显露处,如《医学纲目》曰:"治一老妇人头痛,久岁不已,因视其手足有血络,皆紫黑,遂用三棱针尽刺出其血,如墨汁者数盏,后视其受病之经灸刺之,而得痊愈。"

4.敷贴

古人还在太阳穴处用药物敷贴来治疗本证,如《肘后备急方》载:"日华子云,治头痛,水调决明子,贴太阳穴。"《奇效良方》曰:"治气攻头疼不可忍者:蓖麻子、乳香,右同捣烂作饼,贴太阳穴上。"

三、临床治疗现状

(一)头痛的治疗

头痛的辨证治疗见表4-1。

(二)偏头痛、高血压病的治疗

1.偏头痛的常用方案

(1)方案一。

选穴:太冲、足临泣、外关、丰隆、头维、风池、率谷、角孙。

方法:发作时以远端腧穴为主,并先刺,行较强刺激的泻法。诸穴均用泻法。

表 4-1　头痛常见证型治疗表

证型	主症	兼症	主穴	配穴
外感头痛	头痛连及项背，发病较急，痛无休止，外感表证明显	风寒：恶风畏寒，口不渴。苔薄白，脉浮紧 风热：头痛而胀，发热，口渴欲饮，小便黄。苔黄，脉浮紧 风湿：头痛如裹，肢体困重。苔白腻，脉濡	列缺、百会、太阳、风池	阳明头痛：印堂、攒竹、合谷、内庭 少阳头痛：率谷、外关、足临泣 太阳头痛：天柱、后溪、申脉 厥阴头痛：四神聪、太冲、内关 风寒：风门 风热：曲池、大椎 风湿：阴陵泉
内伤头痛	头痛发病较缓，多伴头晕，痛势绵绵，时止时休，遇劳或情志刺激而发作、加重	肝阳上亢：头胀痛，目眩，心烦易怒，面赤口苦 舌红苔黄，脉弦数 痰浊：头痛昏蒙，脘腹痞满，呕吐痰涎 苔白腻，脉滑 瘀血：头部外伤史，痛处固定不移，痛如锥刺。舌暗，脉细涩	实证：百会、头维、风池	按头痛部位配穴同上 肝阳上亢：太冲、太溪、侠溪 痰浊：太阳、丰隆、阴陵泉 瘀血：阿是穴、血海、膈俞、内关
		肾虚：头晕耳鸣，腰膝酸软，神疲乏力，遗精。舌红少苔，脉细无力。 血虚：头部空痛兼头晕，神疲乏力，面色不华，劳则加重。舌淡，脉细弱	虚证：百会、风池、足三里	按头痛部位配穴同上 肾虚：太溪、肾俞、悬钟 血虚：三阴交、肝俞、脾俞

（2）方案二。

选穴：率谷、天冲、角孙、太阳、头临泣、正营、上星、百会、脑空、风池。

方法:率谷透天冲或率谷透角孙,太阳透率谷,头临泣透正营,上星透百会、脑空透风池。头部所透腧穴,以150～200次/分的频率捻转行针1～3分钟,留针30分钟。

(3)方案三。

选穴:阿是穴、风池、风府、率谷、太阳、攒竹、合谷、足三里、太冲。

方法:针刺得气后,接电针仪,用连续波,频率以患者耐受有舒适感为度,每天1次,10次为1个疗程。

2.高血压病的常用方案

(1)方案一。

选穴:百会、曲池、太冲、三阴交、合谷。

方法:痰浊、瘀血、肾虚、血虚者,百会可加灸;太冲可向涌泉方向透刺。

(2)方案二。

选穴:人迎、项后、腰骶部腧穴。

方法:皮肤针叩刺力度依病情虚实和患者体质强弱而定。每天1次。

(3)方案三。

选穴:耳尖、大椎、印堂、曲池。

方法:每次选1～2穴,点刺出血3～5滴。2～3天操作1次。

(4)方案四。

选穴:耳尖、交感、神门、心、耳背沟。

方法:每次选3～4穴,针刺或埋针,也可用王不留行籽贴压;血压过高者还可在降压沟和耳尖点刺出血。

3.针灸治疗思路

(1)偏头痛:①经络辨证,循经取穴。少阳经脉循行与偏头痛发病密切相关,历代医家也多将偏头痛归于少阳病证。临床均以循少阳经取穴作为针灸治疗偏头痛的主要取穴方法。头为诸阳之会,临床使用阳经腧穴治疗偏头痛比例明显高于阴经,其中又以足少阳和手少阳经腧穴为主。风池穴是应用频率最高的腧穴。②循证配穴,注重运用特定穴。偏头痛治疗的选穴大量使用了特定穴。交会穴中的风池、率谷、百会等穴最为常用。远部取穴中八脉交会穴、原穴、络穴、五输穴、下合穴、八会穴和俞募穴均在临床常用。偏头痛虽以少阳经辨证为主,但同样也具有脏腑病因,这些特定穴的使用中不仅包涵了按照头痛部位的"循经取穴",如列缺、合谷、后溪,也包涵了"循证配穴",如内关、丰隆、足三里、中脘和背俞穴,兼顾了经络病和脏腑病。③多种疗法,综合应用。针灸治疗偏头痛中,除了最常用的毫针治疗外,选用多种疗法综合应用,是提高临床疗效的重要方法。在其他疗法的选择上,电针、灸法、穴位注射、穴位埋线、皮肤针等运用较广,还可看到用锋勾针、火针、放血疗法、第二掌骨全息理论的在临床应用。也采用针药结合、针刺配合穴位注射等方法综合治疗。

(2)高血压病:①谨守病机,辨证取穴。高血压病临床常见肝火亢盛、阴虚阳亢、阴阳两虚和痰湿壅盛等证,根据病因病机选取腧穴,是提高高血压病临床疗效的重要因素。临床选穴以镇静息风、平肝潜阳、化痰除湿腧穴为主,结合辨证取穴。常选太冲、合谷、百会、曲池、丰隆、涌泉、风池等为主穴。毫针刺法上采用巨刺等方法,同时,耳尖放血、针法灸法并用、穴位埋线、头针等在临床应用广泛。②针药合用,标本兼顾。高血压病临床较难治愈,单纯针灸治疗存在局限性。临床应配合降压药物进行治疗。体现针灸特色的远期疗效指标如防止高血压的并发症发生(治未病)、改善高血压的预后、提高高血压患者的生存质量等,应作为针灸治疗思路之一。

4.针灸治疗偏头痛、高血压病的疗效特点

(1)偏头痛:西医认为偏头痛是不可治愈性疾病,因此所有治疗方法的目的是减轻症状,减少发作频率。针灸在缓解症状方面疗效肯定,甚至有即刻的作用,但由于偏头痛是反复发作性疾病,针灸治疗要达到临床控制的目的也需要长期针灸效应的积累,一般需要连续治疗 20~30 次。据报道,针灸治疗偏头痛的临床控制率及显效率为 55.7%~67.1%,有效率 85.0%~97.9%。

(2)高血压病:针灸治疗高血压病一般起效快,甚至有即刻的降压效果,但存在效应作用时间不够长的缺点,因此,需要长期针灸治疗效应的积累。因高血压病的不同时期针灸疗效也有差异,高血压病I期针灸疗效较好,尤其是在高血压病初期血压轻度升高,或血压不稳,针灸疗效优越;但对于II期和III期高血压病针灸只能作为辅助治疗方法,需要针药结合。另外,针灸治疗原发性高血压疗效优于继发性高血压。针灸在缓解高血压出现的头痛、眩晕等症状方面疗效更为优越。

第二节 中 风

中风是以半身不遂、肢麻、舌謇,甚至突然昏仆等为主要临床表现的病证,因其发病骤然,变证多端,变化迅速,犹如风之善行而数变,若暴风之急速,故类比而名中风,又称"卒中"。本病发病前多有头晕、头痛、肢体麻木等先兆症状。中风有很高的死亡率和致残率,是近年来危害人类健康和生活质量的主要病种之一。

西医学的急性脑血管疾病属于中风范畴,是一组由各种病因所致的脑部血管性疾病的总称,分为出血性(脑出血、蛛网膜下腔出血)和缺血性(短暂性脑缺血发作、脑血栓和脑栓塞)两大类。据中国卫健委统计中心发布的人群监测资料显示,无论是城市或农村,脑血管病近年在死因中的排序呈现明显前移的趋势。从所造成损伤范围的角度看,病损涉及意识、运动、语言、智力、情绪、感觉等多系统。

一、病因病机新论

(一)传统认识

古代有关中风的记述,始见于《黄帝内经》,但"中风"一词最早见于华佗《中藏经》之"患者中风偏枯……"。由于历代医家对中风认识的程度和角度不同,有关中风的病名多达数十个。在病机认识上,经过了漫长的过程,《黄帝内经》时代以外风致病立论,如《灵枢·九宫八风》:"虚邪偏客于身半,其入深,内居营卫;营卫稍衰,则真气去,邪气独留,发为偏枯。"《伤寒论》又根据中风病位的深浅分为中络、中经、中脏和中腑。在宋以前,多主张外风是导致中风发生的原因,从外风立论,认为中风因外感风邪而发病,并随风邪逐渐深入,病情渐重。金元时期对中风病因的认识产生了质的飞跃,从而开创了内风致病的先河;清代医家更明确提出内风为致病的根本原因。总之,古人在认识中风病因病机时经历了漫长的认识过程,从外风说到内风致病,多从风、火、痰、气立论,认为病位主要在肝,而与心脾肾密切相关。

(二)现代新论

脑府立论是现代认识中风病机的新论,传统认识上没有明确的将中风病位定于脑,直至近代,张锡纯在《医学衷中参西录·治内外中风方》中明确指出:"其人薄厥者,言脑中所菀之血,激薄其脑部,以致于昏厥者"。现代医家根据"脑为元神之府"的传统认识,从临床上观察了中风的发生、发展规律,提出中风的两大类症状,肢体运动障碍和神志变化均为脑府功能受损所致。肝肾不足,水不涵木,肝阳上越,夹火、痰、瘀、毒上窜,上犯脑脉,导致脑脉瘀阻或血溢脉外,使"脑络阻滞,神失其用"出现中经络;"窍闭神匿,神不导气"出现中脏腑。如有人认为中风病位在脑之血脉,由邪气上犯脑之血脉,正气内收,邪气外鼓,营津代谢失常,产生痰瘀,而为出血性中风。有人在中风的病机认识上强调气血逆乱和气机升降失常的关系,无论体质、劳倦、情志、饮食等诱因,或气虚、阴虚、风火、痰浊、血瘀皆能使"浊邪"上乘清窍,干扰神明,即清浊升降失常,是气血逆乱的本源。也有提出毒邪损伤脑络在出血性中风病急性期的病理机制具有重要作用。总之,现代对于中风病因病机的认识更加完善,认为脏腑功能失调,或多种原因造成风、火、痰、瘀、虚、气六种病理产物或病理因素,在一定外因作用下,互相转化,交互为患而成为中风的发病基础,而脑府功能的损伤,甚至闭阻清窍是中风发生的关键环节。

二、古代治疗经验

古代针灸文献中对中风的急性期多描述为卒死、卒中、恶死、忤死、暴厥、昏仆等;对其后遗症则描述为偏枯、偏风、半身不遂、四肢不遂、猥腿风、风痱等。早在晋代《肘后备急方》中已记载:"治卒中急风,闷乱欲死方,灸两足大指下横文中,随年壮。"《脉经》已记载了有关治疗后遗症的内容,其曰"直取阳跷"治"偏枯"。至清末为止,针灸治疗本证文献共达百余条。

(一)选穴特点

1.循经、分部选穴

(1)选头部和手足部穴。本证病位在脑,故多取头部穴,而《灵枢·终始》曰:"病在头者取之足。"因此古人也多取手足部穴。例如《玉龙赋》曰:"卒暴中风,顶门、百会。"《针灸大全》治疗"中风不省人事,"以申脉为主,配取"中冲、百会、大敦、印堂、合谷"。而《太平圣惠方》载,灸"耳前发际"治疗"半身不遂,"即为取头部穴的实例。上述百会和"耳前发际"正分别处在现代焦氏头针的"感觉区""运动区"的上、下点附近,可见古今临床有不谋而合之处。

(2)选末端穴。在头部和手足部穴中,多取末端穴。因为末端部的神经末梢最为丰富,刺灸之则可产生强烈的感觉,达到醒脑开窍的目的。如《卫生宝鉴》载,治萧氏中风"昏愦,""刺十二经井穴,接其经络不通"。又载:"真定府临济寺赵僧判……患中风,半身不遂,精神昏愦,面红颊赤……刺十二经之井穴,以接经络,翌日不用绳络,能步行。"

(3)选任脉胸腹部穴。因为本证常有阴阳气血亡脱的现象,当务之急是补虚固脱。而任脉为生气之原、聚气之会、阴脉之海、妊养之本,其拥有"脐下肾间动气",是"人之生命,十二经之根本",故在补益气血时,多选胸腹部任脉穴。如《扁鹊心书》云:"中风半身不遂,语言謇涩,乃肾气虚损也,灸关元五百壮",即是其例。

就循经选穴而言,本证病位在脑,当多取与脑相关的督脉和膀胱经穴,但统计结果显示,古人最常用的却是任脉穴,因为本证当急以补虚固脱,故任脉为首选经脉,而督脉和膀胱经穴次则分别占第二、三位。此外,胃经穴亦常选用,因其亦有补益气血之作用,常用穴为足三里、厉兑等。

对于中风后遗症,除了上述穴位外,古人还常选四肢阳面关节部穴,因为本证主要表现为四肢运动功能障碍,而阳主动,关节是人体运动的枢纽,关节运动则依赖于肌肉的牵动,故古人常取四肢阳面关节部的穴位以及肌肉丰满处的穴位,包括肩部的肩井、肩髃,上肢部的曲池、手三里、列缺、合谷,下肢部的环跳、风市、阳陵泉、足三里、委中、昆仑等。如《磐石金直刺秘传》载:"中风半身不遂,左瘫右痪,先于无病手足针,宜补不宜泻;次针其有病足手,宜泻不宜补:合谷一、手三里二、曲池三、肩井四、环跳五、血海六、阳陵泉七、阴陵泉八、足三里九、绝骨十、昆仑十一。"就循经选穴而言,古人治疗后遗症以阳经穴为多,其中足少阳经穴最多,阳明经穴其次,膀胱经穴再次。

2.对症选穴

(1)闭证:对于痰、热、风、瘀导致的闭证,选取驱逐邪气之穴。如《针灸大成》载:"凡初中风跌倒,卒暴昏沉,痰涎壅塞,不省人事,牙关紧闭,药水不下,急以三棱针刺手十指十二井穴,当去恶血。"

(2)脱证:对于伤气、失血、亡阴、亡阳的虚脱证,当加取腹部任脉穴,以求补虚固脱之效。《针灸聚英》载朱丹溪治疗"阴虚阳暴绝"的昏仆,"灸气海渐苏,服人参膏数斤愈。"《扁鹊心书》认为"发昏谵语"的少阴证,"乃真气虚,肾水欲涸也","急灸关元三百壮,可保无虞。"

(3)脉络瘀阻:当在肢体末端及大关节部的穴位处予以针灸刺激,以求活血祛瘀之效。值得注意的是,古人还在这些穴位上采用放血疗法来治疗血瘀瘫痪,如《医学纲目》载:"(垣)陕师,郭巨济,偏枯,二指着痹,足不能伸,迎先师治之,以长针刺委中,至深骨而不知痛,出血一二升,其色如墨,又且缪刺之,如是者六七次,服药三月,病良愈。"

(4)阴阳偏盛:当多选躯体及四肢的末端穴,下面"针法灸法"所述的"云岐子大接经法",即属此例。

(5)风邪壅盛:因为风为阳邪,故当多选百会、囟会、风府、风门、曲池、合谷、列缺、委中、三里、十二井穴等祛风之穴。如《名医类案》云:"一人中风,口眼㖞斜,语言不正,口角涎流,或半身不遂,或全体如是……随灸风市、百会、曲池、绝骨、环跳、肩髃、三里等穴,以凿窍疏风,得微汗而愈。"可见古人认为发汗可以疏解内外之风,排出有害代谢产物,故又在阳经穴上通过艾灸发汗来祛风解表,治疗瘫痪。

(6)元气亏虚:当灸神阙、关元、肾俞等腹、背之穴,如《针灸资生经》云:治疗虚损导致"久冷伤惫脏府,泄利不止,中风不省人事等疾,宜灸神阙。""予年逾壮,觉左手足无力,偶灸此而愈,后见同官说,中风人多灸此(脐中)。"

(二)针灸方法

1.急性期

对于中风急性期患者,古人常用强刺激、火熨法,以及开闭、固脱之法。

(1)采用强刺激:本证为大脑意识的丧失,故要加强刺激以求醒脑开窍,除了多取敏感度高的末端穴以外,还当运用重刺激手法和直接烧灼法。例如,《肘后备急方》曰:"卒中恶死","令人痛爪其人人中,取醒。"《世医得效方》治"卒厥尸厥",灸"头上百会四十九壮",是以多灸来增加刺激量。

(2)施予火熨法:除了增加刺激强度外,还可增加刺激面积,故古人常用火熨法,选穴多在胁下和脐下。例如将葱白"以索缠如盏许大","其上以熨斗满贮火熨之"(《针灸资生经》);或"用食盐同茱萸炒,装绢袋内,熨儿脐腹上下"(《奇效良方》);或曰:"莫若用浓醋拌麸炒热,注布袋中蒸熨,比上法尤速"(《济生拔萃》)。

(3)闭者急开之:本证常因痰浊、邪热、风阳、瘀血的内闭,导致经络闭塞、血脉不通,故治疗当急开血脉,驱逐瘀阻。《针灸逢源》云:"暴死者名曰中恶,视膝腕内有红筋,刺出紫血,或刺十指头出血。"《肘后备急方》曰:"卒中恶死""视其上唇里弦,有青息肉如黍米大,以针决取之",均为例。

(4)脱者久灼之:本证亦可因气血阴阳的亡脱而致,而艾草辛温味香,用火烧之,则可温煦气血,回阳固脱,而艾灸治疗本证的技术关键是要大剂量的持续灸治,这样方能取效。例如《针灸资生经》云:"有一亲卒中风,医者为灸五百壮而苏。"

2.后遗症期

对于后遗症除了上述方法外,还采用下列针灸方法。

(1)针刺:除了常规针刺术之外,古人针刺还倡导十二经井穴的接经法,元代《卫生宝鉴》一书所载"云岐子大接经法",即为此法。其包括"从阳引阴"和"从阴引阳"两种方法,前者是依次针至阴、涌泉、中冲、关冲、窍阴、大敦、少商、商阳、厉兑、隐白、少冲、少泽;而后者则是依次针少商、商阳、隐白、少冲、少泽、至阴、涌泉、中冲、关冲、厉兑、窍阴、大敦。因为本证表现出全身性的症状,全身十二经络依次首尾相接,成为周流不息的气血大循环,而其中阴阳经之间的交接点即为各经之井穴,若依次刺激各经之井穴,则能增强全身经络大循环中气血的运行功能,从而达到接气通经、调和阴阳的目的。

古人治疗本证还常用缪刺法,即取健侧穴位进行治疗,例如《济生拔萃》曰:"治中风手足不随",针刺"左治右,右治左"。因为本证患侧的经络、神经传导受阻,故可选取健侧的穴位,通过经络的交叉联系,以及机体相应部位的对应关系,来求得疗效。

古人还采用补泻法,本证的针刺操作以泻法为多,例如《针灸甲乙经》云,治疗"偏枯不能行","泻在阴跷,右少阴俞,先刺阴跷,后刺少阴"。针刺时也有用"补泻结合"的方法者,如《针灸大成》认为,治疗"阴证中风,半身不遂",要采用"先补后泻"的方法。《磐石金直刺秘传》则明确提出了补健侧,泻患侧的观点:"先于无病手足针,宜补不宜泻;次针其有病足手,宜泻不宜补。"

(2)化脓灸:古代常用灸法治疗本证,如《太平圣惠方》曰:"忽中此风,言语謇涩,半身不遂,宜于七处一起下火,灸三壮",此七穴为百会、耳前发际、肩井、风市、三里、绝骨、曲池。该书又曰:"右件七穴,神效极多,不能俱录,依法灸之,无不获效。"该案所用灸法,以"有灸疮为妙",可见强调了化脓灸的重要性。

因为针刺与艾灸对本证均有良好效果,故若将两者结合,疗效当更佳,如《千金翼方》载:"偏风半身不遂,脚重热风痛疼,不得履地,针入四分,留三呼,得气即泻,疾出针,于痕上灸之,良。"

(3)刺血:本证常由脉络瘀阻、风邪壅塞所致,而放血可以祛瘀逐邪,故对本证当有疗效,上述《医学纲目》所载郭巨洛偏枯案云,"以长针刺委中","出血一、二升,其色如墨",即是此例。

古人还采用艾灸预防中风。北宋初年的《太平圣惠方》记载:"凡人未中风时,一两月前,或三五个月前,非时,足胫上忽发酸重顽痹,良久方解,此乃将中风之候也,便急须灸三里穴与绝骨穴,四处各三壮,后用葱、薄荷、桃柳叶四味煎汤,淋洗灸疮,令驱逐风气于疮口内出也,灸疮若春较秋更灸,秋较春更灸,常令两脚上有灸疮为妙。"

三、临床治疗现状

(一)体针

中风的辨证治疗见表4-2。

（二）常用方案

1.方案一

选穴：主穴选内关、水沟、三阴交、极泉、尺泽、委中。肝阳暴亢加太冲、太溪；风痰阻络加丰隆、合谷；痰热腑实加曲池、内庭、丰隆；气虚血瘀加足三里、气海；阴虚风动加太溪、风池；口角歪斜加颊车、地仓；上肢不遂加肩髃、手三里、合谷；下肢不遂加环跳、阳陵泉、阴陵泉、风市；头晕加风池、完骨、天柱；足内翻加丘墟透照海；便秘加水道、归来、丰隆、支沟；复视加风池、天柱、睛明、球后；尿失禁、尿潴留加中极、曲骨、关元。

表 4-2   中风常见证型治疗表

	证型	症状	主穴	配穴
中经络	肝阳暴亢	半身不遂，舌强语謇，口舌歪斜，眩晕头痛，面红目赤，心烦易怒，口苦咽干，便秘尿黄。舌红或绛，苔黄或燥，脉弦有力	水沟、三阴交、曲池、内关、极泉、外关、环跳、阳陵泉、太冲	舌强语言不利者，加金津、玉液、廉泉
	风痰阻络	半身不遂，口舌歪斜，舌强语謇，肢体麻木或手足拘急，头晕目眩。舌苔白腻或黄腻，脉弦滑	水沟、三阴交、环跳、阳陵泉、极泉、曲池、外关、足三里、阴陵泉、丰隆	胸满痰闷，不思饮食加中脘、内关；语言不利加金津、玉液
	痰热腑实	半身不遂，舌强不语，口舌歪斜，口黏痰多，腹胀便秘。舌红苔黄腻或灰黑，脉弦滑大	水沟、三阴交、上巨虚、丰隆、天枢、环跳、风市、阳陵泉、极泉、曲池、外关	口干口臭加内庭、劳宫
	气虚血瘀	半身不遂，肢体软弱，偏身麻木，舌歪语謇，手足肿胀，面色淡白，气短乏力，心悸自汗。舌质黯淡，苔薄白或白腻，脉细缓或细涩	水沟、三阴交、气海、足三里、肾俞、大椎、环跳、风市、阳陵泉、极泉、曲池、外关	便溏、纳呆者，加天枢、中脘
	阴虚风动	半身不遂，肢体麻木，舌强语謇，心烦失眠，眩晕耳鸣，手足拘挛或蠕动。舌红，苔少或光剥，脉细弦或数	水沟、三阴交、肾俞、太溪、神门、大陵、太冲、极泉、曲池、环跳、阳陵泉	咽干便秘者，加照海、廉泉、天枢

续表

证型			症状	主穴	配穴
中脏腑	闭证	风火闭窍	突然昏倒,不省人事,两目斜视或直视,面红目赤,肢体强直,口噤,项强,两手握紧拘急,甚则抽搐,角弓反张。舌红或绛,苔黄而燥或焦黑,脉弦数	水沟、十宣、内关、风池、太冲	抽搐甚者,加合谷、阳陵泉
		痰火闭窍	突然昏倒,昏聩不语,躁扰不宁,肢体强直,痰多息促,两目直视,鼻鼾身热,大便秘结。舌红苔黄厚腻,脉滑数有力	水沟、十宣、内关、丰隆、天突	尿闭加中极、合谷
		痰湿蒙窍	突然神昏迷睡,半身不遂,肢体瘫痪不收,面色晦垢,痰涎壅盛,四肢逆冷。舌质黯淡,苔白腻,脉沉滑或缓	水沟、十宣、内关、足三里、三阴交、丰隆、气海	排痰不爽加天突
	脱证	元阳衰微	神昏,面色苍白,瞳神散大,手撒肢逆,二便失禁,气息短促,多汗肤凉。舌紫或萎缩,苔白腻,脉散或微	关元、神阙、足三里、水沟、内关	烦躁不安加四神聪

方法:内关用泻法;水沟用雀啄法,以眼球湿润为佳;刺三阴交时,沿胫骨内侧缘与皮肤成 45°,使针尖刺到三阴交穴,用提插法;刺极泉时,在原穴位置下2寸心经上取穴,避开腋毛,直刺进针,用提插法,以患者上肢有麻胀和抽动感为度;尺泽、委中直刺,用提插法使肢体有抽动感。余穴按虚补实泻法操作。

2.方案二

选穴:主穴为颞三针。在偏瘫同侧颞部,耳尖直上入发际 2 寸处为第一针,以此为中心,同一水平向前、后各移一寸处分别为第二针、第三针。肢体瘫痪加手三针(曲池、外关、合谷)、足三针(足三里、三阴交、太冲);语言不利加舌三针(上廉泉、上廉泉左右旁开 0.8 寸为第二、第三针);痴呆加头智针(神庭、双本神穴)。

方法:毫针平刺入头皮下,快速捻转 2～3 分钟,每次留针 30 分钟,留针期间反复捻转 2～3 次。行针后鼓励患者活动肢体。

(三)针灸治疗思路

中风是针灸临床上最重要的适宜证之一,居针灸治疗病种之首位。在治疗上积累了大量的经验。尽管中风的病理复杂,临床症状多样,但在恢复期及后遗症期基本上表现为肢体运动障碍、中枢性面舌瘫、吞咽困难,部分患者可出现失语、血管性痴呆等。在治疗上应遵循急则治标,缓则治本或标本同治的原则,急性期采用综合疗法,针灸作为辅助治疗以醒脑开窍为主。恢复期和后遗症期以醒脑调神,疏通经络为基本治疗原则。在选穴上以督脉穴为主调理脑神,结合肢体穴位疏通经络,再根据具体证型和兼证进行灵活选穴。另外,头针是常选用的治疗方法,可取顶颞前斜线、顶颞后斜线(均为瘫对侧)等。

中风的治疗是一个漫长的过程,需要多种疗法配合应用,包括针灸与中西药结合,针灸与康复结合以及综合针灸治疗。综合针灸治疗可采用体针和头针结合,肢体穴位可用电针、穴位注射、艾灸、梅花针叩刺、三棱针点刺出血以及拔罐法。在针灸治疗的同时,配合康复训练是非常重要的,应鼓励患者尽早下床,主动运动,这对于肢体功能的恢复是不可缺少的重要环节。

(四)针灸治疗中风的疗效特点

针灸治疗中风在急性期过后,即恢复期开始时疗效最为明显,此时患者常在针刺后肢体的活动范围有即刻的改善,原来不能运动的肢体可出现活动功能,给患者康复增强了信心,此时应积极鼓励患者下床进行肢体功能活动。在恢复期中疗效比较缓慢,需要多次针灸治疗效果的积累,而在后遗症期疗效非常有限,因此,要不失时机尽早进行针灸治疗。针灸治疗中风的疗效受多种因素影响,主要包括病变性质、部位及病程等。中风后脑损伤的严重程度是影响针灸疗效的最关键因素,患者的脑部损伤越严重,则度过危险期后的康复也较差,针刺疗效就会受到限制。凡有昏迷的中风患者提示脑部损害较重。昏迷时间越长,则病情越重,过了危险期以后的康复也越慢,最后针灸的效果也越差。局灶性脑梗死的针灸疗效优于大面积或多发性的脑梗死,病灶位于脑表浅部(如皮层),比深部(如基底核、内囊)疗效好,尤其是表浅局灶性病灶,如出现单瘫者,针灸疗效最好,这主要与脑表面侧支循环较丰富,而脑实质内部缺乏侧支循环有关;初次发病比再次发病疗效好。神经功能的康复与病程密切相关,病程在 3 个月内,特别是 1 个月之内,针灸常有显著疗效;针灸在 6 个月到 1 年仍有一定疗效,但进展比较缓慢,疗效不及前者。最近国外学者认为 3 年之内仍有进一步恢复的可能,因此,中风患者应早接受针灸治疗,并应长期坚持。一般而言年龄越大,针灸疗效越差,这与患者自身的整体情况和自我康复能力等有密切关系。越灵活的肢体部分的运动功能恢复越难,所以肢体远端功能的恢复比近端慢,较为灵活的上肢要比下肢的功能恢复为慢。上肢中又以手运动的恢复最难。

针灸配合康复训练是目前较为有效的治疗方法,康复的目的是预防和矫治各类功能障碍,提高和加强躯体控制功能,改善和增进日常生活能力。临床实践证实康复训练对于减轻中风后遗症和降低致残率至关重要,目前主张脑梗死发病的第 2 天就可作肢体被动运动,运动功能康复在病后 3 个月内最快,后 3 个月明显减慢。因此,针灸配合良好的早期康复训练可明显地提高疗效。

第三节 痫 病

痫病是一种发作性意识异常的疾病,俗称"羊痫风",其特征为发作性精神恍惚,甚则突然仆倒,昏不知人,口吐涎沫,双目上视,四肢抽搐,或口中如作猪羊叫声,移时苏醒,发作后如常人,反复发作。

中医学的痫病与西医学的癫痫基本相同。癫痫主要分为发作期和间歇期。发作期又区分为大发作、失神小发作、不典型失神发作、局灶性发作等。西医学认为,癫痫是神经元的异常放电导致的暂时性突发性大脑功能失常,根据发病原因可分为原发性和继发性两类,但在症状表现上均与痫病相同,皆与本证相关,因此可参照论治。

一、病因病机新论

(一)传统认识

中医学认为,本病多与先天因素、七情失调、脑部外伤、饮食失调等有关。母孕受惊,损及胎儿,精伤肾亏;大惊大恐,肝肾受损,阴不敛阳;跌仆撞击,脑窍受损,瘀血阻络;饮食失调,脾胃受损,痰浊内聚,均可使脏气失调,气机逆乱,阳升风动,痰瘀上壅,蒙蔽清窍,走窜经络而发病。

(二)现代新论

近代医家继承经典中医理论,认为癫痫多由骤受惊恐,先天禀赋不足,跌仆撞击等因素,导致风痰闭阻,痰火内盛,心肾亏虚,气血瘀滞所致。痫病的主要病理基础是肝、脾、肾的损伤,而风阳痰浊,蒙蔽心窍,流窜经络是本病发作的基本病理因素。另外,对痫病病机又有与瘀相关的论点,认为多种因素导致瘀血阻于脑窍是发生痫病的共同病机基础。

总之,现代医家对痫病病因病机的认识,可概括为病位在脑,与心、肝、脾、肾、胆关系密切,其病因病机可概括为风、火、气、痰、瘀蒙蔽心窍,壅塞经络,气机逆乱,元神失控而发病。

二、古代针灸治疗经验

本证在古代针灸文献中被描述为癫痫、痫、羊鸣等,多与现代的癫痫相关。早在《灵枢·寒热病》中已记载:"暴挛痫眩,足不任身,取天柱。"至清末为止,针灸治疗本证文献共达200余条。古代对癫、痫、惊风分辨不够明确,而癫证、惊风相关的条文不属本篇范围,阅读与分析时当注意辨析。

(一)选穴特点

1.循经选穴

多选膀胱经与督脉穴。《灵枢·经脉》云:膀胱经"其支者从巅入络脑";《难经·二十八难》云:"督脉……上至风府,入络于脑。"故临床多用膀胱经穴与督脉穴。常用穴位是百会、神庭、水沟、大椎、心俞、申脉、金门等。

选用任脉和心、心包、脾、肺经穴,本证多由痰迷心窍、脏气不平所致,而"脾为生痰之源,肺为贮痰之器。"任脉又为"阴经之海",循行于胸腹,与心、脾、肺广泛联系,故治疗本证多取任脉与心、心包、脾、肺经穴。常用穴为巨阙、中脘、神门、间使、劳宫、隐白、少商等。

重视奇经八脉,除上述督脉、任脉外,冲脉贯脊,与督脉相通,而《灵枢·寒热》又曰:"足太阳……在项中两筋间入脑,乃别阴跷阳跷。"故冲脉、阴跷、阳跷脉跟督脉一样,皆与脑、脊、背相关,故《脾胃论》曰:"病痫者,涎沫出于口,冷汗出于身,清涕出于鼻,皆阳跷、阴跷、督、冲四脉之邪上行……当从督、冲、二跷、四穴中奇邪之法治之。"因此八脉交会穴后溪、公孙、申脉、照海多被取用。

2.分部选穴

多选头部和手足部穴。例如《医宗金鉴》云:"神庭主灸羊痫风。"《类经图翼》谓:"水沟:癫痫卒倒。"《胜玉歌》曰"后溪鸠尾及神门,治疗五痫立便痊。"

多选四肢末端穴。因为本病常出现昏厥症状,当开窍醒神。如《奇效良方》载:"鬼眼四穴……治五痫等证,当正发时灸之,大效矣。"鬼眼即少商和隐白。

《杂病穴法歌》曰:"劳宫能治五般痫,更刺涌泉疾如挑。"

多选鸠尾部穴。因为鸠尾部有任脉之络穴和心之募穴,该部的膏肓又是痰浊隐藏之处,而癫痫多由痰迷心窍所致,任脉和心、脾、肺三脏相合于胸脘的鸠尾部,故多取该部穴鸠尾、巨阙和中脘等。如《席弘赋》道:"鸠尾能治五般痫。"《太平圣惠方》曰:"猪痫病如尸厥吐沫,灸巨阙穴三壮。"《扁鹊心书》载:"有气痫者,因恼怒思想而成,须灸中脘穴而愈。"

选上背部的背俞穴。因为上背部穴可以安神化痰,因此古人也选用该部穴,如《太平圣惠方》载,心俞主治"狂、痫心气乱"。

3.对症选穴

本证以痰浊内闭为主,故取鸠尾、中脘、巨阙、心俞、肺俞等祛痰之穴,如《针灸大成》载:"锦衣张少泉公夫人患痫证二十余载……取鸠尾、中脘,快其脾胃,取肩髃、曲池等穴,理其经络,疏其痰气。"

对于风痰夹杂者,当取祛风之穴,《针灸资生经》曰:"人有患痫疾,发则僵卧在地,久之方苏,予意其用心所致,为灸百会,又疑是痰阙致僵仆,为灸中脘,其疾稍减,未除根也,后阅脉诀后通真子有爱养小儿,谨护风池之说,人来觅灸痫疾,必为之按风池穴,皆应手酸疼,使灸之而愈。"

对于痰热搏结之痫,可配合选用清热之穴,如《医宗金鉴》取百会治"痰火癫痫";《备急千金要方》曰:"心痫之为病,面赤,心下有热,数灸心下第二肋端宛宛中……又灸手心主及少阴各三壮"。

4.按时选穴

古人认为本病的发作与时间和人体的阴阳变化有关,癫痫昼发为阳气不足,夜发为阴气不足,而阳跷主阳气,阴跷主阴气,故重视按时选穴。如《卫生宝鉴》载:"洁古老人云,昼发取阳跷申脉,夜发取阴跷照海。"《医学纲目》曰:"痫……平旦发者足少阳,晨朝发者足厥阴,日中发者足太阳,黄昏发者足太阴,人定发者足阳明,半夜发者足少阴。"

(二)针灸方法

古代治疗癫痫,多用艾灸。如《针灸聚英》载:"丹溪治一妇人久积怒与酒,病痫,目上视,扬手踯足,筋牵喉响流涎,定则昏昧,腹胀痛冲心,头至胸大汗,痫与痫间作……乘痫时灸大敦、行间、中脘……又灸太冲、然谷、巨阙,及大指甲肉……又灸鬼哭穴。"《循经考穴编》载少商穴"禁灸,唯癫痫可灸七壮"。《医心方》载:"灸痫法:囟中未合,骨中随息动者,是最要处也,灸五壮。"因为小儿囟门不可针刺,故用灸法。

古人也采用针刺方法,如《针灸大成》云:"户部王缙庵公乃弟,患心痫疾数载矣""刺照海、列缺,灸心俞等穴,其针待气至,乃行生成之数而愈,凡治此症,须分五痫。"又载:"其女患风痫甚危……乃针内关而苏。"

对于血瘀明显者,还采用放血疗法,尤其是采用耳后刺血法。如《太平圣惠方》曰:"耳后完骨上青络盛,卧不净,是痫候,清旦大脉刺之,令血出也。"《神灸经纶》也说:"癫痫病……先宜看耳后高骨间先有青脉纹,抓破出血可免其患。"此外,百会、龈交、液门等穴亦有放血的记载。

三、临床治疗现状

(一)痫病的针灸治疗

痫病的辨证治疗见表 4-3。

表 4-3　痫病常见证型治疗表

证型	症状		主穴	配穴	
痰火扰神	以突然仆倒,不省人事,两目上视,口吐涎沫,牙关紧闭,甚则大小便失禁,肢体抽搐,移时苏醒,反复发作为本病特征	每因郁怒而发,气高声粗,痰声漉漉,苏醒后仍烦躁,失眠,头昏头痛,面颊潮红,口干苦,便闭尿黄。舌红,苔黄腻,脉弦滑数	急性发作加人中、涌泉、少商	肝俞、心俞、大椎、太冲、百会、巨阙、腰奇	白昼发作加申脉 夜间发作加照海	曲池、内庭
瘀阻脑络	轻者发作次数少,瞬间即过,间歇期如常人;重者发作次数多,持续时间长,间歇期常有精神不振、思维迟钝等	颜面口唇青紫。舌质紫黯或有瘀点,脉弦或涩				三阴交、膈俞
肝肾阴虚		癫痫久发,日久难愈。精神恍惚,头昏目眩,失眠健忘,腰膝酸软,大便干燥。舌红苔少,脉细弦数		肝俞、肾俞、太溪、足三里、中脘、大椎、腰奇		神门、三阴交
心脾两虚		癫痫久发,日久难愈。神疲乏力,精神萎靡,头昏心悸,纳呆,肢软无力。舌淡,苔白,脉细弱				三阴交、中脘、足三里

（二）针灸治疗思路

癫痫的病因病机总属阴阳失衡，痰瘀阻于脑窍。针灸治疗发作时应以攻邪为主，当开窍定痫；缓解期要查阴阳虚实，脏腑所属，心、肝、脾、肾之主次，病变经络，从而调节脏腑经络，明施补泻。

在发作期，实证者，常见肝火扰神、瘀阻脑络之证，取背俞穴、任督二脉、足厥阴肝经腧穴为主，毫针应用多泻法；虚证者，多为肝肾阴虚或心脾两虚，取背俞穴、任督二脉、足阳明胃经、足少阴肾经为主，毫针应用多补法；诸型均宜配取具有特异治疗作用的经外奇穴腰奇。急性发作之时窍闭神昏，当开窍醒神，取穴人中、涌泉、百会等。此外，根据发在白昼者为阳跷病，发在夜间者为阴跷病的理论，分别选取申脉或照海，也是临床常用的取穴方法。

癫痫呈慢性、反复发作，不同时期应综合使用不同的针灸疗法，必要时和西药联合使用，癫痫大发作、持续状态不应单纯针灸，应及时进行抢救。频繁发作者多结合电针、芒针、穴位注射等，缓解期多结合灸法、穴位埋线、耳穴等。

近年研究发现，头针与体针结合以头针为主进行癫痫的治疗取得了满意的疗效，头针主要选用运动区、晕听区、舞蹈震颤控制区等，这种治疗方法可重复性强，便于在临床推广。

（三）针灸治疗癫痫的疗效特点

针灸治疗癫痫具有调理气血，醒脑开窍，熄风定惊，平衡阴阳，宁神安志的作用，无毒副作用，故可长期施治。病程短、病情轻者效果较好，病程长、病情重者效果较差，故本病应及早治疗。发病 5 年后针灸治疗疗效不良。儿童癫痫起病愈早，针灸疗效愈差，1 岁前发病者发作很难控制。脑电图正常或接近正常针灸疗效较好，异常脑电图，尖慢波或局限性棘波针灸疗效差。脑电图异常见于顶、枕和中央区针灸疗效较好，位于颞、额区疗效较差。儿童中央区棘波疗效较好。对于一些较难取效的癫痫以及对抗痫药产生抗药性，病情控制不理想的患者，在西药基础上配合针灸的综合疗法往往可以提高效果。针灸治疗取得疗效后，应坚持治疗一定时间。间歇期的针灸治疗同样十分重要。对于癫痫持续状态的治疗要中西医结合，针药并用，必要时采用急救措施，以保障不危及患者生命。

统计发现，目前针灸治疗癫痫的总有效率较高，而治愈率偏低，仅占 1/3。这种情况基本反映了临床的实际，即针灸可以减少或减轻癫痫的发作，但根治较难。本着"治病求本"的原则，在临床应对本病的发病原因，特别是原发性癫痫的病因、机制进行治疗，才可进一步提高针刺对本病的治愈率。

第四节 痴 呆

痴呆又称呆病,是以呆傻愚笨为主要临床表现的一种神志疾病。早期以善忘为主,病情轻者可见近事遗忘,反应迟钝,寡言少语,日常生活活动部分不能自理等症;病情重者常表现为远事亦忘,时空混淆,计算不能,不识亲人,言辞颠倒,或重复语言,或终日不语,或忽哭忽笑,神情淡漠或烦躁,不欲饮食,或饮食不洁,或数日不知饥饱,日常生活活动完全需他人帮助,甚至不能抵御危险伤害。

中医学的呆病范围十分广泛,现代医学的阿尔茨海默病(老年性痴呆)、血管性痴呆、额颞叶痴呆、路易体痴呆、帕金森病、亨廷顿病、正常脑压脑积水、脑淀粉样血管病、脑外伤和脑炎后遗症以及癫痫和其他精神性疾病,出现记忆减退、呆傻愚笨、性情改变等符合本病特征者,均可参考本节辨证论治。

中医学的痴呆以呆傻愚笨为主症,与西医的血管性痴呆所表现的由脑血管因素引起的脑循环障碍,脑组织受损导致的一种认知功能缺损的综合征不完全一致,血管性痴呆主要表现为认知、记忆、语言、视空间机能障碍、情感或人格等方面的改变,因此,在针灸临证时,应正确区别二者的异同与联系,在分析其病因病机、辨证规律及借鉴古人针灸治疗经验时,选用正确的方法加以治疗。

一、病因病机新论

(一)传统认识

对中老年痴呆症,传统中医多认为或由痰浊阻窍,或由肝肾不足引起。中壮年人的痴呆起于癫狂或痫证之后者,多与痰浊阻窍密切关联。如痫久气血耗伤而积痰内盛;痫久而肝气郁结克伐脾土;或起居、饮食失调使脾胃受伤而致痰湿壅阻,蒙蔽清窍而生本病。肝肾不足者,如老年人病痴呆者,当由久病血亏气弱,心神失养或肝肾不足,脑神不充而成。本病进程缓慢,病理改变以本虚标实为主。其虚在肝肾者,以脑髓不健为主,其虚在脾胃者,多生痰湿、闭阻清窍,还有气虚,运血无力,致使络脉瘀阻。

(二)现代新论

古代"痴呆"病名与西医学的血管性痴呆病并无完全直接的对应关系。现代中医学家对血管性痴呆的病因病机、临床症状进行了深入研究,并已有较深刻地认识。

研究者通过对血管性痴呆的观察发现,在其证候演变发展的过程中,存在三个相对独立的时期,即病情相对平稳的平台期、病情波动期及病情下滑期。三期的病理特征及证候表现各不相同。平台期以肝肾精亏,痰瘀阻络;脾肾不足,痰瘀阻络;肝脾肾虚,痰瘀阻络为常见证候。患者多表现为神情呆滞,反应迟钝,善忘失算,懒动少言,肢体笨拙,舌质暗,脉沉弦。或兼有腰膝酸软,尿频、急迫或尿失禁,头晕昏沉,视物模糊,半身不遂,言语不利以及四肢不温,气短乏力等症。波动期则以风痰瘀阻扰动为主要证候,病理以痰浊瘀阻蒙窍,痰热内扰之实邪亢盛为主要特征,患者表现呆滞明显,头昏沉、嗜睡懒动加重,痰涎增多,口中黏腻不爽流涎,口臭,心烦不寐,或便干便难,苔白腻、黄腻或厚腻,脉滑等,或可见头晕头痛,心烦急躁易怒,舌强肢麻,口中流涎,痰粘,言语不利加重,苔腻,脉滑等。下滑期则以风火上扰,浊毒阻络,或痰浊蒙窍,浊毒阻络,或痰火扰心,浊毒阻络为常见证候。患者表现呆滞加重,双目无神,不识事物,面色晦暗,秽浊如蒙污垢或兼面红微赤,口气臭秽,口中粘涎秽浊,溲赤便干或二便失禁,肢麻、颤动,舌强语謇,烦躁不安甚则狂躁,举动不经,言辞颠倒,苔厚腻,脉浮弦大或弦实有力或脉细数等。

也有学者认为,脑中血海受损会造成血络瘀滞,轻者血凝痰生,热结毒生,脑络瘀塞,损伤脑腑神机,重者脑气不能束邪,内风统领热邪火毒,窜扰脑络,毒害脑髓,元神受损,神机不用而成痴呆。

还有学者以虚瘀浊毒立论,提出毒损经脉、脑髓的病机假说,指出血管性痴呆与中风病有共同的体质因素,二者发病机制密切相关,中风后脑络瘀阻,浊毒内生,败坏脑髓,神机失用发为痴呆。

虽然现代医家对病因病机的认识各有不同,但综合起来,认为本病不外乎由虚、风、火、痰、瘀、郁多种因素相互影响为患的疾病。病理变化以虚为本,风、火、痰、瘀、郁为标,是一种本虚标实,虚实夹杂的疾病。血管性痴呆的病位在脑,与五脏相关,肾虚是该病发生发展的根本原因,痰浊停聚和脉络瘀阻化毒为害,产生的"内生之毒"则是本病在发病过程中的基本病理环节,并且贯穿于疾病的始终。因为肾藏精,主骨生髓,脑为髓海,年迈体弱,久病及肾,肾精亏虚,髓海失充,脑萎髓空,脑失所养,神机失用而出现痴呆。因此,血管性痴呆的发病多为久病入络,在肾精亏虚、痰瘀内阻的基础上,虚痰瘀相互影响转化,痰浊阻滞,化热生风,酿生浊毒,败坏脑髓形体,致神胆失用,灵机皆失而成。其发病机制不脱离"年老体衰""发于中风""病变在脑"。此外,毒邪一旦生成,其最大特点是败坏形体,损伤脏腑经络,造成病势缠绵,顽固不愈。

二、古代治疗经验

本证在古代针灸文献中被描述为痴、呆、痴醉、心痴等,与现代临床上的先天性痴呆、阿尔茨海默病、血管性痴呆等病相关。在《琼瑶神书》中已记载:"痴呆之证取气上,复取升阳要升阴,神门提按刮战法,三里取下即安康。"至清末为止,针灸治疗痴呆文献已有数十条。

(一)选穴特点

1.循经选穴

(1)选心经穴。《灵枢·邪客》云,心乃"精神之所舍",《灵枢·本神》曰:"心藏脉,脉舍神。"心血充盈,则神志清晰,思维敏捷,因此古代常用心经穴治疗本证。常用穴为神门、灵道、通里、少冲等。

(2)选用膀胱经穴。脏腑之气输注于膀胱经背俞穴,刺激与五脏相关的背俞穴,可以达到调整心神功能的目的,故常取心俞、肺俞、肾俞及譩譆等穴。

(3)选取肾经穴。肾藏精,主骨生髓,肾精充足,则骨髓生化有源,髓海充盈,则神清气明,思索灵敏,所选穴为大钟、涌泉、照海等。

2.分部选穴

古人治疗本病症多选四肢末部(腕踝以下)穴,且以上肢阴面穴,即手掌部穴为主。在手掌部诸穴中,神门穴的应用远高于其他诸穴,为全身选穴之首。如《流注通玄指要赋》云:"神门去心性之呆痴。"《玉龙歌》道:"神门独治痴呆病,转手骨开得穴真。"而灵道、通里在神门之旁,后溪与督脉相通,故灵道、通里、后溪也被选用。如《针方六集》载,灵道主治"心内呆痴,五痫"。

足阴部与手掌部相对应,故足阴部与手部神门穴相对应的大钟穴也有治呆之效,如《标幽赋》曰:"端的处,用大钟治心内之呆痴。"《针灸大全》载:通里、后溪、神门、大钟相配,治"心性呆痴,悲泣不已",此为取四肢末部穴之例。

在四肢末部诸穴中,少商、中冲、少冲、隐白、涌泉等井穴皆被选用,如《针灸大成》载:手少阴井(少商)配神门治"呆痴忘事,颠狂"。此外,古人又常取心俞等膀胱经的背俞穴及百会、上星等头部之穴,如《类经图翼》载:"痴:心俞、神门。"《循经考穴编》云:"譩譆:窦氏云,癫狂痫痴可针。"《医学入门》云:"心痴呆……上星亦好。"

(二)针灸方法

古人十分重视艾灸的应用,常灸四末以开窍,如《针方六集》取"鬼哭四穴,在手足大指端,去爪甲外侧,用绳缚定,取两指缝内是穴,灸七壮",以治"痫疾呆痴",此四穴即少商、隐白。敦煌《灸法图》载:"灸诸癫狂、呆三十年",取天窗(头顶)、肩井、风门、肺俞、心俞、肾俞、手心、五井、脚五舟(膝部附近)、足心,"二十一处,各灸五百壮",可见其壮数之多,刺激量之大。所选穴位除了井穴等末部穴外,还取头顶穴、背俞穴,以及膝部之穴。对于气血亏损引起的痴呆,古人则灸关元等补益之穴,如《扁鹊心书》载:"神疑病,凡人至中年,天数自然虚衰,或加妄想忧思,或为功名失志,以致心血大耗,痴醉不治,渐至精气耗尽而死,当灸关元穴三百壮,服延寿丹一斤。"

古人亦常用针刺调气法治疗本证,如《琼瑶神书》曰:"痴呆之证取气上,复取升阳要升阴,神门提按刮战法,三里取下即安康。"在针刺中古人还采用补泻之法,如《医学纲目》载:"呆痴:神门(一穴,沿皮向前三分,先补后泻,灸之)、后溪(补生泻成)。"

三、临床治疗现状

(一)痴呆的治疗

痴呆的辨证治疗见表 4-4。

表 4-4　痴呆常见证型治疗表

证型	症状	主穴	配穴
髓海不足	耳鸣、耳聋,记忆模糊,失认失算,精神呆滞。兼发枯齿脱,腰脊酸痛,骨痿无力,步履艰难,举动不灵,反应迟钝,静默寡言。舌瘦色红,少苔或无苔,多裂纹,脉沉细	百会、风池、神庭、本神、神门、太溪、四神聪	命门、肾俞
气血亏虚	呆滞善忘,倦怠嗜卧,神思恍惚,失认失算。兼少气懒言,口齿含糊,词不达意,心悸失眠,多梦易惊,神疲乏力,面唇无华,爪甲苍白,纳呆食少,大便溏薄。舌淡胖,边有齿痕,脉细		气海、关元、足三里

证型	症状	主穴	配穴
痰浊蒙窍	终日无语,表情呆钝,智力衰退,口多涎沫。兼头重如裹,纳呆呕恶,脘腹胀痛,痞满不适,哭笑无常,喃喃自语,呆若木鸡。舌胖大有齿痕,苔腻,脉滑		中脘、丰隆、阴陵泉
瘀血阻络	言语不利,善忘,易惊恐,或思维异常,行为古怪。兼表情迟钝,肌肤甲错,面色黧黑,唇甲紫暗,双目暗晦,口干不欲饮。舌质暗,或有瘀点瘀斑,脉细涩		血海、膈俞、三阴交
心肝火旺	急躁易怒,善忘,判断错误,言行颠倒。兼眩晕头痛,面红目赤,心烦不寐,多疑善虑,心悸不安,口燥咽干,口臭口疮,尿赤便干。舌质红,苔黄,脉弦数		行间、曲池、合谷

(二)血管性痴呆的治疗

1.常用方案

(1)针刺法。

选穴:神门、百会、神庭、风池、四神聪、太溪、肾俞、命门、大钟、悬钟、足三里。

方法:毫针常规刺法,头部腧穴平补平泻,其余腧穴均用补法,每周2~3次,4周为1个疗程。

(2)电针。

选穴:风池、百会、神庭、四神聪。

方法:双侧风池接一对电极,百会、神庭接一对电极,四神聪前后、左右各接一对电极,选用疏密波,每次30分钟,每周2~3次,4周为1个疗程。

(3)头针。

选穴:顶中线、顶颞前斜线、顶颞后斜线。

方法:将1.5~2.0寸毫针刺入帽状腱膜下,快速捻转,得气后留针30分钟,每周3次,3个月为1个疗程。

(4)艾灸。

选穴:百会、大椎、关元、气海、足三里。

方法:用艾条温和灸,以局部皮肤潮红为度,每周 2～3 次,4 周为 1 个疗程。

(5)耳针。

选穴:皮质下、顶、颞、枕、心、肝、肾、内分泌、神门。

方法:每次在一侧耳郭选 2～4 穴,采用压丸法,每 3 天更换 1 次,两耳交替进行,可长期进行治疗。

2.针灸治疗思路

随着对痴呆病机认识逐渐深入,病位发生了从"心"到"脑"的变化。因此治疗思路也随着病机的变化而改变,治疗上以调理脑神为主,多选用督脉头部穴位为主,肝脾任督脉和膀胱经穴为辅,再辨证配穴。临床上本病以虚为本,以实为标,多虚实夹杂。因而,针灸治疗当分虚实。虚证者,应配合填精补髓、健脾补肾、益气养血,多取肾经、膀胱经、任脉及脾胃经穴为主;实证者,配合化痰开窍、清心平肝、活血通络、解毒化浊,多取心经、肝经、脾经及任脉穴。

古代对于痴呆的病机认识集中于心肾,因此论治亦可从心、肾入手,调心以治气,补肾以治精,将调心、补肾法作为治疗痴呆的重要法则之一。

在针灸疗法选择上以毫针艾灸为基础,随着现代科学研究的进展,各种不同新疗法也广为应用,如电针、头针疗法的运用,这些针灸疗法不但疗效确切,也发展了针灸理论、丰富了针灸临床内涵。

操作方法可以针灸并用,发挥多种疗法的协同作用,并在针灸治疗同时,重视精神调理和智力训练,以及生活护理。还要重视脑血管病的防治,强调中西医学结合,针灸中药并用,才能进一步提高临床疗效。

3.针灸治疗血管性痴呆的疗效特点

针灸对早期、轻中度的血管性痴呆有提高智力、延缓病情进展的作用。对痴呆程度严重,尤其是晚期患者,针灸尚无确切疗效。

针灸治疗痴呆近年来研究较多,治疗方法多样,研究表明,针灸可以改善大脑皮质功能,通过改善血液循环,增强神经元代谢,尤其对于血管性痴呆,针灸可以明显改善近期症状,恢复血管性痴呆患者的智力及社会活动功能,而且发现针灸治疗对血管性痴呆患者的血脂、血液流变学、血液生化指标、脑电波等具有一定影响,因此针灸对血管性痴呆的防治确有疗效。在近年进行的系统评价中表明,电针治疗血管性痴呆安全,对改善整体功能和认知功能均较对照组有效,其中电针对整体功能改善的有效性较好。

　　针灸治疗本病起效一般较慢,效果维持的时间不够长久,治疗该病的总体疗效是在长期治疗的积累中形成的,对于长期坚持治疗的患者,症状改善明显。在临床中发现,治疗期间智力改善明显,停止针灸治疗后病情则会有反复,因此要鼓励患者及家属坚持针灸治疗。

　　本病继发于脑血管病,因此对于脑血管的预防及控制也尤为重要,因此本病的疗程较长,甚至要终身治疗。

第五章

脾胃系病证

第一节 胃 脘 痛

胃脘痛也称"胃痛",以上腹胃脘部近心窝处经常发生疼痛为主证,多兼有胃脘部痞满、胀闷、嗳气、吐酸、纳呆、胁胀、腹胀等症。常反复发作,久治难愈,甚至可出现吐血、黑便、呕吐、卒腹痛等。

西医学的急慢性胃炎、消化性溃疡、胃痉挛、胃下垂、胃神经官能症等疾病出现胃痛症状者,均可参考治疗。

急慢性胃炎、消化性溃疡多以胃脘部疼痛为主要症状,与中医的胃脘痛较吻合。这几种疾病也可主要表现为呕吐、呃逆等症,在分析其病因病机、辨证规律及借鉴古人针灸治疗经验时,应考虑到二者的联系与区别。

一、病因病机新论

(一)传统认识

中医学认为寒邪客胃、饮食伤胃、肝气犯胃、脾胃虚弱皆可引起胃受纳腐熟之功能失常,胃失和降而导致胃痛。胃痛初发,多属实证,其病在胃,与肝关系密切。寒邪客胃或饮食伤胃,使胃失和降,气机上逆;肝气郁结,横逆犯胃,肝胃气滞,胃部脉络不通而致胃痛。病久常见虚证,病位主要在脾,也有虚实夹杂者,表现为脾胃同病或肝脾同病。脾胃不健,运化无权,升降转枢乏力,气机阻滞;脾胃阳虚,阴寒内盛,胃失温养;阴津暗耗,胃失濡养,气机失调,均可引起胃痛。

如上所述,胃痛的病因虽有寒凝、食积、气滞、火郁、血瘀、阳虚、胃失温养、阴虚胃失濡的不同,病理有虚实寒热、在气在血之异,痛的程度和特征也各有差异,但其发病机制确有共同之处,即"不通则痛"。

(二)现代新论

现代中医对急性胃炎的辨治,认为主要病因是外邪犯胃或饮食不慎所致。感受风寒暑湿之邪,或秽浊之气,侵犯胃腑,阻遏中焦,致使中焦气机不利,脾胃升降失常,从而发生胃脘疼痛。饮食不节,食滞中焦,胃失和降;嗜食辛辣肥甘,湿热内生,蕴于中焦;过食生冷,寒积胃脘,阻遏中阳,均可使胃失和降,浊气上逆,发生胃痛、嗳气、呕吐等症。

现代中医在认识慢性胃炎时,除认为与外邪犯胃或饮食失调有关外,也强调情志致病、因瘀或因虚致痛。肝郁气滞,横逆犯胃,胃失通降,则出现脘腹胀满、嗳气吞酸、两胁胀痛等症。气滞日久,血行不畅,瘀血内结,其痛更甚,并可出现呕血、黑便等。此外,脾胃虚寒,中阳不运,可发为胃脘隐痛,喜温喜按,时泛清水,纳呆便溏;胃阴不足,胃失濡润可发为阴虚胃痛。有学者认为,慢性胃炎的基本病机,可归纳为其本是脾胃虚弱,升降失常;其标为热毒侵袭,肝胃郁热;其变为久病入络,气血瘀滞。

消化性溃疡以胃脘痛、吞酸、吐酸、嘈杂为主证,呕血则是常见的并发症。西医学认为消化性溃疡病是一种多病因的疾病,其中神经精神因素对其发病和病情加重有重要关系;饮食因素可破坏胃液分泌的规律性。现代中医学也认为消化性溃疡病的发病与情志不舒和饮食所伤关系密切。可见,两者的认识基本是一致的。情志不舒致病者,因于肝气郁结,疏泄失常,横逆犯胃,胃失和降,气血瘀滞不通,故发为胃脘痛;肝气犯脾,脾失健运,湿浊内生,升降失常,胃气上逆,出现吞酸、吐酸、嘈杂等症;久痛入络,络脉失和,气血瘀滞,上腹刺痛,痛而拒按,呕血便血。饮食所伤所致者,饮食不节,损伤脾胃,脾不健运,气失和降,气机阻滞,则胃脘疼痛;嗜食辛辣肥甘,损伤脾胃,湿热内生,通降失调,则出现脘痛、吞酸、嘈杂。脾胃虚寒,中阳不运,可发为胃脘冷痛,喜暖喜按,食少便溏;中气不足,脾不统血,气不摄血,则出现呕血、便血。可见正气亏虚、瘀血阻络是消化性溃疡重要的发病因素。

二、古代治疗经验

胃脘痛在古代针灸文献中被描述为胃脘痛、心下痛、上腹痛、脐上痛、胸下痛等,与现代临床上的胃、食管、横膈膜等器官的疾病相关。早在马王堆帛医书《阴阳十一脉灸经》中已记载:"臂钜阴之脉:其所产病,胸痛,脘痛,心痛。"《灵枢·邪气藏府病形》则提出了具体的穴位:"胃病者,腹䐜胀,胃脘当心而痛……取之三里也。"至清末为止,针灸治疗本证文献近百条。

(一)选穴特点

1.循经选穴

多选任脉穴。任脉循行于胸腹正中,经胃脘部;胃脘痛又常与正气亏虚、奔豚气上相关,故又多取小腹部任脉穴以补虚调气。常用穴为中脘、气海、关元、下脘、巨阙等。

多选脾、胃经穴。胃脘痛与脾、胃的关系最为密切,所以古人多取脾、胃经穴予以治疗。《灵枢·经脉》中脾经的"是动病"和"所生病",即分别有"胃脘痛"和"心下急痛"之证。常用穴为公孙、商丘、大都、太白及足三里、乳根等。

多选膀胱经穴之背俞穴。胸腹脏腑与背俞穴的关系十分密切;现代医学也认为,控制胃与食管的交感神经,大多从背部脊髓胸5~10发出,因此治疗本证多取相应背俞穴。常用穴为膈俞、胃俞、脾俞、肾俞等。

选取肾、肝经穴。肾经、肝经循行于胸腹部,与胃脘部关系也很密切,且肝木、肾阳也影响着脾胃功能。常用穴为水泉、阴谷、幽门及章门、期门等。

2.分部选穴

古人多取胸腹部穴,此为局部选穴法。如《类经图翼》:"中脘:凡脾冷不可忍,心下胀满,饮食不进不化,气结疼痛雷鸣者,皆宜灸之,此为府会,故凡府病者当治之。"《类经图翼》取巨阙,配大都等穴,治疗"胃心痛,腹胀胸满,或蛔结痛甚,蛔心痛"。

因为足三阴经循行于胸腹部,所以古人亦多取足三阴的五输穴等特定穴,其中特别是脾经穴,与胃脘关系更为密切,如《标幽赋》云:"脾痛胃疼,泻公孙而立愈。"《灵枢·厥病》曰:"胃心痛也,取之大都、太白。"取肾经穴者,如《备急千金要方》取"水原、照海",治疗"心下痛"。古人也取大敦、行间、太冲等肝经穴。

古人又取上背部相应背俞穴,如《类经图翼》载:膈俞、脾俞、胃俞等相配治疗"胃脘痛"。《神应经》载:肾俞、肺俞、胃俞等穴相配治疗"胃痛"。

足三里为胃经合穴,"合治内府",故取足三里穴可治胃府之证,如《灵枢·邪气藏腑病形》曰:"胃脘当心而痛……取之三里也。"内关为心包经络穴,又是阴维脉的交会穴,心包经属心包,络上、中、下三焦;阴维脉亦循行于胸腹部,故内关也是古代治疗本证的要穴,《针灸大全》载:内关主治"胁肋下疼,心脘刺痛"。

3.对症选穴

冷痛选脘腹部穴。如《针灸甲乙经》载:天枢主治"冬日重感于寒则泄,当脐而痛,肠胃间游气切痛"。又取脾、胃经远道穴,如《循经考穴编》曰:公孙主治"膈胁冷气相乘,胃脾疼痛";《周氏经络》载:足三里主治"胸胃内寒冷而疼"。取背腧穴,如《类经图翼》载:膈俞主治"膈胃寒痰暴痛"。取小腹部穴以补肾益气,壮阳祛寒,如《名医类案》载:"滑伯仁治一妇,病寒为疝,自脐下上至心,皆胀满攻痛,而胁疼尤甚……此由寒在下焦,宜亟攻其下,毋攻其上,为灸章门、气海、中脘,服延胡索桂椒。"

热痛选脾、胃经远道穴。如《备急千金要方》载:公孙主治"实则胃热,热则腹中切痛";《循经考穴编》载:厉兑主治"胃中积热,胃脘疼痛,便结便血"。取背腧穴,如《针灸甲乙经》载:脾俞主治"热引胃痛"。又根据辨证取其他经穴,如《脉经》曰:"小肠实也,苦心下急痛,小肠有热,小便赤黄,刺手太阳经,治阳,太阳在手小指外侧,本节陷中(即后溪穴也)。"相对其他证型而言,治疗热痛以远道五输穴为多,而胃脘部穴则较少。

虚痛选脾、胃经穴。如《类经图翼》云:"商丘:脾虚腹胀,胃脘痛,可灸七壮。"《周氏经络》言:足三里主治"凡五劳七伤……胸胃内寒冷而疼"。又因为本证之虚日久则及肾,因此也取小腹部穴以补元益气,强肾壮阳,《太乙神针》载:气海主治"脏气虚惫,真气不足"之"心脐下冷痛"。

气郁痛,可有气聚、气逆、气上、气攻痛等症状,这些症状多位于胸脘部,有时还涉及小腹部,古人根据局部选穴原则,重视选胸脘和小腹部穴,也选相应背腧穴,如脾俞等。如《针灸集书》云:"章门、气海、期门、关元、中极、中府、四满、阴交、石门、天枢、中脘、气穴,以上穴并治贲豚气,上腹膪痛。"

食积痛多选胃脘部穴。如《类经图翼》载:下脘主治"脐上厥气坚痛,腹胀满,寒谷不化"。此外,古人也取脾、胃经远道穴以健脾和胃,消食止痛,如《针灸大全》载:公孙配解溪、太仓(中脘)、三里,治疗"胃脘停食,疼刺不已"。

水湿痰痛多选与脾、胃相关的穴位。如上述"寒痛"中,取膈俞,治疗"膈胃寒痰暴痛";又如《循经考穴编》载:内庭主治"胃口疼,停痰积冷"。对于脘膈部的水湿疼痛,古人则取内关穴以宽胸利水,如《针经指南》载:内关主治"水膈并心下痞痛(脾胃)"。

总之,对于各型胃痛,古人均取与脾胃相关的穴位,其中包括胃脘局部穴,脾、胃经远道穴,以及其他与脾、胃相关的穴位(如背腧穴、八脉交会穴等)。对于寒痛、虚痛、气痛,还可考虑取小腹部穴(如气海、关元、中极等);对于热痛,则可根据辨证选取相应经脉在四肢部的五输穴(如公孙、厉兑、后溪等)。

(二)针灸方法

1.针刺止痛

古人常用针刺治疗本证,如《济生拔萃》言:"心下痛不可忍,刺任脉中脘、气海二穴立愈。"《丹溪手镜》曰:"胃脘痛也,心下急痛如锥刺,刺太溪。"古人还采用多种针刺方法,如《琼瑶神书》采用盘法提升阳气:"九种心疼及脾胃,上脘盘盘要升提,大陵一使升阳法,关元脾气定灾详。"对于实痛,古人采用针刺泻法,对于虚痛,则采用针刺补法,如《脉经》云:"心下苦满急痛,脉紧为实……针巨阙、下管泻之。""胃中痛,宜服栀子汤、茱萸乌头圆,针胃管补之。"

2.灸法温阳

因为艾灸具有温通作用,故可治疗本证之寒痛、虚痛、气痛、食积痛。治疗"虚痛",《类经图翼》取商丘"灸七壮";治疗"气痛",《世医得效方》灸气海、关元、期门;治疗食积痛,《类经图翼》取幽门,治疗"心下痞胀,饮食不化,积聚疼痛,可灸十四壮"。

3.刺血祛瘀

对于实邪瘀阻者,采用刺血疗法,如敦煌医书《吐番医疗术》记载,古代藏医割刺"肝脉"放血,以治疗饮酒过量引起的"胃痛"。

三、临床治疗现状

(一)胃痛的治疗

胃痛的辨证治疗,见表5-1。

表 5-1　胃痛常见证型治疗表

证型	症状	主穴	配穴
肝气犯胃	胃脘胀满而痛,连及两胁,嗳气频作,善太息,发作及加重与情绪相关。苔薄白,脉弦	中脘、内关、足三里、太冲、期门	呃逆甚加膈俞、膻中;胁痛明显加阳陵泉
寒邪客胃	胃脘冷痛暴作,或呕吐清水痰涎,得温痛减。苔白,脉弦	中脘、内关、足三里、公孙、梁丘、神阙	痛甚加梁丘、合谷
饮食伤胃	暴饮暴食,胃脘胀痛,嗳腐吞酸,或呕吐不消化食物,吐后痛减。苔厚腻,脉滑	中脘、内关、足三里、下脘、梁门	胃中嘈杂加公孙

续表

证型	症状	主穴	配穴
胃阴不足	胃痛日久，隐隐作痛，口燥咽干，大便干结。舌红少津，脉细数	中脘、内关、足三里、三阴交、脾俞、胃俞、太溪	胃中灼热加内庭
脾胃虚寒	胃痛日久，胃痛隐隐，喜温喜按，空腹痛甚，返吐清水，纳差，神疲乏力，大便溏薄。舌淡苔白，脉虚弱或迟缓	中脘、内关、足三里、脾俞、胃俞、关元	脐腹冷痛加神阙
瘀阻胃络	胃痛日久，疼痛较剧，痛有定处而拒按，或痛如针刺，食后痛甚，或见吐血黑便。舌质紫暗，脉涩	中脘、内关、足三里、膈俞、三阴交、太冲	便血加血海；呕血加郄门；痛甚加梁丘

(二)胃炎、胃溃疡的治疗

1.急性胃炎的常用方案

(1)体针为主。

选穴：中脘、足三里、内关、胃俞。呕吐重者，加公孙；痛重者，加梁丘；寒邪犯胃者，加神阙；食积者，加下脘、建里、内庭。

方法：疼痛、呕吐剧烈者，先针内关、足三里、公孙，用捻转结合提插法强刺激，间歇行针，每隔数分钟行针1次。待疼痛稍缓后，再针中脘，平补平泻，刺激不宜过强，留针30分钟。因寒所致者，在神阙、中脘加用温和灸，每穴10~15分钟。每天治疗1~2次。

(2)耳针。

选穴：胃、脾、交感、神门。

方法：毫针刺，疼痛发作时用中度刺激，留针并间歇行针；疼痛缓解时用轻刺激，每天1次。也可用耳穴压丸法。

(3)穴位注射。

选穴：脾俞、胃俞、中脘、内关、足三里。

方法：可选用硫酸阿托品或普鲁卡因注射液，每次取2~3穴，每穴注入药液0.5~1 mL，每天1次。

2.慢性胃炎的常用方案

(1)体针为主。

针刺选穴:胸9~12、腰1华佗夹脊穴。虚寒型配足三里、脾俞(胃俞)、公孙、内关;虚热型配胃俞(脾俞)、足三里、内关、内庭。

针刺方法:针刺华佗夹脊穴:进针深度40 mm,以患者感到局部酸、麻、胀、沉重或针感放射至胃部、腹部为佳。虚寒型者配穴用捻转提插补法,轻刺留针,针后腹部加艾盒灸,待盒内灸条燃烧完毕起针,一般留针约30分钟。虚热型者配穴用捻转提插手法,补中寓泻,重刺疾出,不用灸法。隔天1次,20天为1个疗程。

拔罐选穴:脾俞、胃俞、大椎、肾俞、关元俞。用闪火法将适当大小的玻璃火罐拔于上述穴位上,留罐10~15分钟,隔天1次,与点穴疗法交替使用,10次为1个疗程。

(2)穴位埋线。

选穴:胃俞、脾俞、中脘。肝胃不和加肝俞;气滞血瘀加梁丘;脾胃虚弱加足三里;中焦郁热加天枢;胃阴不足加三阴交。

方法:穴位皮肤常规消毒,以1%利多卡因作浸润麻醉,造成局部直径约1 cm的皮丘。将0号烙制羊肠线(0.8~1 cm)装入经消毒的9号腰穿针(针芯尖端已磨平)前端内,腹部及背部的穴位在局部下方向上平刺,下肢穴位直刺,每个穴位进针1.0~1.2寸(同身寸),得气后,边推针芯边退针管,使羊肠线埋入穴位皮下,线头不得外露,消毒针孔,外敷无菌敷料,胶布固定24小时。15天治疗1次,共治疗3个月。

(3)温针灸。用于脾胃虚寒型慢性浅表性胃炎。

选穴:足三里、内关、中脘、天枢。

方法:毫针直刺足三里1~1.5寸,内关0.5~1寸,其后行温针灸,留针30分钟。并直刺中脘1~1.5寸,天枢1~1.5寸,行提插补法,不留针。隔天治疗1次,10次为1个疗程,共治疗3个疗程。

3.消化性溃疡的常用方案

(1)体穴为主。

主穴:脾俞、胃俞、中脘、足三里、内关。配穴:肝俞、阳陵泉、太冲、内庭、关元、气海、章门、梁门。

方法:每次取主穴2~3穴,肝郁气滞者可加肝俞、阳陵泉、太冲、内庭;脾胃虚寒者可加关元、气海、章门、梁门。实证者施以较强刺激,虚证者手法宜轻,可加用温针并拔罐,背部及上腹部穴用隔药饼灸,使胃脘部发热为佳,留针30分钟,每天或隔天1次,30次为1个疗程。

(2)穴位注射。

选穴:脾俞、胃俞、中脘、足三里。

方法:将黄芪注射液与当归注射液混合,每穴注入混合液 1～2 mL,隔天 1 次,3 个月为 1 个疗程。

(3)耳针。

选穴:胃、脾、交感、神门、皮质下。

方法:采用耳穴压丸法,3 次为 1 个疗程,3 天更换 1 次。双耳轮换选用。

(4)穴位埋线。

选穴:脾俞透胃俞、上脘透中脘、胸 8～12 夹脊穴、足三里透上巨虚

方法:每次取 1～2 对腧穴进行羊肠线埋入,视疗效情况,隔 15～30 天可换穴位做再次埋线疗法。

4.针灸治疗思路

针灸治疗急慢性胃炎、消化性溃疡,辨证当首分虚实,后辨寒热、气血。邪实当以攻邪为主,虚证应辨阴阳所在,脏腑所属,从而调节脏腑、经络,明施补泻,以收良效。无论虚实,针对"不通则痛"的基本病机,当以和降疏通为法,根据疼痛部位取经、选穴是基本原则,近部取穴与远部取穴配合是基本方法。因这些疾病病位均在上腹胃脘部近心窝处,根据"经脉所过,主治所及"理论,应主选胃经、任脉、心包经穴为主,以中脘、内关、足三里为基本选穴。其次,要辨证、对症选穴。肝气犯胃者,应加用疏肝理气腧穴;寒邪客胃者,应加重温阳散寒之力;食积伤胃者,加用消食导滞之特效穴;胃阴亏虚者,加用背俞穴、养阴穴;脾胃虚寒者,用背俞穴为主;瘀阻胃络者,取化瘀、理气之穴。

慢性胃炎和消化性溃疡以慢性、反复发作为特点,故正虚、血瘀是不可忽视的病理变化,因此选穴处方时,应对证取穴,注意选用补虚、化瘀的腧穴十分必要;神经精神因素对消化性溃疡的发病或病情加重有重要的关系。因此,取穴时重用舒肝解郁、理气调神的腧穴有重要作用,如百会、太冲、内关等。

有学者对 40 年来针灸治疗消化性溃疡的文献进行总结,得出以下结论。

(1)针灸治疗消化性溃疡的常用穴位按使用频率的高低依次为中脘、胃俞、足三里、脾俞、上脘、内关、梁门、章门、下脘、三阴交、公孙、合谷。

所选用的穴位以俞募穴等病变局部穴位为主,认为可能是因为消化性溃疡属内脏疾病,而俞募配穴对内脏疾病的治疗作用远远超过了四肢配穴法。也有人通过实验证实了中脘、胃俞穴与溃疡病确实具有密切的相关性。

(2)针灸治疗胃溃疡、十二指肠溃疡的用穴基本相同,无明显差异性。

（3）针灸治疗消化性溃疡的选穴原则多是以辨病为主，而对辨证治疗不够重视。

因此有学者认为，针灸治疗不同类型的胃十二指肠溃疡，应在中脘、章门、脾俞、胃俞的基础上，根据辨证分型，再配以不同的经穴。有报道邱茂良教授治疗消化性溃疡是辨病与辨证相结合，处方以中脘、足三里、胃俞为主穴，随症配穴：气滞不畅，配期门、行间、肝俞；气滞血瘀，配膈俞、三阴交；胃阴不足，配三阴交、太溪；脾胃阳虚，可加脾俞。这些经验可作参考并加以深入研究。

治疗急慢性胃炎，应根据病情的缓急选用不同针灸方法，如急性发作多采用电针、穴位注射等，缓解期多采用灸法、耳穴。急性发作期毫针多用泻法，缓解期多用补法。另外，也可配合灸法之祛寒、补虚、理气活血、消食的作用。治疗消化性溃疡除常用的针刺、艾灸方法外，还可用穴位埋藏羊肠线、穴位注射、穴位贴敷、耳针等疗法。其中穴位埋线、穴位注射法应用较多，疗效较好。

5.针灸治疗胃炎、消化性溃疡的疗效特点

急性胃炎中医辨证多为寒凝、食积、气滞，且三者相互影响，多属邪实，病位较浅，未及他脏，针灸疗效显著，一般针灸治疗1～2次即能显效。

慢性胃炎病变日久，寒热虚实夹杂，临床治疗较为棘手。但针灸有补虚泻实、扶正祛邪的作用，采取针灸并用，针药结合，也可见良效。一般而言针灸对浅表性胃炎疗效要好于萎缩性胃炎。

消化性溃疡病情比较复杂，临床要辨清病因、病位、病性，治疗时应中西医结合、针灸并用，若能坚持长期治疗，往往疗效也较好。针灸疗效与溃疡的严重程度、病程长短密切相关，溃疡面较小、病程短的患者针灸疗效较好。对于严重的并发症如出血穿孔，针灸只能作为辅助手段。因本病兼证较多，必要时可参照呕吐、血证及痞满等病证论治。

针灸治疗急性胃脘疼痛要注意与心血管系统疾病相鉴别。慢性胃痛，要注意排除消化系统的恶性肿瘤。

第二节　呕　　吐

呕吐是由于胃失和降，气逆于上而出现的病证，表现为胃内容物从口中吐出。古人以有物有声谓之呕，有物无声谓之吐，无物有声谓之干呕。呕吐与干呕虽有区别,但在辨证治疗方面大致相同,临床一般相同论治。

西医学将呕吐作为内科的一种常见症状,除胃本身的各种疾病均可导致外,肝、胆、胰、肠的病变,以及耳眩晕、妊娠恶阻、头部内伤、颅内病变、某些药物中毒、中暑、晕动病等,皆可出现呕吐。神经性呕吐则是由自主神经功能失调引起胃肠功能紊乱所致的一种疾病,往往在进食后突然发生呕吐,吐前无痛苦表情,吐时毫不费力,一般无明显恶心,呕吐量不多,吐后即有舒适感,并伴有癔症色彩,夸张,做作,易受暗示;间歇期完全正常,定期和周期性频繁呕吐,与食物性质、进食多少无明显关系,只进稀食时更易呕吐;各种检查均未发现器质性病变。

一、病因病机新论

(一)传统认识

中医学认为,呕吐的发生与外邪犯胃、饮食不节、情志失调、体虚劳倦有关。胃主受纳,和降为顺,若气逆于上则发为呕吐。属于实者,或外感风、寒、暑、湿之邪,秽浊之气侵犯胃腑,通降失职;或饮食不节,脾胃受损,食滞不化;或肝气郁结,横逆犯胃,胃气不得下行;或忧思伤脾或劳倦内伤,脾胃运化失常,痰饮内生,积于胃中,可致胃气痞塞,升降失调,气逆作呕。属于虚者,久病脾虚,纳运无力,胃失和降而发生呕吐。本病病位在胃,与肝、脾关系密切,基本病机是胃失和降,胃气上逆。

(二)现代新论

现代中医认为,神经性呕吐属情志致病,情志拂郁,肝失条达,气失疏泄,肝气郁结,横逆脾胃,气机不调,升降失常,则致呕吐;或思虑伤脾,脾气郁结,脾失健运,聚湿生痰,痰气郁结,气机失调,胃失和降,导致呕吐。病位虽在胃,但其因则在肝或脾的功能失常。

二、古代治疗经验

呕吐在古代针灸文献中被描述为呕、吐、涌出、走哺、口出清涎、口中转矢等,与西医学中的神经性呕吐,以及胃炎、幽门痉挛或梗阻、胆囊炎、脑病等引起的呕吐相关。早在《素问·刺疟篇》中已记载:"病至则善呕,呕已乃衰,即取之。"至清末为止,针灸治疗呕吐的文献共达400多条。

(一)选穴特点

1.循经选穴

多选任脉穴,最常用的腧穴包括中脘、巨阙、气海、上脘、关元、神阙、膻中等。

多选膀胱经背俞穴。背俞穴是脏腑之气输注之处,现代医学又认为,控制胃的交感神经从背部脊髓(T6～9)发出,因此,刺激与胃等消化道器官相关的背俞穴,能够调整相关器官功能,降逆止呕,常用脾俞、膈俞、胃俞、心俞、三焦俞等。

多选肾、脾、胃经穴。肾、脾、胃经都循行在胸腹部,与胃等消化道器官紧密相关,肾经循行紧靠正中线两旁,脾经属脾络胃,胃经属胃络脾,故常选三经腧穴,常用穴为太溪、幽门、腹通谷;太白、三阴交、大都、商丘、公孙;足三里、天枢、丰隆等。

选用心包、肺经穴。心包经起于胸中,下膈,历络三焦;肺经起于中焦,下络大肠,还循胃口,上膈属肺,故两经与胃等消化道器官也有密切的关系。常用穴是大陵、间使、内关、尺泽、太渊、列缺等。

古籍文献中还选用经外奇穴治疗本证,如《外台秘要》载:"旁庭:在胁堂下二骨间陷者中,举腋取之,灸三壮,主……呕吐喘逆。"《玉龙歌》道:"若患翻胃并吐食,中魁奇穴莫教偏。"可作为临床参考。

2.分部选穴

多取胸腹部穴。此属局部选穴法。如《行针指要歌》曰:"或针吐,中脘、气海、膻中补,翻胃吐食一般针,针中有妙少人知。"《席弘赋》道:"阳明二日寻风府,呕吐还须上脘疗。"

选用足三阴下肢穴。足三阴经上行至胸腹部,故治疗常取足阴部穴。如《子午流注针经》,太白主治"吐逆霍乱胸中痛,下针一刺得安宁"。《针经指南》称:"公孙:中满不快反胃呕吐(胃)。"《类经图翼》载:"肾疟呕吐多寒,闭户而处,其病难已,太溪、大钟主之。"

选用手三阴前臂穴。手三阴循行于胸,故也取手臂阴面穴。如《备急千金要方》曰:"干呕不止,粥食汤药皆吐不停,灸手间使三十壮,若四肢厥,脉沉绝不至者,灸之便通,此起死人法。"《杂病穴法歌》道:"汗吐下法非有他,合谷内关阴交杵。"《素问病机气宜保命集》称:"哕呕无度,针手厥阴大陵穴。"

选用上背部穴。上面已述本证多取背俞穴,故《备急千金要方》载:"吐呕逆不得食,今日食明日吐者,灸膈俞百壮",又曰:"吐逆呕不得食,灸心俞百壮。"

也选头部穴。头脑部的疾病也可导致呕吐,因此古人也取头部穴。如《针灸甲乙经》载:"风眩善呕烦满,神庭主之,如颜青者,上星主之","头痛颜青者,囟会主之。"《玉龙歌》道:"头风呕吐眼昏花,穴取神庭始不差",皆属此例。

3.对症选穴

(1)热吐。选用清热泻实之穴,如《针灸甲乙经》曰:间使主"热病烦心善呕"。

大椎主"伤寒热盛烦呕"。《脉经》载:"寸口脉细,发热呕吐,宜服黄芩龙胆汤,吐不止,宜服橘皮桔梗汤,灸中府。"

(2)寒吐,选用温阳祛寒之穴,如《针灸甲乙经》载:关元主治"寒气入小腹,时欲呕"。《针灸大全》云:"胃虚冷,呕吐不已:内庭、中脘、气海、公孙。"

(3)虚吐,选用补益之穴,如《扁鹊心书》治疗吐泻欲脱阳者,"急灸关元三百壮"。《神应经》曰,气海治疗"胆虚呕逆"。

(4)食滞吐,选用与脾胃相关之穴,如《千金翼方》灸胃脘治疗"饮食不消吐逆"。《类经图翼》云:"吞酸呕吐食不化:日月、中脘、脾俞、胃俞。"

(5)肝逆吐,选用与肝胆相关之穴,如《针灸甲乙经》曰:"胁下支满呕吐逆,阳陵泉主之。"

(6)外感吐,配合选用解表穴,如《医学纲目》曰:"秋感风寒湿者为皮痹,久而不已则内入于肺,病烦满喘呕,取太渊、合谷。"

(二)针灸方法

1.常用针刺

古人治疗本证常用针刺治疗,选用胃脘局部穴位,如《针灸集成》曰:"呕逆不得食","只针中脘穴,神效。"又如《医学纲目》称:"中脘:三寸,治呕逆,使气往来为效。"此处要求针入三寸,当已刺入胃体,患者不但有得气感,而且感到"气往来"。古人也重视补泻手法,如《太平圣惠方》治疗"吐利",取上脘,"针入八分,得气,先补而后泻之"。《针方六集》云:"三焦受寒吐涎,单补(关冲)……应穴支沟";《循经考穴编》认为,正营可"治痰饮头晕,呕吐不已……宜先泻后补"。

2.重视熨灸

艾灸的作用主要为温热刺激,对于虚证、寒证、阴证之呕吐尤为适宜。《循经考穴编》论三焦俞主治"三焦受寒,口吐清涎,可灸七壮"。《伤寒论》中对于少阴病之"吐利",予以灸少阴、厥阴。此外,根据"热因热用"理论,艾灸也可用于实热阳证,如《素问·病机气宜保命集》治疗热厥呕吐时,"灸太溪、昆仑"。

艾灸治疗本证常用隔物灸法,如《千金翼方》"纳盐脐中灸二七壮",治疗霍乱吐泻。《针灸逢源》"急以葱白紧缚放脐上,以艾火灸之,使热气入腹",治疗大吐大泻之"脱阳"证。

古人又用热熨脘腹以解痉止吐。如《针灸资生经》载:"盐半斤,炒,故帛裹就热熨痛处,主呕吐,若心腹痛而呕,此寒热客于肠胃云云。"《奇效良方》载:"治三阴中寒,一切虚冷厥逆呕哕,阴盛阳虚之证","肥葱、麦麸、沧盐","同炒极热","熨脐上"等。

3.刺络放血

对于邪盛之呕吐,古代应用放血法来治疗,如《灵枢·四时气》曰:"善呕,呕有苦","取三里以下胃气,则刺少阳血络以闭胆逆。"《针灸甲乙经》谓:"热病汗不出,善呕苦","上下取之出血,见血立已。"

三、临床治疗现状

(一)呕吐的针灸治疗

呕吐的辨证治疗见表 5-2。

表 5-2 呕吐常见证型治疗表

证型	症状	主穴	配穴
外邪犯胃	起病急,突然呕吐。感受风寒者,伴发热恶寒,苔薄白;感受暑热者,呕吐呈喷射状,伴壮热头痛,脉洪数;感受暑湿者,伴胸脘满闷,苔黄腻;感受秽浊之气者,呕吐频繁,胸脘痞满,苔垢腻	中脘、内关、足三里、胃俞	恶寒发热加合谷、大椎;因热所致者加金津、玉液;因暑所致者加委中;呕吐频繁加膈俞
饮食停滞	呕吐酸腐,脘腹胀满,嗳气厌食,得食愈甚吐后反快,大便臭秽或溏薄或秘结。苔厚腻,脉滑实	中脘、内关、足三里、下脘、梁门、天枢	积滞化热加内庭;便秘甚加支沟
痰饮内阻	呕吐多为清水痰涎,脘闷不食,头眩心悸。苔白腻,脉滑	中脘、内关、足三里、丰隆、公孙	头晕目眩重加四神聪、头维
肝气犯胃	呕吐吞酸,嗳气频作,胸胁闷痛,舌边红,苔薄腻,脉弦	中脘、内关、足三里、肝俞、太冲	吞酸嘈杂加公孙;呃逆甚加膈俞
脾胃虚寒	饮食稍有不慎,即易呕吐,时作时止,面色㿠白,疲倦乏力,口干不欲饮,四肢不温,大便溏薄。舌质淡,脉濡弱	中脘、内关、足三里、胃俞、脾俞、章门	全身乏力重加气海;溏薄加天枢
胃阴不足	呕吐反复发作,呕量不多或时作干呕,饥不欲食,咽干口燥。舌红少津,脉细数	中脘、内关、足三里、脾俞、三阴交、内庭	大便干结加天枢、承山

(二)神经性呕吐的治疗

1.常用方案

(1)方案一。

选穴:主穴选内关、足三里、公孙、太冲、期门。当胸胁胀满加支沟、阳陵泉;伴嗳气、呃逆加膻中、膈俞;头晕、失眠加风池、神门。

方法:中脘用平补平泻法,余穴均用毫针泻法,强刺激,留针 20~30 分钟。隔天 1 次,5 次为 1 个疗程。

(2)方案二。

选穴:足三里、内关。

方法:用 5 mL 注射器,6 号针头,抽取舒必利 2 mL。取双侧足三里穴位常规消毒后,垂直刺入,出现酸麻胀针感,回抽无血后快速推药各 0.5 mL;双侧内关穴,常规消毒后,垂直刺入,出现针感后,快速推药各 0.5 mL。每天 1 次,连续注射 3 天以巩固疗效。

(3)方案三。

选穴:耳穴交感、皮质下。

方法:严格无菌操作。取一侧耳穴,用 1 mL 注射器配 4 号针头抽取维生素 B_1 注射液 10 mg、维生素 B_6 注射液 5 mg,以左手固定耳郭并把穴位皮肤绷紧,右手将注射器针头刺入耳穴皮下与软骨之间,针头斜面向下,缓慢推注药液 0.1 mL,使局部呈丘疹大隆起,注射完毕后以消毒干棉球轻压穴位,注射 5 分钟后无效者注射对侧耳穴。

2.针灸治疗思路

针灸治疗神经性呕吐时,当辨清急缓虚实,明施补泻。但无论病属虚实,其病变脏腑总以脾胃为主,经脉涉及任脉、脾经、胃经、肝经。故针灸治疗时,无论何种证型,任脉中脘、心包经内关、胃经足三里均为必选之穴,然后再辨证对症配穴。尤其要明辨情志致病的特点,强调疏肝解郁,选取肝俞、太冲、内关等穴。

在针灸方法上,毫针为主要治疗方法,实证用泻法;虚证用补法,虚寒者针灸并用。中脘穴宜用平补平泻法,勿强刺激,以免引起胃脘部不适。此外,耳针疗法、穴位注射疗法、穴位贴敷疗法、皮肤针疗法、麦粒灸等,可单独使用或与体针结合提高疗效。

3.针灸治疗神经性呕吐的疗效特点

针灸治疗本病起效较快,对于急性发作时效果更好。但是,单纯针刺止呕效果维持的时间不够长久,选用电针或温针灸、艾灸可提高疗效并延长疗效持续时间,尤其是穴位注射法也常采用。

第三节 呃 逆

呃逆是指胃气上逆动膈,气逆上冲,出于喉间,呃呃连声,声短而频,不能自制的一种病证。该病证在胃肠疾病中较为常见,亦可在心脑、肝胆、肾膀胱等病证中出现。

西医学中的单纯性膈肌痉挛即属呃逆范畴。其他疾病如胃肠神经官能症、胃炎、胃扩张、肝硬化、脑血管病、尿毒症,以及胃、食管手术后、药源性或其他原因引起的膈肌痉挛,均可参考本篇辨证论治。

一、病因病机新论

(一)传统认识

中医学认为,呃逆病位在胃,其发病与胃失和降,胃气上逆有关。凡饮食不节,损伤胃阳及过食生冷辛热,燥热内生,致气机不利;或恼怒伤肝,肝气横逆犯胃;或久病脾胃虚弱、禀赋不足,中阳亏虚,不能温养胃阳,胃气衰败;或热病耗伤胃阴、汗下太过,损伤胃津,均可使胃失和降,气逆动膈而成呃逆。

(二)现代新论

膈肌痉挛由胃气上逆动膈而成,饮食、情志因素,或正气亏虚,或寒、热、痰、郁,皆可致胃失和降,胃气上逆。随着现代科学的进步,膈肌痉挛的病位在膈已经得到广泛认可。膈下为胃,膈上为肺,二脏与膈位置临近,且有经脉相连属。手太阴肺经,还循胃口,上膈、贯肺,以致胃、膈、肺三者紧密相连。膈位于肺、胃之间,若肺失肃降或胃气上逆,皆可致膈间气机不畅,逆气动膈,上出喉间,发出呃呃之声。另外肺胃之气的和降,尚有赖于肾气的摄纳,若久病及肾,肾失摄纳,则肺胃之气不能顺降,可上逆动膈而发呃逆。胃之和降,还赖于肝之条达,若肝气拂郁,失于条达,横逆犯胃,气逆动膈,亦成呃逆。可见,膈肌痉挛病位虽在膈,但病机关键在于胃失和降,胃气上逆动膈。胃气上逆除胃本身病变外,尚与肺之肃降、肾之摄纳、肝之条达有关。

二、古代治疗经验

古之"哕"字,在现代语言中解释为呃逆,或干呕,或喷嚏。早在《灵枢·口问》中已记载:"人之哕者……补手太阴,泻足少阴。"至清末为止,针灸治疗本证文献共达 100 多条。

(一)选穴特点

1.循经选穴

多选任脉穴。因为呃逆病位在膈,主要涉及胃腑,而任脉循行于人体前正中线,与这些脏腑、器官密切相连,故治疗多取本经腧穴。常用穴为中脘、巨阙、关元、上脘、气海等。

多选膀胱经穴。因为脏腑之气输注于膀胱经背俞穴,故刺激与胃、膈等相关的背俞穴,可以调整胃腑功能,起到止逆的作用。常用穴为肝俞、胆俞、大杼、膈俞、脾俞、意舍等。

常选胃经穴。因呃逆、干呕均与胃相关,而胃经"下膈,属胃,络脾",故治疗常取胃经穴。常用穴为足三里、承满等。

有时也选心包经和肺经穴。手三阴经循行于胸脘部,其中心包经"起于胸中,出属心包络,下膈,历络三焦";肺经"起于中焦,下络大肠,还行胃口,上膈属肺";因此治疗本证又选取心包经、肺经穴。常用穴为间使、劳宫;太渊、中府、少商等。心经"出属心系,下膈,络小肠",当也与本证相关,因此古人也取心经穴。

2.分部选穴

多选胸脘腹部穴。因本证病位在胃与膈,故常选胸脘腹局部穴。如《医心方》曰:"治霍乱呕哕吐逆,良久不止方:灸巨阙并太仓各五十壮。"《备急千金要方》言:"哕噫呕逆,灸石关百壮。"此外还取期门、乳根、幽门、中府、膻中等。本证病机为气逆上行,而小腹部含"脐下肾间动气",因此治疗气证多取小腹部任脉穴。如《医学纲目》言:"治呃逆,于脐下关元穴灸七壮,立愈,累验。"《寿世保元》语:"呃逆咳逆,灸气海三五壮。"小腹部的其他常用穴还有天枢、神阙等。

多选上背部膀胱经背部穴。如《西法针灸》载:"慢性胃加答儿"(即慢性胃炎)具"食欲缺乏,哕恶呕吐,呃逆嗳气"之症,治疗方法为:"灸六壮,或施阶段灸"。"灸六壮法者""即七、九、十一椎下左右各一寸五分处点之也";"阶段灸法者""即七、八、九、十、十一椎下左右各五分处点之也,前法得六壮,此则得十壮。"

选用上肢阴面穴,这是本证选取心包、肺等经穴的缘故。如《针灸甲乙经》言:"寒热善哕,劳宫主之。"《针灸逢源》曰:"肺主为哕,取手太阴(太渊)。"

重视末端腧穴。由于人体末部的神经末梢较为丰富,针灸刺激可产生较强的感觉,从而产生明显的调整作用。如《外台秘要》曰:"哕逆者灸涌泉。"《奇效良方》治"女人干哕呕吐"取"独阴二穴,在足第二趾下横纹中""灸五壮"。敦煌医书中的《火灸疗法》治疗"打呃逆不止并感疼痛""于头顶囟门和从眉毛往上量一寸处……脚背中,中指对直处等各处灸之""各灸九次即可"。

重视关节部穴。如《采艾编翼》曰:"塞呃:扭于肘向肚,将两肘尖各小炷五壮。"敦煌医书中的《火灸疗法》治疗"打呃逆不止并感疼痛,"取"拇指以上,手腕以下,两根硬筋络间,""灸九次即可"。

3.对症选穴

治疗虚寒哕,选中脘、关元、神阙、肾俞、膏肓、足三里等具有温补作用之穴。如《针灸资生经》中"伤寒呕哕"曰:"若气自腹中起,上筑咽喉,逆气连属不能出,或至数十声上下,不得喘息……谓之哕,宜茱萸丸,灸中脘、关元百壮,未止,灸肾俞百壮。"《奇效良方》曰:"治三阴中寒,一切虚冷厥逆,呕哕,阴盛阳虚之证……熨脐上。"

治疗实热哕,选劳宫、间使等具有清泻作用之穴。如《针灸甲乙经》曰:"热病发热,烦满而欲呕哕……劳宫主之。"《类经图翼》载:间使"治热病频哕"。

(二)针灸方法

古人多用艾灸施治,这是本证以寒型、虚型为多的缘故。如《外台秘要》"灸涌泉";《采艾编翼》灸"两肘尖"均为例。在胸腹部诸穴中,古人重视灸期门与乳下穴。如《医学纲目》中的"产后哕"载:"噫呃服药无效,灸期门必愈。"《卫生宝鉴》曰:"治一切呃逆不止,男左女右,乳下黑尽处一韭叶许,灸三壮,病甚者灸二七壮。"《类经图翼》亦曰:"哕逆:乳根,三壮,火到肌即定;其不定者,不可救也。""火到肌即定"显示出艾灸乳下穴的良好疗效。

古人治疗本证也常用针刺法,达到降气平逆的目的。如《素问病机气宜保命集》言:"哕呕无度,针手厥阴大陵穴。"《医学纲目》语:"刺哕,取乳下黑根尽处,及脐下三寸,皆大验也。"根据病情的虚实,古人又施以补泻手法,如上述"取肾经穴"中《灵枢·口问》曰:"人之哕者……补手太阴,泻足少阴。"《太平圣惠方》载:上管主"心中闷,发哕……针入八分,得气先补而后泻之。"又如《席弘赋》中"气上攻噎"的治疗方法是:"便于三里攻其隘,下针一泻三补之""噎不住时气海灸,定泻一时立便瘥。"这里采用了针刺足三里与艾灸气海相结合的方法。

除艾灸与针刺之外,刺血、外敷、熨法等也被广泛应用。如《针灸甲乙经》采用刺血疗法以泻其实邪:"疟,寒厥及热厥,烦心善哕,心满而汗出,刺少商出血立已。"《续名医类案》用外敷法治疗呃逆:"陆茂才父,年七十……二便仍秘,且呕恶发呃……外以田螺、独蒜捣烂系脐下,二便既行,呕呃遂止。"《奇效良方》采用熨法治疗"一切虚冷厥逆,呕哕"具体方法是:将"肥葱、麦麸、沧盐……同炒极热……熨脐上"。

三、临床治疗现状

(一)呃逆的治疗

呃逆的辨证治疗见表5-3。

表5-3　呃逆常见证型治疗表

证型	症状	主穴	配穴
胃寒气逆	呃逆沉缓有力。得热则减,遇寒则甚,恶食冷饮,喜饮热汤,或膈中及胃脘不舒,口淡不渴,甚者面青肢冷。常有过食生冷、寒凉史。舌质淡,苔白或白滑,脉多迟缓	天突、内关、中脘、足三里、膈俞	关元、胃俞
胃火上逆	呃逆洪亮,冲逆而出。口臭烦渴,多喜冷饮,大便秘结,小便短赤舌质红。苔黄或黄燥,脉滑数、细弱		内庭、合谷、天枢
脾胃阳虚	呃逆低沉无力,气不得续。面色苍白,手足欠温,食少乏力,泛吐清水,或见腰膝无力,便溏久泻。舌质淡,边有齿痕,苔白润,脉沉		脾俞、胃俞、气海
肝郁气滞	呃逆连声,胸胁胀满。常因情绪不畅而诱发。苔薄白,脉弦而滑		期门、太冲
胃阴不足	呃逆短促,口干咽燥。烦渴少饮,不思饮食,或食后饱胀,大便干燥。舌质红而干。舌苔少而干,脉细数		胃俞、太溪

(二)膈肌痉挛的治疗

1.常用方案

(1)针刺。

选穴:公孙、内关、足三里、膈俞、中脘、合谷。

方法:常规针刺,实证用泻法,虚证用补法,留针30分钟,每天1次,3次为1个疗程。

(2)电针。

选穴:膈俞、肝俞、脾俞。

方法:针尖向脊柱方向平刺,得气后左右两穴分别连接一对电极,选用5～10 Hz疏波,每次30分钟,每天1次,3次为1个疗程。

(3)温和灸。

选穴:气海、关元、足三里、中脘。

方法:适用于术后体质虚弱、肿瘤放化疗后以及长期卧床患者。艾条点燃后距穴位皮肤2～3 cm,按上述穴位从上到下依次熏灸,每穴3～5分钟,以穴区有温热酸胀感,局部皮肤潮红为度。熏灸时要注意观察皮肤的变化,对于意识障碍或局部感觉迟钝的患者,可将食、中两指分张,置于施灸部位两侧,以免烫伤。每天1次,7次为1个疗程。

2.膈肌痉挛针灸切入点

(1)针对病机特点,有效控制症状:针灸治疗膈肌痉挛一般具有良好疗效。本病症虽可因饮食、情志、寒、热等多种因素,导致胃之器质性或功能性疾病,但基本病机特点是"胃气上逆动膈",胃失和降,因此只要抓住该病机特点,辨证论治,平降胃气,就能迅速有效地控制症状。

(2)明确病因,注重原发病治疗:对于多种慢性疾病引起的膈肌痉挛,单纯平降胃气,只能在一定程度上控制症状,要取得理想的治疗效果,必须重视原发病的中西医治疗。如严重感染引起者要抗感染,药源性的顽固性呃逆应及时停药处理,再配合针灸治疗。另外,针灸对一些顽固性呃逆也值得积极介入,如针灸可以减轻或消除肿瘤化疗所致的顽固性呃逆,避免了西药治疗中出现的明显不良反应及病情容易反复的缺点。对某些患者单一的针灸或西药均难以获取稳定的疗效,针药结合既能明显提高疗效,又能减轻西药不良反应,有较好的利用价值。

3.针灸治疗思路

针灸治疗膈肌痉挛,主要有两种选穴思路。第一种以中医辨证论治为依据,抓住胃气上逆的病机特性,以降逆、理气、调气为法,选择循行过膈的经脉和特定的腧穴,常选用任脉穴、肝脾经穴及背俞穴,局部取穴和远端取穴相结合,通过疏通经络,调整气血及脏腑功能而达到治病目的。第二种以西医学为理论选取腧穴。现代医学对于膈肌的解剖特点及神经支配已有较清楚的认识,已知控制膈肌的膈神经由颈部脊髓3～5神经根发出,因此针刺颈夹脊3～5,可治疗膈肌痉挛;背俞穴的电刺激也会通过不同脊髓节段的神经联系,最终对膈神经产生影响而发挥作用。

治疗中应灵活选择各种针灸方法,如果针刺、艾灸等常用方法治疗不够理想时,电针、穴位注射、耳针、芒针、埋针、刮痧等方法有时会产生作用;对于顽固性呃逆,常选用穴位注射法。

本病多数与饮食及情志因素有关,因此节制饮食,调畅心情,重视精神、饮食卫生,加强综合治疗能够提高针灸疗效。

4.针灸治疗膈肌痉挛的疗效特点

呃逆病位在膈,病因较为复杂,疗效差异很大。对于实证者疗效尤为显著,一时性的膈肌痉挛,大多病情较轻,针刺疗法往往能针到呃止;但年老体虚、慢性病导致的久呃者,疗效稍差,应针药并用;对于持续性和反复发作的功能性膈肌痉挛,在辨证论治基础上,抓住其气逆的病机特性,经针灸治疗,也多能痊愈;对久治不愈者,必须明确病因,综合治疗,以免延误病情;若在急慢性疾病的严重阶段出现呃逆不止,多属胃气衰败,预后不良,针灸疗效较差,必须中西医结合并采取急救措施。

顽固性呃逆是治疗中的一个棘手问题,中、重度顽固性膈肌痉挛在临床诊断和治疗上仍是难点。发生于器质性疾病如中风后呃逆、肿瘤并发呃逆、术后等顽固性呃逆的患者,发病机制不十分清楚,西医治疗手段有限,疗效不够确切,但国内有较多的针灸治疗顽固性呃逆的报道,显示了针灸对该病症的良好疗效。

第四节 泄 泻

泄泻是以排便次数增多,粪质稀薄或完谷不化,甚至泻出如水样为特征的病症。古代将大便溏薄而势缓者称为泄,大便清稀如水而势急下者称为泻,现临床一般统称泄泻。一年四季均可发生,但以夏秋两季较多见。

西医学的急慢性肠炎是由于由饮食不当、食物中毒等引起,多为大肠埃希菌、沙门菌等造成的急性肠道传染病,属于中医泄泻范畴。在分析其病因病机、辨证规律及借鉴古人针灸治疗经验时,应考虑到二者的联系与区别。凡属于消化器官发生功能或器质性病变导致的腹泻,如肠结核、肠道激惹综合征、溃疡性结肠炎、吸收不良综合征等均可参考本证辨证论治。

一、病因病机新论

(一)传统认识

中医学认为泄泻多由感受外邪,或饮食失节,加之起居不慎,或七情内伤,影响脾之运化引起泄泻;或自身脾胃虚弱、肾阳虚衰,脾失温煦,运化失职,水谷不化而生泄泻。本病病位在肠,但关键病变脏腑在脾胃,尚与肝肾有密切关系。外邪以湿邪最为重要;内伤以脾虚为关键。其他脏腑只有影响脾之运化,才可致泻。

(二)现代新论

急慢性肠炎多由于细菌及病毒等感染所致。主要表现为上消化道症状及程度不等的腹泻和腹部不适,随后出现电解质和液体的丢失。中医学认为急慢性胃肠炎可由暑热风湿外袭,内犯胃肠,与食积相搏,壅阻不去,损及胃肠而形成;或饮食自倍,肠胃伤损,消化与传送失司所致;也可由情志、食物中毒、各种慢性疾病所致。

二、古代治疗经验

本证在古代针灸文献中被描述为泄、泻、利、洞下、膈洞、注下、大便数注、滑肠等,与西医学中由于消化器官病变所引起的腹泻相关,包括急、慢性肠炎、肠结核、胃肠神经功能紊乱等。古代"利"和"痢"两字时有通用,故阅读文献时当注意辨析之。早在秦汉时期,《素问》中已有治疗"飧泄"的记载,其方法是"刺太阴、阳明、少阴血者"和"泻然筋血者"。至清末为止,针灸治疗本证文献达数百条。

(一)选穴特点

1.循经、分部选穴

(1)选任脉、胃经腹部穴:此是局部选穴原则的体现。常用穴是关元、中脘、神阙、气海、水分、上脘,天枢等。如《罗遗编》曰:"泄泻日久垂死穴,无论大小一切,但于天枢、气海、中脘,灸五七壮,神效无比。"《世医得效方》谓:"泄利不止,灸脐中,名神阙穴,五壮或七壮,艾炷如小箸头大,及关元穴三十壮。"《景岳全书》曰:"泄泻之病,多见小水不利,水谷分则自止。"故又当取腹部等处的穴位来利尿止泻。

(2)选足三阴经下肢穴:常用穴为阴陵泉、三阴交、隐白、太白、公孙;然谷、太溪、照海;太冲、曲泉、章门等。如《脉经》曰,治本证可灸"商丘、阴陵泉皆三壮";《外台秘要》认为三阴交可治疗"虚则腹胀腹鸣,溏泄,食不化";《西江月》云:"泄泻公孙立应"。

(3)取下背部穴:常用的是脾俞、肾俞、大肠俞、胃俞、三焦俞、小肠俞等穴。如《玉龙赋》云:"老者多便,命门兼肾俞而着艾。"《医心方》载:"灸脊中三百壮""灸脾俞百壮""灸大肠俞百壮"。《针灸甲乙经》曰,长强主治"虚则头重,洞泄"会阳主治"泄注肠澼便血"中髎主治"大便难,飧泄"等。

(4)选胃经下肢穴。《杂病穴法歌》道:"泄泻肚腹诸般疾,三里内庭功无比。"

《灵枢·邪气藏府病形》曰:"大肠病者,肠中切痛而鸣濯濯,冬日重感于寒即泄……取巨虚上廉"。

(5)选末端穴。如《医学纲目》称:"手足自温,自利……当治阴井,隐白是也。"《脉经》谓:"诸下利,皆可灸足大都五壮。"

头部穴一般不常用于泄泻,但古人有久泻选用百会的经验。如《东医宝鉴》载:"泄泻三五年不愈穴:灸百会穴五七壮即愈,有灸至二三十壮而愈者。"

就循经选穴而言,治疗本证多取任脉、胃经、足三阴经及督脉穴。

2.对症选穴

(1)实症、热症:可结合相应经络脏腑,选配适当穴位。如《素问病机气宜保命集》认为,对于"寒热水泄""当灸大椎三五壮,立已,乃泻督也。"《备急千金要方》曰:"阴陵泉、隐白,主胸中热,暴泄。"《针灸大全》治疗"冒暑大热,霍乱吐泻"取列缺,配委中、百劳、曲池、十宣、合谷等。

(2)虚症、寒症:可取腹部任脉穴以温阳补气,取相应的脾胃经穴及背腧穴以健脾益胃补肾。如《东医宝鉴》曰:"泄泻如水,手足冷,脉欲绝,脐腹痛,渐渐短气,灸气海百壮。"《备急千金要方》称:"肾俞、章门,主寒中洞泄不化。"《玉龙歌》道:"脾泄之症别无他,天枢二穴刺休差,此是五脏脾虚疾,艾火多添病不加。"

此外,古人还认识到心神疾病与泄泻也有关系,《素问·调经论》曰:"志有余则腹胀飧泄……泻然筋血者。"《针灸甲乙经》云:"小儿痫瘛,呕吐泄注,惊恐失精……瘛脉及长强主之。"均属此例。

(二)针灸方法

1.灸法

本病的治疗当以灸法为主,常用穴位关元、天枢、中脘、神阙、气海等。如《针灸资生经》曰:"心腹痛而后泄,此寒气客于肠间云云,灸关元百壮。"《扁鹊心书》载:"老人滑肠困重,乃阳气虚脱,小便不禁,灸神阙三百壮。"《针灸逢源》称:"因大吐大泻后,卒然四肢厥冷,不省人事,名曰脱阳,俱宜以葱白紧缚放脐上,以艾火灸之,使热气入腹后,以参附姜汤救之。"对于伤寒少阴、厥阴证,亦用艾灸治疗。而艾灸还有通利小便、止泻等作用。

古人还提出了热熨法用以治疗虚寒泄泻。如《卫生宝鉴》采用葱熨法,《奇效良方》采用"外灸膏"熨法。而《东医宝鉴》则载有"封脐艾"熨法,将药"为末和匀,用绵包裹安在脐上,以纸圈围定,以熨斗火熨之为妙……治脐腹冷痛或泄泻"。

2.针刺

针刺治疗多常规选穴,突出中脘等穴的使用。《针灸集成》曰,治疗本证"中脘针,神效"。古人也注意补泻方法,《天元太乙歌》曰:"小腹便辟最难医,气海中极间使宜,三里更须明补泻,下针断不失毫厘。"《太平圣惠方》云,取上脘治本证,"针入八分,得气先补而后泻之。"古人还特别强调气感、热感是提高疗效的关键所在。如《灵枢·四时气》曰:"飧泄,补三阴之上,补阴陵泉,皆久留之,热行乃止。"

3.敷脐疗法

古人还用药物敷脐法来治疗本证。如《奇效良方》载,"老人元气衰弱虚冷,脏腑虚滑",当将"代灸膏""贴脐并脐下,觉腹中热为度。"《名医类案》谓:"虞恒德治一人泄泻日夜无度,诸药不效,偶得一方,用针沙、地龙、猪苓三味共为细末,生葱捣汁调方,七贴脐上,小便长而泻止。"

三、临床治疗现状

(一)泄泻的治疗

泄泻的辨证治疗见表5-4。

表 5-4 泄泻常见证型治疗表

证型	症状	主穴	配穴
寒湿泄泻	泄泻清稀,甚如水样,腹痛肠鸣,脘闷食少,恶寒发热,头痛,肢体酸痛。苔白腻,脉濡缓	上巨虚、天枢、中脘	腹痛甚者加神阙
湿热泄泻	泄泻腹痛,泻下急迫,或泻而不爽,粪色黄褐,气味臭秽,肛门灼热,烦热口渴。苔白腻,脉滑数或濡数	合谷、内庭、天枢、委中、中脘、足三里	腹痛发热甚者加曲池、大椎
伤食泄泻	腹痛肠鸣,泻下臭如败卵,泻后痛减,脘腹胀满,嗳腐酸臭,不思饮食。苔垢浊或厚腻,脉滑	中脘、胃俞、脾俞、下脘、建里、足三里	伴呕吐加内关、公孙
脾虚泄泻	大便时溏时泻,完谷不化,饮食减少,食后脘闷不舒,稍进油腻食物,则大便次数增加,面色萎黄,神疲倦怠	天枢、中脘、脾俞、胃俞、足三里、三阴交、大肠俞	腹痛者加关元、神阙
肾虚泄泻	黎明之前脐腹作痛,肠鸣即泻,泻下完谷,泻后则安,形寒肢冷,腰膝酸软。舌淡苔白,脉沉细	肾俞、关元、神阙、命门、天枢、脾俞、足三里	
肝郁泄泻	腹中攻窜作痛,肠鸣泄泻,每因情志不畅而发。舌红,苔薄白	太冲、肝俞、脾俞、中脘、天枢、期门	

(二)急、慢性肠炎的治疗

1.常用方案

(1)温针。

选穴:中脘、足三里、下巨虚。

方法:选用28号2.5寸长毫针,常规操作得气后,将1.5 cm长的艾炷套于针柄上点燃,各灸2壮,留针20分钟。灸和针均用单侧穴位,隔天交换对侧,每天1次。

(2)耳针。

选穴:贲门、脾、幽门、大肠、交感、肝、神门、内分泌、皮质下。

方法:探取阳性反应点,用1寸针单手刺入,局部热感为度,留针15～20分钟,强刺激手法,每隔5分钟行针1次,每天1次,7日为1个疗程,间隔3天再进行下1个疗程。

(3)穴位注射。

选穴:仆参、申脉、昆仑。

方法:患者仰卧位,选用维生素 B_1 穴位注射,每次每穴缓慢注入0.5～1 mL,每次总量为2～4 mL,每天1次。急性肠炎每次选2～3个穴位,慢性肠炎每次选1～2个穴位。根据病情配用腰阳关、命门、中脘、关元等穴位,强刺激1分钟,加灸后留针15分钟。

2.针灸治疗思路

中医学强调治病求本,泄泻的治疗总以运脾祛湿为主,暴泻应以祛邪为主,风寒外束宜疏解,暑热侵袭宜清化,饮食积滞宜消导,水湿内盛宜分利。

急、慢性肠炎从中医角度看主要的病理因素是湿,脾虚湿盛是发病关键,故治疗应以运脾化湿为原则。暴泻以湿盛为主,重用化湿,用丰隆、阴陵泉、委中等;久泻以脾虚为主,当予健脾,用脾俞、胃俞、大肠俞等;因肝气乘脾者,宜抑肝扶脾,用太冲、期门等;因肾阳虚衰者,宜温肾健脾,用肾俞、关元、神阙等;中气下陷者,宜升提,用百会灸。

3.针灸治疗急慢性肠炎疗效特点

针灸治疗急慢性肠炎的疗效较好,尤其对于腹痛、腹泻症状疗效显著。对于急性肠炎,宜深刺强刺激,1～2次治疗即会收效;对于慢性肠炎,需要治疗3～4个疗程,宜于针灸并用或重用灸法。对于较重的泻泄,应针药结合,采用综合疗法。

第五节 便 秘

便秘是指以排便间隔时间延长,大便干结难解为主要临床表现的病症。多由于大肠传导失常,导致大便秘结,排便周期延长;或周期不长,但粪质干结,排出艰难;或粪质不硬,虽有便意,但便而不畅。

功能性便秘是指由于生活规律改变、情绪抑郁、饮食因素、排便习惯不良、药物作用等因素所致的便秘,一般排便次数每周少于 3 次,排便困难,粪便干结而且量少。有些患者尽管每天排便 1 次,但排便困难且便后仍有残便感,或大便虽不干结,但排便困难,均应纳入便秘的范围。现代临床所采用的罗马 Ⅳ 标准诊断慢性功能性便秘,指患者在诊断前 6 个月出现便秘症状,并最近的 3 个月满足诊断标准。慢性功能性便秘主要分为慢传输型、出口梗阻型和混合型三种类型,三者病变部位和病理改变各不相同。

西医学的功能性便秘,属于中医便秘范畴。另外肠易激综合征、肠炎恢复期、直肠及肛门疾病所致便秘、药物性便秘、内分泌及代谢性疾病等出现的便秘均可参考本节治疗。

一、病因病机新论

(一)传统认识

中医学认为便秘的基本病机属大肠传导失常,同时与肺、脾、胃、肝、肾等脏腑功能失调有关。胃热过盛,津伤液耗,则肠失濡润;脾肺气虚,则大肠传送无力;肝气郁结,气机壅滞,或气郁化火伤津,则腑失通利;肾阴不足,则肠道失润;肾阳不足,则阴寒凝滞。上述因素均可导致大肠传导失常,发生便秘。

(二)现代新论

西医学认为慢性功能性便秘是指非全身疾病或肠道疾病所引起的原发性持续性便秘,也称为习惯性便秘或单纯性便秘,多见于老年人。主要是由肠功能紊乱所引起,与中枢神经系统、交感与副交感神经,以及胃肠神经系统对胃肠(结肠、直肠、肛门等)动力的影响密切相关。

更有观点认为慢性功能性便秘属于身心疾病,与精神心理因素密切相关,强调精神因素可使肠神经系统异常、或影响消化道激素调节,心理障碍尤其是焦虑可增加盆底肌群的紧张度而致排便障碍。

中医学认为,胃与肠相连,胃热炽盛,下传大肠,燔灼津液,大肠热盛,燥屎内结;脾主运化,若脾虚失运,糟粕内停,则大肠失传导之功;肺与大肠相表里,肺热肺燥,下移大肠,则肠燥津枯;肝主气机,若肝郁气滞,则腑气不通,气滞不行;肾司二便,若肾阴不足,则肠失濡养,便干不行,若肾阳不足,则大肠失于温煦,传送无力,大便不通。

二、古代治疗经验

本证在古代针灸文献中又被描述为大便难、大便不通、不便、闭结、后不利、大肠结、不得泻、不下等,而现代临床上的肠梗阻、腹腔内炎症和疼痛、肛门直肠的疾病、胃肠功能的衰退、药物的不良反应等皆可导致本证的发生。至清末为止,针灸治疗本证文献达二三百条。

(一)选穴特点

1.循经、分部选穴

(1)选足三阴经下肢穴。足三阴经上行至腹部,故多取之,常用穴为照海、涌泉、太溪、大钟、太白、三阴交,大敦等。如《玉龙歌》道:"大便闭结不能通,照海分明在足中。"《外台秘要》载:大钟主治"大肠结"。《备急千金要方》曰:"后闭不通,灸足大都随年壮。"《席弘赋》道:"大便闭涩大敦烧。"

(2)选任脉腹部穴。此为局部选穴,常用穴为神阙、气海、石门、中脘等。如《扁鹊心书》云:"虚劳人及老人与病后,大便不通,难服利药,灸神阙一百壮自通。"《神应经》曰:"大小便不通:胃脘(灸三百壮)。"古人也取腹部其他经穴,如《循经考穴编》载:章门主治"二便秘涩。"

(3)选腰骶部穴。常用穴为大肠俞、膀胱俞、中髎、小肠俞等。如《行针指要歌》道:"或针结,针着大肠泄水穴(大肠俞配二间)。"《备急千金要方》云:"大肠俞、八髎主大小便不利。"《太平圣惠方》载:膀胱俞主"腹中痛,大便难也。"本证还取督脉之长强穴,因长强与肛门相近。如《医心方》云:"不得大便数日方:灸下部后五分卅壮瘥,大良。"

(4)选足三里、承山穴。足三里为胃经合穴,故多取之,如《脉经》云:"病苦闭,大便不利,腹满四肢重,身热苦胃胀,刺三里。"古人根据临床经验又常取承山穴,如《杂病穴法歌》曰:"便秘……不针长强针承山。"《马丹阳天星十二穴歌》载:承山主"痔疾大便难"。

(5)选支沟穴。因为相火亢盛,三焦不通,可导致本证的出现,而支沟属于火经火穴,泻之则可治疗三焦热盛所致的便秘。如《循经考穴编》载:支沟主"下焦二便秘涩";《玉龙歌》道:"若是胁疼并闭结,支沟奇妙效非常。"

就经脉而言,治疗本证多取膀胱经、足三阴经、任脉、胃经及三焦经穴。

2.对症选穴

对于寒秘,选取肾、脾经穴等,如《灵枢·杂病》曰:"厥气走喉而不能言,手足清,大便不利,取足少阴。""厥而腹向向然,多寒气,腹中榖榖,便溲难,取足太阴。"

热秘,选取支沟、尺泽、厉兑、大敦、阳陵泉、浮郄等穴,如《类经图翼》曰:"支沟:凡三焦相火炽盛,及大便不通,胁肋疼痛者,俱宜写之。"《循经考穴编》载:厉兑主"胃中积热,胃脘疼痛,便结便血"。《杂病穴法歌》道:"热秘气秘先长强,大敦、阳陵堪调护。"《铜人腧穴针灸图经》载:浮郄主"小肠热,大肠结。"

气秘,选取三焦经、肾经、肝经、胆经以及任脉穴,如《琼瑶神书》载:支沟二穴"治伤寒胁肋疼、大小便闭塞、气不能通,泻之。"《灵枢·杂病》曰:"腹满,大便不利,腹大,亦上走胸嗌……取足少阴。"《备急千金要方》曰:"大便闭塞,气结心坚满,灸石门百壮。"

虚秘,选取脾经、胃经、肾经、三焦经以及小腹部穴,如《神应经》曰:"脾虚不便:商丘,三阴交(三十壮)。"《琼瑶神书》道:"大便虚秘不能通,内庭照海一里攻,即使下法时刻下,多取调匀在手中。"《杂病穴法歌》曰:"大便虚秘补支沟,泻足三里效可拟。"《扁鹊心书》以"灸神阙一百壮"治疗"虚劳人及老人与病后,大便不通"。

(二)针灸方法

1.针刺

古人治疗便秘,针刺多于艾灸。因为本证患者往往十分窘迫,而针刺通过神经反射,可迅速产生疗效。针刺多取足阴经穴,本证多实证或为本虚标实,故多用泻法,或用补泻结合的方法。如《医学纲目》曰:"大便不通:照海(泻之立通)、太白(泻之,灸亦可)。"《琼瑶神书》道:"三里照海施下法,大小便通即便通。"《医学入门》载:"下:针三阴交,入针三分,男左女右,以针盘旋右转,行六阴之数毕,用口鼻闭气,吞鼓腹中,将泻插一下,其人即泻,鼻吸手泻三十六遍,方开口鼻之气,插针即泻。"

2.艾灸

艾灸多取腹部穴位,以就近对肠腑进行温热刺激,促进肠蠕动。其中,最常用者为神阙,且可用隔物灸法,如《针灸资生经》曰:"腹中有积,大便秘,巴豆肉为饼,置脐中,灸三壮即通,神效。"对于"结胸伤寒"引起的"大便不通",《古今医统大全》载:"治大小便不通方……用火烧盐,填于脐内,切蒜一片盖盐上,艾灸二三炷即通。"

古人亦灸背部近道穴和下肢远道穴,所灸穴位有:"背第十一椎百壮"(《脉经》);"大肠俞:灸百壮";"团冈百壮";"八髎百壮"(《备急千金要方》);"肾俞以年壮,肺俞、大肠俞、肝俞、太冲各七壮"(《针灸集成》);"三阴交三十壮"(《神应经》);"照海灸三壮,泻之……太白灸三壮,泻之"(《古今医统大全》)。

3.刺血

若病及血络,则须用刺血法。如《素问·缪刺论篇》曰:"人有所堕坠,恶血留内,腹中满胀,不得前后,先饮利药,此上伤厥阴之脉,下伤少阴之络,刺足内踝之下,然骨之前血脉出血,刺足跗上动脉;不已,刺三毛上各一痏,见血立已。"《灵枢·五邪》云:"邪在肾,则病骨痛阴痹,阴痹者,按之而不得,腹胀腰痛,大便难,肩背颈项强痛,时眩。取之涌泉、昆仑,视有血者尽取之。"

4.敷贴

古人还采用敷贴疗法,通过药物渗透入腹来治疗便秘,所用的药物有攻逐泻下的甘遂、明矾、朴硝、乌桕木、车前草;走窜开闭的麝香;辛散开通的葱、姜、淡豉、大蒜;以及民间经验药物蜗牛、田螺、芥菜子等。《世医得效方》《寿世保元》《名医类案》《古今医统大全》等著作中均载有相关处方。

5.按摩与吸呷

古人还用针刺结合按摩的方法治疗便秘,如《济生拔萃》载:"治大便不通,刺任脉气海一穴……令患者觉急便三五次为度,次针足阳明经三里二穴……凡大便不通,勿便攻之,先刺气海穴讫,令人下侠脐揉胃之经,即刺三里穴,觉腹中鸣三五次即透矣。"《寿世保元》则记载了"吸呷"治疗本证的经验。

三、临床治疗现状

(一)便秘的治疗

便秘的辨证治疗见表5-5。

(二)慢性功能性便秘的治疗

1.常用方案

(1)方案一。

选穴:主穴选大肠俞、天枢、支沟、上巨虚。配穴慢传输型便秘配大横、腹结;出口梗阻配八髎、承山。实秘配合谷、曲池、中脘、行间;虚秘加脾俞、胃俞;寒秘灸神阙、气海。

方法:每天1次,每次留针30分钟,10天为1个疗程。

表 5-5 便秘常见证型治疗表

证型		症状	主穴	配穴
实秘	肠胃积热	大便干结,腹胀腹痛,面红身热,口干口臭,烦渴引饮,小便短赤,舌红苔黄燥,脉滑数	合谷、内庭、腹结、曲池、上巨虚	烦热口渴加少府、廉泉;口臭甚者加承浆、劳宫
	气机郁滞	大便干结,或不甚干结,欲便不得出,或便而不爽,肠鸣矢气,腹中胀痛,胸胁满闷,嗳气频作,食少纳呆,舌苔薄腻,脉弦	行间、天枢、中脘、阳陵泉、气海	胸胁涨满加期门、支沟;腹胀甚者加大横
	阴寒积滞	大便艰涩,腹痛拘急,胀满拒按,手足不温,呃逆呕吐,舌苔白腻,脉弦紧	天枢、中脘、胃俞、足三里、大肠俞	
虚秘	气虚	粪质并不干硬,虽有便意,但临厕努挣乏力,便难排出,汗出气短,肢倦懒言,舌淡苔白,脉弱	三阴交、足三里、脾俞、关元、天枢、大肠俞	多汗者加复溜;心悸者加内关
	阴血亏虚	大便干结,努挣难下,面色无华,心悸气短,失眠多梦,健忘,口唇色淡,舌淡苔白,脉细	脾俞、太溪、天枢、三阴交、足三里、大肠俞	口干少津甚者加金津、玉液;心烦少寐者加神门、行间
	阳虚	大便干或不干,排出困难,小便清长,面色㿠白,四肢不温,腹中冷痛,得热则减,畏寒肢冷,舌淡苔白,脉沉迟	照海、肾俞、气海、命门、脾俞、天枢、三阴交	

(2)方案二。

选穴:上巨虚、下巨虚、足三里、天枢、水道、归来、关元、气海。

方法:选医用肠线 1~1.5 cm,用穿刺针将其埋入穴位内,每 2 周 1 次,连续 4 次为 1 个疗程。

2.针灸治疗思路

本病以通调肠腑、通便为基本治疗原则。在治疗上要处理好治标与治本的关系,不论何种证型,都应急则治其标,首先通便,当症状稍缓后针对病因治疗。在选穴上可根据大肠主传导,以通为顺,肺与大肠相表里,肾主水、脾主运化,大小肠皆属于胃等理论进行选用。常选天枢、中脘、足三里、支沟等为主穴,再根据具体证型配穴。

由于西医将慢性功能性便秘依据病变部位不同分为慢传输型以及出口梗阻型等,提示针灸临床应当结合病因选穴,更好发挥腧穴的治疗作用。

针灸治疗采用多种针灸疗法有机结合,整体调节和局部调节相结合,局部治疗和身心治疗相结合,以及必要时针药结合,以提高疗效为目标。

3.针灸治疗慢性功能性便秘疗效特点

针灸以调节肠蠕动功能为治疗便秘的基础,与单纯应用泻药治标有所不同,因此针灸治疗便秘具有治本的优势,可取得较好效果。同时针灸可改善腹胀、肛门坠胀、食欲缺乏、睡眠障碍等相关症状,部分患者针灸治疗后即可产生便意而排便。但对于部分顽固性便秘患者,需要针药结合,或药物灌肠通便后再采用针灸辨证治疗,有助于调整胃肠功能紊乱,改善患者体质,提高患者生活质量。

第六章

肝胆和肾系病证

第一节 胁 痛

胁痛是指一侧或两侧胁肋疼痛为主要表现的病证,常因气滞、湿热、实火或肝阴不足致肝络不畅或失养所致。

胁痛作为临床上的一种症状,包括多种疾病,常见于西医学的急、慢性肝炎、肝硬化、肝癌和急、慢性胆囊炎、胆石症、胆道蛔虫症等肝胆病变以及肋间神经痛等,本节主要讨论针灸临床常见的胆石症。

胆石症是指发生在胆囊、胆管等部位的结石,发病原因复杂,临床表现与结石大小、位置、有无梗阻及感染有关,发作时主要表现为右上腹(胁部)不适或疼痛、腹胀、嗳气等,胁痛是其最主要的临床表现,因此,本病归入中医的胁痛范畴。

一、病因病机新论

(一)传统认识

胁痛在《黄帝内经》已有较详细记载,《灵枢·经脉》:"胆足少阳之脉……是动则病:口苦,善太息,心胁痛不能转侧。"胁肋为肝、胆经所过之处,中医学认为,本证多与肝、胆、脾、胃等脏腑病变相关,不论是气滞、瘀血、湿热等实邪闭阻胁肋部经脉,还是精血不足,胁肋部经脉失养,均可导致胁痛;而胁肋部的跌仆扭挫等外伤以及疮痈等外科病证也可引起该部位的疼痛。

总之,胁痛之发生,多由跌仆外伤、情志郁结、湿热内蕴、痰饮停蓄等,导致气滞血瘀、湿热痰浊阻遏胁络,肝胆失于疏泄条达,不通则痛,发为胁痛。

(二)现代新论

胆结石患者中20%～40%可终身无症状,仅在体检时偶然发现。胆结石患者主要表现为进食(尤其是进油腻食物)后上腹部不适或疼痛,伴嗳气、呃逆、恶心、呕吐,胆绞痛的部位在上腹部或右上腹部,呈阵发性,可向右肩胛部和背部放散。

针对胆石症的临床表现,现代中医学认为,胆石症主要责之于肝、胆,又与脾、胃、肾有关。胆为中清之腑,肝主疏泄,性喜条达,若嗜食肥甘,肝胆气郁,或湿热虫毒蕴阻,则肝失条达,胆失疏泄通降,胆汁排泄不畅,瘀积日久化热,湿热蕴结,煎熬胆液则成砂石。初期以气滞、血瘀、湿热为主;日久又可化热伤阴,致肝肾阴虚。

二、古代治疗经验

本证在古代针灸文献中又被描述为胠痛、胁下痛等,现代临床上的肝炎、胆囊炎、胆结石、肋间神经痛、腰胁部的闪扭伤等常可出现本证。早在马王堆帛医书《足臂十一脉灸经》中已记载:"胁痛,诸病此物者,皆灸臂少阴脉。"至清末为止,针灸治疗本证文献近300条。

(一)选穴特点

1.循经、分部选穴

(1)选肝经、任脉胁肋脘部穴。

此为局部选穴,常用穴为章门、期门、中脘等。如《肘后歌》曰:"伤寒痞结胁积痛,宜用期门见深功。"《针灸甲乙经》载:"溢饮胁下坚痛,中脘主之。"《百证赋》道:"久知胁肋疼痛,气户华盖有灵。"

(2)选肝胆、脾胃、膀胱经下肢穴。

常用穴为阳陵泉、丘墟、足窍阴、行间,足三里、公孙,委中等。《杂病穴法歌》道:"胁痛只须阳陵泉。"《素问病机气宜保命集》曰:"两胁痛,针少阳经丘墟。"《针经指南》载:公孙主治"胁肋疼痛"和"腹胁胀满痛"。《针灸甲乙经》载:"髀枢痛引季胁,内控八髎,委中主之。"

(3)选三焦经穴、心包经上肢穴。

因为三焦经"下膈,遍属三焦,"与本证相关联,而胸与胁肋相近,故也取前臂三焦经穴和心包经穴,其中以支沟、外关、内关穴为常用。如《标幽赋》曰:"胁疼肋痛,针飞虎(即支沟)。"《类经图翼》云:"外关:若胁肋痛者,写之。"《针经指南》载:"内关:胁肋痛。"

(4)选背腰部穴。

常用肝俞、膈俞以及背部压痛点等。如《备急千金要方》载:"肝俞、脾俞、志室,主两胁急痛。"《素问·缪刺论》云:"邪客于足太阳之络,令人拘挛背急,引胁而痛,刺之从项始数脊椎侠脊,疾按之应手如痛,刺之傍三痏,立已。"

就经络而言,本证多取胆肝经、膀胱经、任脉、脾胃经以及三焦经和心包经的穴位。

2.对症选穴

(1)寒痛:选胁腹部及背俞穴中与脾、胃、肾相关的穴位,如《名医类案》曰:"滑伯仁治一妇,病寒为疝,自脐下上至心,皆胀满攻痛,而胁疼尤甚……此由寒在下焦,宜亟攻其下,毋攻其上,为灸章门、气海、中脘,服延胡索桂椒。"《脉经》云:"苦心下有寒,胸胁苦痛,阴中痛,不欲近丈夫也,此阴逆,刺期门,入六分,又刺肾俞,入五分,可灸胃管七壮。"

(2)热痛:选清泄肝、胆、三焦等相关脏腑之穴,如《备急千金要方》载:光明"主肝生病,病实则胆热……胸中有热,心胁头颔痛。"《类经图翼》曰:"支沟:凡三焦相火炽盛,及大便不通,胁肋疼痛者,俱宜写之。"《医宗金鉴》道:"外关主治藏府热,肘臂胁肋五指疼。"

(3)虚痛:以健脾壮肾为主,如《扁鹊心书》曰:"老人两胁痛:此由胃气虚积而不通……重者灸左食窦穴,一灸便有下气而愈,再灸关元百壮,更佳。"《医学入门》认为:气海主治"胁痛,诸虚"。

(4)气痛:选胁肋局部穴治疗,如《太平圣惠方》认为:带脉可主治"两胁下气转连背痛,不可忍也"。《循经考穴编》云:章门可主"气逆攻刺胁痛"。对于不同经络病变引起的气痛,还选用不同经络的远道穴位,如《磐石金下刺秘传》治疗"一切游走气攻胸胁疼痛",取支沟、委中。

(5)瘀痛:可在躯体表面寻找青脉显现处,以及相应的经络施行针灸,如《灵枢·五邪》曰:"邪在肝,则两胁中痛……取血脉,以散恶血,取耳间青脉,以去其掣。"

(6)痰饮痛:选健脾和胃的穴位,如《针灸甲乙经》曰:"溢饮胁下坚痛,中脘主之。"《循经考穴编》载:膈俞主"停痰逆气,心脾腹胁痛"。

(7)伤食痛:用健脾和胃的方法,如《外台秘要》载:"转谷:在旁二骨间陷者中,主胸胁支痛,不欲食谷,入谷不化。"《扁鹊心书》曰:"胁痛不止,乃饮食伤脾,灸左命关一百壮。"

(8)患郁痛:选肝、胆经穴,以疏肝解郁止痛,如《素问·藏气法时论篇》曰:"肝病者,两胁下痛引少腹,令人善怒……取其经,厥阴与少阳。"《针灸聚英》云:行间主"善怒,四肢满,转筋,胸胁痛"。古人也选取胁腹部穴位,以理气益元止痛,如《扁鹊心书》云:"两胁连心痛,乃恚怒伤肝、脾、肾三经,灸左命关二百壮,关元三百壮。"

(二)针灸方法

1.针刺泻实

古人常用针刺治疗本证,如《医学纲目》云:"胸胁痛:期门(沿皮三寸)、支沟、胆俞(沿皮半寸)。"因为"痛则不通",本证往往是由于病邪阻滞而引起疼痛,多属实证,因此古人治疗本证用泻法多于补法,如《医学纲目》云:"胁肋痛:支沟(透间使泻之,灸)、外关(透内关)。"

2.艾灸温通

艾叶性温,用灸法可温通经络,从而起到止痛效果。古人所灸穴位以腹部穴为多,如《世医得效方》曰:"卒厥逆上气,气攻两胁,心下痛满,奄奄欲绝,此为奔豚气……灸气海百壮……又灸关元百壮……又灸期门百壮。"《卫生宝鉴》取石关,"灸五十壮,主产后两胁急痛不可忍。"古人也灸相关远道穴,如《灸法秘传》云:"胁痛:宜灸临泣可愈。"

3.刺血逐瘀

对于瘀血阻滞者,古人多用刺血的方法,如《素问·藏气法时论篇》曰:"心病者,胸中痛,胁支满,胁下痛……取其经,少阴、太阳,舌下血者。"《针灸集成》载:"腹胁及诸处流注刺痛不可忍:用体长缸,而缸口以手三指容入,乃能吸毒也,随其痛,每一处以三棱针刺四、五穴,并入缸口内付缸灸七壮,随痛随针,亦付缸灸累处,神效。"此法与现代刺络拔罐相似,也属刺血疗法之一种。

4.热熨疏胁

熨法为大面积的热疗法,古人亦用该方法治疗胁痛。如《古今医统大全》治疗胁痛:"灰醋炒热熨之,或葱或艾、韭菜皆可熨之。"《名医类案》治疗"饥而过饱,遂成左胁痛","以韭饼置痛处熨之"。

三、临床治疗现状

(一)胁痛的治疗

胁痛的辨证治疗见表6-1。

表 6-1　胁痛常见证型治疗表

证型	症状	主穴	配穴
瘀血阻络	症见胁痛如刺,痛处不移,入夜更甚,胁肋下或见积块。舌质紫暗,脉象沉涩	膈俞、支沟、阳陵泉、期门、阿是穴	血海、三阴交
痰饮停积	症见胁肋剧痛,痛掣肩胛,咳唾稀涎,胸肋痞胀喘满。舌苔白腻,脉沉紧或沉弦	支沟、丘墟、章门、期门、阳陵泉、公孙	丰隆、足三里
肝血不足	胁肋隐痛,绵绵不休,兼见头晕目眩,面色无华,妇女月经不调。舌淡红少苔,脉细数	肝俞、肾俞、期门、三阴交、足三里	蠡沟、中都、足三里
湿热蕴结	胁肋灼热胀痛,胁下痞块拒按,面目身黄,脘痞腹胀,纳差厌油,小便黄。舌苔黄腻,脉滑数或弦数	期门、支沟、阳陵泉、足三里、中脘、三阴交	阴陵泉、内庭

(二)胆石症的治疗

1.常用方案

(1)方案一。

选穴:主穴选日月(右)、期门(右)、胆俞、阳陵泉。肝胆气滞加内关透支沟理气止痛;肝胆湿热加行间、侠溪清热化湿;肝肾阴虚加太溪、三阴交益阴通络;口苦、纳差、呕恶者加中脘、内关、足三里和胃降逆;目黄、身黄、尿黄加至阳、三阴交、阴陵泉除湿利黄。

方法:日月、期门沿肋间隙由内向外斜刺,不可直刺、深刺,以免伤及内脏;胆俞也不宜直刺、深刺;其余腧穴常规针刺。胆石症发作期每天治疗 2 次,每次动留针 30～60 分钟;间歇期每周治疗 2～3 次。

(2)方案二。

选穴:胰、胆、肝、三焦、胃、十二指肠、食道。

方法:痛甚者加交感、神门,选用密波;黄疸者加肾上腺、内分泌;炎症期加内分泌、神门、耳尖,选用疏密波;排石困难加耳迷根、交感,选用疏波。每次选 4 个穴位,每天 1 次,治疗 10 分钟,1 个月为 1 个疗程。治疗期间每晨服油煎鸡蛋 2 个,便秘服硫酸镁 15 g 或冲服番泻叶 2 g。胆绞痛发作时,在针刺得气的基础上接通电针仪,用连续波、快频率强刺激 30～60 分钟。

2.针灸治疗思路

针灸治疗胆石症以疏肝理气,利胆排石为基本治疗原则。当出现胆绞痛时以行气止痛为要。在选穴上可根据肝主疏泄、肝与胆相表里,脾主运化水湿等理论进行选用,常选胸胁部选期门、日月、章门、京门,背部肝俞、胆俞、膈俞,以及下肢胆经阳陵泉、丘墟,肝经太冲、行间、中封等。另外,奇穴胆囊是治疗胆病的经验效穴。在排石方面,应用较多的是耳穴,简便易行,常选胆囊、肝、脾、神门、交感等,应用压丸法,嘱患者定时按压刺激。

近年的文献中很少报道针灸治疗单纯的胆石症,多是胆囊炎及胆石症的术后调护方面应用针灸较多,但耳针(耳穴)治疗胆石症的研究报道相对较多,疗效也比较满意,尤其对于泥沙样的结石具有很好的疗效。

总体而言,针灸对胆石症的治疗要结合病情综合考虑,对胆石症并发炎症和胆绞痛等疗效显著,具有消炎止痛作用;对于泥沙样的结石可考虑针灸治疗并配合饮食,但对于较大的结石及有严重并发症的患者应以综合治疗或手术治疗为主。

3.针灸治疗胆石症的疗效特点

针灸对胆石症的排石作用显著,其疗效与胆石的性质、大小、部位密切相关,相对而言,针灸排石胆红素结石优于胆固醇结石,胆红素结石又以泥沙样结石疗效更好。从解剖部位上看,胆总管的结石最易排出,其次是肝内胆管,再次是胆囊内结石。另外结石的大小也关系着针刺治疗的成功与否,针刺治疗胆石症一般以直径在 1 cm 左右为佳,如果结石直径超过 3 cm 则应采取手术治疗。因此针灸排石的适宜症为肝内、外胆管泥沙样结石,或较小的石块直径在 1 cm 左右。另外,针灸对胆石症出现的胆绞痛有较好的止痛效果。

目前胆石症的治疗方法无外乎手术疗法和非手术疗法两大类,大量的临床观察以及实验研究表明,针灸可促进胆汁分泌,协调胆囊舒缩,有利于排石,而且对肝胆的生理功能有一定的调节作用。因此,针灸治疗由于其本身的特点,主要着重于疾病的整体治疗,可对人体的生物代谢、免疫机制等发挥一定的调整作用,从而改善病变状态下的机体内环境,促进病变组织自我修复,这是针灸治疗胆石症具有综合效应的又一个特点。

第二节 癃 闭

癃闭是由于肾和膀胱气化失司而导致的小便量少,排尿困难,甚则小便闭塞不通为主症的一种疾病。其中又以小便不利,点滴而短少,病势较缓者为"癃";

以小便闭塞,点滴全无,病势较急者为"闭"。癃闭虽有区别,但都是指排尿困难,只有程度上的不同,故合称"癃闭"。

癃闭包括西医学中的尿潴留及无尿症,如神经性尿闭、膀胱括约肌痉挛、尿路结石、尿路肿瘤、尿路损伤、尿道狭窄、前列腺肥大、术后尿潴留等。至于因肾脏实质性病变引起的无尿症,是水液不能下输膀胱,与有尿不能排出的癃闭截然不同,自当分别论治。本节主要讨论前列腺肥大和术后尿潴留。

前列腺肥大是指因性激素分泌减少或炎性增生导致前列腺内纤维细胞增生,压迫尿道而引起的一系列症状的疾病。本病是一种退行性病变,一般成年男性 30~40 岁时,前列腺就开始有不同程度的增生,50 岁以后就出现症状,性激素水平下降,神经内分泌失调及饮食因素为其发病原因。前列腺肥大可引起尿路梗阻性疾病。

术后尿潴留是指膀胱内充满尿液但不能自行排出的症状,是手术后常见的并发症,如手术撤除尿管后 8 小时内患者不能排尿而膀胱尿量>600 mL,或者患者不能自行有效排空膀胱使残余尿量>100 mL,即为术后尿潴留。

一、病因病机新论

(一)传统认识

传统认为本病多由肾气虚惫,命门火衰,不能鼓舞膀胱气化;或中气不足,膀胱传送无力,导致小便潴留而癃闭,此属虚证。若因中焦湿热移注膀胱,阻遏膀胱气化;或因跌仆损伤,以及下腹部手术引起筋脉瘀滞,均能影响膀胱气化而致小便不通,则属实证。

(二)现代新论

前列腺肥大以肾气虚为本,人过中年,肾气始衰,肾之气化功能减弱,尿线变细、分叉,排出无力、夜尿增多;肾为水火之宅,寓阴阳于一体,温煦濡养五脏六腑,肾气弱,则五脏六腑失常,痰浊、瘀血内生,而致前列腺肥大。肾虚及脾,脾失温运,水湿内生,而凝聚成痰;中年之后,体形多丰,气虚痰盛。肾气不足,脾肾阳虚可致水液代谢障碍而痰湿内生;肾气不足,心肾两虚,鼓动无力,血行缓慢而留瘀;瘀浊互结,脉络不利,血滞脉涩而血瘀。因此,本病内缘于肾气衰弱,脏腑功能失常;而痰瘀互结则成前列腺肥大有形之实。

术后尿潴留在病机上有其自身特点,其临床症状虽与内科小便不通相同,病位也都在膀胱,因其发病与手术刺激与损伤有关,病理变化与瘀血密切,瘀血阻滞、膀胱气化不利而发本病。

二、古代治疗经验

本证在古代针灸文献中被描述为小便不利、小便难、不得溲、水道不利、津液不通、泾溲不利、溺难、淋闭、前闭等，与现代临床上各种原因引起的尿滞留，以及肾衰竭引起的无尿症相关。在古代，"癃""淋"二字同声通用，为避帝王之讳，时改"癃"为"淋，"故文献中"癃""淋"相混，阅读时当注意辨析之。早在《灵枢·经脉》中，足太阴和足厥阴的"所生病"已包括"水闭""闭癃"之证；足少阴之别，其病"实则癃闭"。至清末为止，针灸治疗本证文献达数百条。

(一)选穴特点

1.循经、分部选穴

(1)选任脉小腹部穴：此为局部选穴法，常用的是脐中及脐下诸穴，如关元、神阙、石门、曲骨等。如《针灸甲乙经》称："三焦约，大小便不通，水道主之。"《圣济总录》曰："关元穴，灸一七壮，主转胞不得小便。"《类经图翼》云："身交，在少腹下横纹中"，"治大小便不通"。

(2)选足三阴下肢穴：该三经均经过小腹部，与肾、膀胱关系密切，故常选用。常用穴为阴谷、照海、涌泉、太溪、大钟；大敦、行间、太冲；阴陵泉、三阴交等。《针灸甲乙经》记载曲泉可治疗"胁下支满，闭癃"，《外台秘要》记载三阴交主治"腹满小便不利"。《神应经》曰："小便不通：阴谷、阴陵泉。"

(3)选膀胱经腰骶穴：此为经络之"气街"的作用，常用穴是小肠俞、大肠俞、膀胱俞、中髎、肾俞等。如《针灸甲乙经》称"溲难，肾俞主之。"《神灸经纶》云："大小便不通：大肠俞、膀胱俞。"古人亦取腰背部奇穴，如《医学纲目》载："大小便难：团冈、水道、荣卫。"

就经络而言，治疗本证多取任脉、足三阴经与膀胱经穴。

2.对症选穴

(1)热闭：选取相关清热穴。如《类经图翼》治疗"便赤溺难白浊"的方法是："写行间火而热自清，木气自下。"《备急千金要方》载：大钟治疗"肾生病，病实则膀胱热，热则闭癃，癃则阳病"。《子午流注针经》认为：至阴可治疗"小便不利热中伤"。《西方子》称：气冲主治"热淋闭"。

(2)寒闭：选取相关祛寒穴，如《世医得效方》载：治疗"未产之前内积冷气，遂致产时尿胞运功不顺"引起的"产后小便不通"，在脐中穴施隔葱白灸；《素问·长刺节论篇》云："腹痛不得大小便，病名曰疝，得之寒，刺少腹两股间，刺腰髁骨间。"《灵枢·杂病》谓："厥而腹向向然，多寒气腹中彀彀，便溲难，取足太阴。"

（3）气闭：对于足厥阴病变引起的气闭，选用肝经之穴。如《针灸资生经》载："疝气客于膀胱，难于前后溲而溺赤，灸其足厥阴脉左右各一所。"对于三焦气滞引起的气闭，则取三焦经的下合穴委阳、经穴支沟等，如《灵枢·邪气藏府病形》曰："三焦病者，腹胀气满，小腹尤坚，不得小便，窘急"，"取委阳"。

（4）虚闭：多取小腹部、腰骶部穴，以补"脐下肾间动气"。例如《备急千金要方》载：关元主治"小便不通，劳热"；"小便不利，小腹胀满虚乏，灸小肠俞，随年壮。"对于脾肾不足之癃闭，《扁鹊心书》谓："急灸命关二百壮以救脾气，再灸关元三百壮以扶肾，水自运消矣。"对于脾胃或三焦亏虚引起的"小便不利，羸瘦少气"，《备急千金要方》和《千金翼方》灸三焦俞和胃脘穴。

（二）针灸方法

1.艾灸

古人常用艾灸治疗癃闭，如《针灸逢源》曰："阴寒盛小便不利……灸石门"。对于热闭，古人也有用灸法者，此乃"热因热用"之法，如《外台秘要》载："古今录验疗热结小便不通利方：取盐填满脐中，大作艾炷，灸令热为度，良。"古人还采用隔盐灸法，如《外台秘要》隔盐灸脐中。古人又用隔药物灸法，所用药物有：甘遂、蒜合醋（《丹溪手镜》）；葱白（《世医得效方》）；温脐种子方（《医学入门》）；巴豆肉（《针灸集成》）等。为了扩大加热面积，古人还采用熨腹疗法，如《医心方》载："治小便不通方：水渍石，迭熨少腹，下出；或烧石热，熨少腹，以出为度。"《世医得效方》则采用盐熨法和葱熨法。

2.针刺

针刺也是治疗本证常用方法之一。为了加强刺激，古人还使用长针进行治疗，如《灵枢·癫狂》载："内闭不得溲，刺足少阴、太阳与骶上，以长针。"《济生拔萃》则采用针刺和推拿相结合的方法："凡小便不通勿便攻之，先针关元一穴，讫时别使人揉小腹，刺三阴交二穴，即透矣。"

本证多本虚标实，因为"急则治其标"，故以泻法为多。如《杂病穴法歌》曰："小便不通阴陵泉，三里泻下溺如注。"《医宗金鉴》取大肠俞治疗"大小便难"，其后特别注明："先补后泻要分明。"对于三焦不通者，泻支沟（《扁鹊神应针灸玉龙经》）；对于少阴阻滞者，泻照海（《针方六集》）；对于肝气化火者，泻行间（《类经图翼》）等。

3.放血

对于三焦邪盛、肝郁气滞等导致的瘀血阻滞证，古人亦用放血疗法，例如《灵枢·四时气》曰："小腹痛肿不得小便，邪在三焦约，取之太阳大络，视其络脉与厥阴小络结而血者。"《灵枢·热病》曰:"癃,取之阴蹻及三毛上及血络出血。"

4.敷脐

古人还采用敷脐疗法,通过药物渗透入腹来治疗本证。敷脐的药物有:滑石以水和泥(《医心方》);葱、生姜、淡豉、盐(《世医得效方》);地龙、猪苓、针砂(《世医得效方》);大蒜、栀子仁、盐花(《奇效良方》);田螺、大蒜、车前草(《名医类案》);朴硝调水(《名医类案》)等。

三、临床治疗现状

(一)癃闭的治疗

癃闭的辨证治疗见表 6-2。

表 6-2　癃闭常见证型治疗表

证型	症状	主穴	配穴
肾阳虚弱	起病较缓,初起证见小便不畅,渐而淋漓不爽或点滴而下,终而点滴不出而闭。常伴有畏寒肢冷,腰膝酸软等症。舌淡、脉沉细而尺弱	命门、肾俞、气海、太溪	畏寒甚者,加关元
中气不足	小便排出无力,或时欲便而不能出,腹部气坠,伴见神疲乏力,气短气急、脘闷食呆,便溏、肛门坠感	关元、水道、足三里	食欲缺乏者,加中脘
下焦湿热	小便淋沥不爽或尿赤灼热,甚或小便不通,小腹胀痛。伴见口苦咽干,烦躁不安。舌红,脉数	次髎、中极、阴陵泉	湿毒上犯作喘者,加尺泽,少商点刺出血;心烦者,加内关;神昏者,加水沟、中冲点刺出血
脉络瘀阻	病起较急,证见小便闭塞,腹部胀痛,甚则腹胀如鼓,胸闷气促,多见于创伤、产后、术后尿潴留	水道、三阴交	腹满疼痛者,加天枢、太冲

(二)前列腺肥大、术后尿潴留的治疗

1.前列腺肥大常用方案

(1)方案一。

选穴:气海、关元、会阴、阴陵泉、三阴交。

方法:患者仰卧,气海、关元穴用 29 号 3 寸毫针向下斜刺 2.5 寸,行提插捻转法使针感放射到尿道内口、会阴及大腿内侧;阴陵泉穴直刺 1.5 寸,捻转泻法;三

阴交直刺 1 寸,行捻转泻法;留针 30 分钟,每天 1～2 次。

(2)方案二。

选穴:膀胱、前列腺、胃、内分泌。

方法:常规消毒,取 28 号 1 寸毫针,中等刺激,留针 30 分钟,每天 1 次。

(3)方案三:艾灸。

选穴:会阴、曲骨、曲泉。

方法:以艾条悬灸上穴,每穴灸 15 分钟,至局部皮肤潮红灼热,但不灼伤皮肤为度。灸后,可在会阴和曲骨局部按摩,每穴按 5～10 分钟,每天治疗 1 次。病情较重者,在艾灸的同时,加针三阴交、太溪,平补平泻。

2.术后尿潴留常用方案

(1)方案一。

选穴:①益气启闭,清热利尿,选用中极、三阴交、膀胱俞、太溪。②健脾行气,通调水道,选用阴陵泉、三阴交、中都、阳陵泉、太溪。

方法:虚证针宜浅刺用补法,配以灸法,实证针用泻法。每天 1～2 次。留针 30 分钟,每 10 分钟捻针 1 次。

(2)方案二。

选穴:肾、膀胱、三焦、皮质下。配以肺、脾、腹、腰骶椎。

方法:双耳取穴,毫针刺,虚证中等刺激,实证强刺激,留针 5～10 分钟,或耳穴贴压。

(3)方案三。

选穴:中极、气海、关元、神阙。

方法:上穴用艾条施灸,每次灸 15～50 分钟,每天 2～3 次。

3.前列腺肥大、术后尿潴留针灸切入点

(1)前列腺肥大:针灸对于前列腺肥大有一定的疗效,经治疗后可明显改善患者的排尿不畅及尿道刺激症状,但如果要改变前列腺肥大的体积和质地,再现中间沟,则非常困难。因此,针灸对前列腺肥大尿道阻塞患者的利尿作用,是一个功能性调节作用。如经反复治疗无效,应根据病情,配合药物治疗,必要时进行前列腺切除术。

前列腺肥大的发病与雄激素的代谢异常有密切的关系,实验表明睾丸间质产生的双氢睾酮可以诱发前列腺增生,临床也发现前列腺增生组织中也含有较多的双氢睾酮。本病发生于睾丸功能低下的老年期,可能与前列腺组织内酶系统代谢异常,使前列腺组织内的双氢睾酮降解速度减慢而致。针灸在该环节上是否具有治疗意义值得今后研究。

（2）术后尿潴留：针灸对术后尿潴留有很好的治疗作用。由于引起术后尿潴留的原因很多，针灸的疗效也受具体情况的影响，如麻醉后膀胱松弛，排尿反射受到抑制；盆腔手术时逼尿肌神经受挫伤；膀胱被拉钩等牵拉过久；术中大量输液使膀胱过度充盈；术后切口疼痛影响腹肌收缩以及术后使用止痛药物；环境、体位、角色改变、患者精神焦虑等。早期采用常规处理方法，热敷膀胱区，听流水声，按压足三里穴等，这些方法无效时，可用针灸、或穴位注射治疗，通过调整膀胱的紧张度，使处于高度紧张状态的膀胱得以舒张，达到通利小便的目的。

针灸治疗尿潴留要早期介入，研究显示手术后尿潴留所致的泌尿系统感染发生率明显高于无尿潴留者，泌尿系统感染可引起膀胱逼尿肌的炎性水肿，影响膀胱的逼尿功能而发生尿潴留。另一方面，由于术中对膀胱的挫伤，术中出血，术后长期仰卧位，使脱落的上皮细胞积聚在膀胱后壁最低处，为细菌的繁殖提供了良好的环境，从而使尿潴留患者泌尿系统感染率高。因此，针灸治疗如果不能快速取效，要采取综合手段，积极预防泌尿系统感染和肾功能损伤。

4.针灸治疗思路

（1）前列腺肥大：前列腺肥大导致的癃闭应急则治标，可选气海、关元、三阴交、阴陵泉、会阴等，针刺手法应由轻到重。研究发现静留针对大脑皮质产生抑制作用，而动留针兴奋大脑皮质的作用显著。针刺关元、气海等穴，捻针时膀胱逼尿肌收缩，内压上升；不捻针时，逼尿肌松弛，膀胱内压下降。因此，治疗本病宜采用间歇动留针的方法，留针期间间断行针，保持持续的针感是取效的重要环节。膀胱过度充盈的患者，宜捻转不宜提插，避免损伤膀胱。

从辨证角度看，前列腺肥大有湿热型和虚寒型，前者可选中极、关元、三阴交、肾俞、膀胱俞、曲池、血海等穴，手法用泻法，或刺络出血；后者宜用灸法，可选用会阴、曲骨、关元等穴施灸，背俞穴艾灸也有很好的效果。

前列腺肥大患者，平时应注意不吃辛辣刺激性食物，不饮酒；积极治疗泌尿系统炎症；少骑自行车，避免长期坐硬椅子，或久坐潮湿之地；性生活要适度，防止前列腺过度充血；不忍尿、憋尿，防止膀胱过度充盈影响逼尿肌功能，造成尿潴留；定时复查，每2～3月应做1次肛诊，半年复查1次前列腺B超，以了解前列腺变化；保持心情舒畅，参加适度的体育锻炼。

（2）术后尿潴留：术后尿潴留在外科腰麻和肛门直肠手术后比较多见。急性尿潴留时，下腹中部隆起，膀胱充胀。患者有强烈尿意，但不能排出或仅排出点滴尿液，并可有阵发性收缩疼痛；但亦有患者虽下腹部隆起，却无尿意，系麻醉药所导致。一旦尿潴留未能及时排除,膀胱膨胀过久,肌肉失去收缩力,则短期内不易恢复,给患者带来不良后果,尤其是老年患者。

西医学认为,当肛门直肠手术麻醉不完全或手术过度牵拉刺激,即引起术后肛门括约肌痉挛,由此产生尿潴留是引起该并发症的主要原因。另外,痔瘘术后、疼痛的刺激,或术后为压迫止血在肛管内填塞纱布及外加"丁"字带加压固定过紧,也会引起尿道括约肌痉挛而产生排尿困难。治疗本病实证以清热利湿,通利三焦,虚证以温补脾肾,益气启闭为治则,常用神阙、关元、中极、石门、曲骨等穴,其次多用背俞穴,调整脏腑功能,恢复支配肾、膀胱、尿道的自主神经正常功能,起到利尿的效果。

5.针灸治疗前列腺肥大、术后尿潴留疗效特点

(1)前列腺肥大:前列腺肥大早期可无症状,随着年龄的增长,前列腺增生的加重而出现逐渐加重的尿路刺激症状和梗阻症状。前列腺增生所致的膀胱出口梗阻,是引起排尿困难症状的根本因素,梗阻分为机械性和动力性两部分。机械性梗阻为增生前列腺压迫膀胱出口所致,表现为一种渐进性变化;动力性梗阻主要为膀胱颈的平滑肌和前列腺基质及包膜含丰富的 α_1 受体,当交感神经兴奋时,通过 α_1 受体刺激平滑肌收缩力增加,逼尿肌功能不稳定,导致膀胱出口动力性梗阻。针灸一方面通过神经体液调节,使膀胱及尿道平滑肌张力下降,减轻尿道压迫,起到通利小便的作用。另一方面,调节内分泌,调控前列腺生长内外因子,抑制前列腺增生,缩小前列腺体积,减轻膀胱出口机械性梗阻,从而达到治疗前列腺增生症的目的。同时,针灸还能改善前列腺微循环和血液的运行,缓解临床症状。

(2)术后尿潴留:引发尿潴留的病因有 3 种:因中枢神经疾病或神经损伤而引起的称为神经性尿潴留;因尿道、前列腺或肛门处疼痛或癃病引起的,称为反射性尿潴留;因尿道狭窄、结石或前列腺肥大、尿道周围脓肿而引起的,称为机械性尿潴留。外科术后引发的尿潴留大多为前两种情况,为急性尿潴留的范畴,其治疗目的在于恢复排尿功能,减轻患者痛苦,有利于病情的转归。

针灸可有效地改善膀胱逼尿肌功能,缓解尿道外括约肌痉挛,使内外括约肌功能协同,从而逐步达到自主排尿。在治疗上从调理肺、脾、肾、小肠、三焦,恢复膀胱气化功能入手,取用膀胱的募穴中极配三阴交等,通利小便,达到补肾气、理三焦、通尿闭的功效,可有效解除术后急性尿潴留。尿潴留的发病时间越短,针灸治疗效果越好;患者年龄越小,针灸起效越快,老年患者盆底肌肉松弛,结缔组织弹性较差,术后神经功能恢复比较缓慢,因而针灸起效较慢。针灸对术后、产后、疼痛、紧张导致的尿潴留疗效肯定。

第三节　淋　证

淋证指小便频数短涩、欲出未尽、滴沥刺痛、小腹拘急,或痛引腰腹为主要临床表现的病证。临床表现多样,有小便灼热刺痛的热淋;有迫血妄行的血淋;有尿液凝结,聚为砂石的石淋;有脂液不循常道,渗于膀胱的膏淋等,时或相互掺杂出现。

西医学的前列腺炎属于"淋证"范围,急性前列腺炎多属"热淋",慢性前列腺炎多属"膏淋"范围,后者患病率较高。另外,西医学中泌尿系统疾病,临床以小便频、急、涩、短、痛,小腹拘急,或痛引腰腹为特征时,均可参考本证辨证治疗。

一、病因病机新论

(一)传统认识

淋证的病位在肾与膀胱,与脾、心、肝都有密切关系。其病因以湿热为主,湿热邪气蕴结膀胱,气化失司,水道不利而发为本病。若湿热邪毒客于膀胱,小便灼热刺痛,则为热淋;膀胱热盛,热伤阴络,迫血妄行,则为血淋;湿热久蕴,煎熬水液,尿液凝结,聚为砂石,则为石淋;湿热稽留,阻滞络脉,脂液不循常道,渗于膀胱,则为膏淋。热淋、气淋、血淋、石淋发病早期多为实证,邪实主要为湿热、沙石、气滞、血瘀等,日久虚证渐显,成虚实夹杂证,致后期发展为劳淋、膏淋多属虚证,以脾气肾脏亏虚为主,淋证各证之间可以相互转化。

(二)现代新论

急性细菌性前列腺炎的病位在膀胱与精室。多为外感湿热秽毒。性事不洁,湿热秽毒经尿窍而入,蕴遏膀胱,侵于精室,扰及二窍,致生本病。或因内伤酒食辛辣。嗜酒无度,过食辛辣,滋生脾胃湿热,湿热之邪,循经下注,滋扰膀胱、精室而发病。

慢性前列腺炎的常见病因有湿热内蕴、相火内扰、气血瘀滞、中气不足、肾气虚弱等。病机特点表现为虚实夹杂。

二、古代治疗经验

本证在古代针灸文献中被描述为淋、淋沥、尿有余沥、小便涩等,与现代临床上泌尿系统的感染、结石、肿瘤、前列腺炎、乳糜尿、尿道综合征等疾病相关。早在晋代的《脉经》中已记载采用刺足少阴和横骨穴的方法治疗"尿有余沥"。至清末为止,针灸治疗本证文献近 200 处。

(一)选穴特点

1.选任脉小腹部穴

此为局部选穴,常用穴为关元、气海、石门、神阙等。如《备急千金要方》曰:"血淋,灸丹田随年壮。"《太平圣惠方》谓:"曲骨:五淋,小便黄。"《席弘赋》云:"气海专能治五淋,更针三里随呼吸。"

2.选足三阴下肢穴

肾、脾、肝三经均经过小腹部,与膀胱有密切的关系,故常用来治疗本证。常用穴为复溜、照海、涌泉;三阴交、阴陵泉;大敦、太冲等。如《医宗金鉴》称,涌泉可治"血淋气痛疼难忍,金针泻动自安宁。"《圣济总录》曰:"小便余沥,灸复溜二穴。"《医学入门》载,阴陵泉配足三里治"小便不通及尿血、砂淋,俱宜泻之"。《杂病穴法歌》曰:"五淋血海通男妇。"《外台秘要》云:"淋痛法:灸中封穴三十壮。"《医学纲目》曰:"假令满闭、淋溲、便难、转筋,足厥阴肝经受病,当治木井大敦是也。"

3.选膀胱经腰骶穴

常用穴是小肠俞、肾俞、膀胱俞、中髎等。如《针灸聚英》云,肾俞主"小便淋"。《铜人腧穴针灸图经》谓,小肠俞主"小便赤涩淋沥";次髎主"小便赤淋"。

就经络而言,治疗本证多取任脉、足三阴经与膀胱经穴。

(二)针法灸法

本证亦以实证为多,故针刺多用泻法,如《百证赋》曰:"肓俞、横骨,泻五淋之久积。"《脉经》治疗"尺脉缓,脚弱下肿,小便难,有余沥……针横骨泻之",即为其例。

艾灸可以振奋人体阳气,提高人体免疫能力,增强自身调整功能,对于寒淋、劳淋、石淋、气淋、血淋均可施用,即使是热淋,古人亦常用之,以求利尿通淋之效果。例如《医心方》载"疗热淋方":"灸两足外踝中央随年壮,有石即下"。《扁鹊心书》曰:"砂石淋……灸关元三百壮"。《医心方》载:"理气淋脐下切痛方:以盐和少醋填脐中,盐上灸二七壮,立瘥。"《医宗金鉴》谓:"复溜血淋宜乎灸。"《备急千金要方》称:"劳淋,灸足太阴百壮,在内踝上三寸(即三阴交)。"

古人也采用隔物灸法,如《医学纲目》载:"治小便淋沥或有血,以赤根楼葱,近根截一寸许,安脐中,上以艾灸七壮。"为了扩大加热面积,古人还用盐熨法,如

《外台秘要》谓:"小便涩亦用盐熨脐下。"

另外,治疗本证亦采用敷脐疗法,如《名医类案》载"张文学道卿传治血淋方:独蒜一枚,栀子七枚,盐少许,三物共捣如泥,贴患人脐上……即时去紫血片碗许,遂愈。"

三、临床治疗现状

(一)淋证的治疗

淋证的辨证治疗见表 6-3。

表 6-3　淋证常见证型治疗表

证型	症状	主穴	配穴
热淋	小便频急,灼热刺痛,尿色黄赤,小腹拘急胀痛,或有恶寒发热,口苦呕恶。苔黄腻,脉滑数	中极、膀胱俞、三阴交、阴陵泉	行间
石淋	小便艰涩,尿中夹有砂石,或排尿时突然中断,尿道窘迫疼痛,少腹拘急,或腰腹绞痛难忍,尿中带血。舌红、少苔,脉弦细		秩边透水道、委阳
血淋	小便热涩刺痛,尿色深红或夹有血块。伴发热、心烦口渴、大便秘结。舌红、苔黄,脉弦或涩		血海、膈俞
气淋	小便涩滞,淋沥不畅,少腹胀痛。苔薄白,脉沉弦		肝俞、太冲
膏淋	小便浑浊如米泔水,置之沉淀如絮状,上有浮油如脂,或夹有凝块,或混有血液,尿道热涩疼痛。舌红、苔黄腻,脉濡数		气海、足三里
劳淋	小便赤涩不甚,但淋沥不已,时作时止,遇劳即发,腰膝酸软,神疲乏力。舌淡,脉虚弱		脾俞、肾俞、关元、足三里

(二)前列腺炎的治疗

1.常用方案

(1)方案一。

选穴:膀胱俞、中极、阴陵泉、行间。

方法:针刺用泻法或平补平泻法,每天针 1 次。

(2)方案二。

选穴:主穴选中极、膀胱俞。湿热蕴结配阴陵泉、三阴交;中气不足配气海、足三里;肾气亏虚配关元、肾俞;气滞血瘀配血海、次髎。

方法:针刺用平补平泻法或用补法,每隔 1～3 天针刺治疗 1 次。

(3)方案三。

主穴:①前列腺穴。②会阴、肾俞。配穴:气海、中极、关元、秩边透归来。(注:前列腺穴位于会阴至肛门中点,或距肛门下缘 1～2 cm 之正中线上)

方法:主穴每次取一组。两组主穴交替轮用。取 2～3 个配穴。前列腺穴用 3 寸 28～30 号芒针,直刺 1.5～2.5 寸深,留针 20 分钟,留针期间,间歇运针以加强针感。会阴穴用 4 寸芒针,直刺 2～3 寸,至出现酸胀感为度,提插结合小幅度捻转反复 3～5 次后取针。肾俞用 28 号 2 寸针,斜向脊柱方向刺入 1～1.5 寸,待局部酸胀后取针。气海、中极、关元,用 4 寸芒针,直刺 3～4 寸(针前宜排空尿),使针感直达尿道。秩边穴用 7 寸芒针,刺 5～6 寸,透向同侧归来穴,使有强烈窜麻感到达尿道,平补平泻手法 1 分钟,即去针。每天或隔天 1 次,10 次为 1 个疗程,疗程间隔 3～5 天。

(4)方案四。

主穴:①前列腺穴、次髎、白环俞。②会阴。配穴:肾俞、三阴交、中极、关元。

方法:主穴每次选 1 组,第 1 组选 1～2 穴(前列腺穴必取),配穴酌取 1～2 穴。应用刺入式氦氖激光仪,波长 6 328 埃,末端输出功率 0.5～1.8 毫瓦,通过特制光导纤维,把激光束引到穴位上。先取主穴,消毒后,用特制的空心针,将光纤维插入针芯,左示指插入肛内作引导,针自会阴穴刺入前列腺内,末端输出功率为 1.8 毫瓦,照射 20 分钟。其余穴位,针刺入后,接通激光束,末端输出功率为 0.5 毫瓦,照射 15～30 分钟。每天 1 次,4 次为 1 个疗程,不愈者,停一周后再照射。

(5)方案五。

选穴:神阙。

方法。敷药制备:王不留行籽、石菖蒲、青黛、艾叶、金钱草、茜草、蒲公英、煅龙骨、煅牡蛎等研末,过 100 目筛。每次取 3～5 g 药粉,以乙醇各半混合液并加二甲基亚砜 2 mL,调成稀糊状,静置半小时备用。将脐部温水洗净,轻轻摩擦脐及脐周使局部微红且有热感,然后以干净纱布包裹药糊覆于脐眼上,牛皮纸覆盖,胶布固定,夜用昼取,每天 1 次,7 天 1 个疗程,疗程间隔 2 天。局部过敏红肿者,对症处理或暂停敷贴。

2.针灸治疗思路

慢性前列腺炎特别是长时间没有进行有效治疗的患者多有肾阳虚的表现,故应根据患者的发病特点辨证论治。正确采用补泻方法以加强疗效,或平补平泻、固其本泻其标等。

大量临床观察发现,小腹部和腰骶部相应的腧穴对本病有一定的特殊作用。针刺要求局部产生酸胀感,针感向下传导,到达会阴部效果好。针刺的同时配合电针、艾灸、穴位注射、激光针灸等手段,有助于提高疗效。

3.针灸治疗前列腺炎的疗效特点

针灸治疗前列腺炎在缓解尿急、尿频和疼痛症状方面具有较好的疗效。由于前列腺炎分为细菌性和无菌性,针灸对于无菌性者疗效确切,对于细菌性前列腺炎应针药结合治疗。

(1)疗效与疗程的关系:如果方法得当,病程越短治愈率越高,疗效越好,但接受中医针灸方法的患者通常病程较长,因此疗效也随之下降。临床文献显示,针灸治疗中立的以 10 天为 1 个疗程的治疗方案,针灸的明显疗效通常是在 3 个疗程之后出现。

(2)对疗效有影响的因素:50 岁以下的慢性前列腺炎患者接受针刺治疗有良好效果,年老患者多数久病体虚,康复相对较慢,应在精神上给予宽慰,使之耐心配合治疗,操作宜适当配合灸法以温阳化气。嘱咐患者以清淡之食为主,多饮水,切忌酒醇辛辣之品。并在治疗中,配合调整自身生活习惯,诸如锻炼身体,增强体质,生活规律,饮食清淡,避免感冒、劳累、戒酒,忌酸辣刺激之品、避免长时间骑车、骑马及久坐,节制房事,保持心情舒畅。还可以配合锻炼,做收腹提肛操等。

第四节 阳 痿

阳痿指男性生殖器痿弱不用,不能勃起,或勃起不坚,不能完成正常房事的一种病证。阳痿在明代以前称为"阴痿",至明代张介宾《景岳全书》中始称"阳痿"。

西医学认为,阳痿是男性性功能障碍的一种,指青壮年男子未到性欲衰退时期,临房阴茎不能勃起,或勃起不坚,或坚而不久,以致不能完成正常性交的一种病症。临床分为功能性与器质性,功能性阳痿多为大脑皮质高级中枢抑制增强,脊髓勃起中枢兴奋性相对降低,常为精神因素引起。器质性阳痿常见于性器官病变,或神经性病变,内分泌疾病或全身性慢性疾病等。均可参照本证辨证论治。

一、病因病机新论

(一)传统认识

阳痿最早在《黄帝内经》中称筋痿,《素问·痿论》云:"思想无穷,所愿不得,意淫于外,入房太甚,宗筋弛纵,发为筋痿。"《灵枢·经脉》云:"足厥阴之筋病,阴器不用,伤于内则不起。"《景岳全书》论述曰:"凡男子阳痿不起,多由命门火衰,精气虚冷,或以七情劳倦损伤生阳之气,多致此证。亦有湿热炽盛以致宗筋弛纵而为痿弱者。"总之,阳痿的病因主要涉及到房事不节、情志刺激、湿热浸渍、寒邪侵袭、瘀血阻滞、饮食不节、先天不足等因素。

(二)现代新论

西医学研究表明,阴茎的勃起是阴茎海绵体充血的结果。阴茎勃起的血管因素受神经冲动的控制,即阴茎感觉神经末梢在性交中受到的刺激冲动,传递至脊髓勃起中枢进而引发海绵体充血勃起。同时传递至大脑皮质,引起性兴奋,复传递至勃起中枢,强化勃起。故本病的发生,以往多认为是精神心理因素所致,现今研究发现30%～50%的阳痿与器质性病变有关,或为精神性与器质性的混合影响所致。

从中医学的角度探讨,多与肾、肝、脾等脏器关系密切。病因为情志内伤、湿热、瘀血、痰湿、寒邪、虚损;基本病机为肝郁气滞,实邪内阻,宗筋不用;或脏腑虚损,精血不足,宗筋失养。但是,该病表现出来的大脑皮质过度抑制、内分泌功能紊乱与中医心主神明、脑主神明的认识是一致的。

二、古代经验

本证在古代针灸文献中又被称为阴器不用、阴萎、阴痿、阳事不举等。早在《灵枢·经筋》中已有记载:"足厥阴之筋"病则"阴器不用,伤于内则不起,伤于寒则阴缩入,伤于热则纵挺不收。"至清末为止,针灸治疗本证文献共达数十处。

(一)选穴特点

1.循经、分部选穴

(1)选任脉小腹部穴:此为局部选穴,常用穴为气海、中极、关元、曲骨、石门等。如《灸法秘传》载:"阳痿:法当灸其气海。"《针方六集》云:"曲骨:阳痿。"古人也取小腹部其他穴位,如《针灸甲乙经》曰:"阴疝痿,茎中痛,两丸骞痛,不可仰卧,刺气街主之。"

(2)选足三阴经下肢穴:足三阴上行于小腹,与本证关系密切,古人多取之。常用穴为阴谷、然谷、太溪,中封、曲泉,三阴交等。如《神应经》载:"阴痿丸骞:阴谷、阴交、然谷、中封、太冲。"《针灸集成》云:"阴痿:然谷三壮,阴谷、三阴交各三壮……曲泉七壮。"《针灸甲乙经》曰:"闭癃,阴痿……曲泉主之。"

(3)选腰骶部穴:此为经络"气街"的作用,常用穴为肾俞、上髎、会阳、命门。如《类经图翼》称:"阳不起:命门、肾俞、气海、然谷。"《针方六集》云:"上髎:男子阳痿。"

就经络而言,治疗本证多取任脉、足三阴经与膀胱经穴。

2.对症选穴

本证以虚寒症为多,实热症为少。治疗虚寒症,选用小腹穴、下肢阴部穴与腰骶部穴。如《育麟万应神针》载:"凡男子阳痿不起,阴痿瘦弱,遗精白浊,元气虚冷……熨两阴交穴、关元穴、中极穴、气海穴、三阴交穴、商丘、隐白。"《循经考穴编》言:"太溪:肾家虚冷,阴痿不起。""会阳:男子阳气虚乏,阴痿。"

治疗热症,如《灵枢·经筋》云:"足厥阴之筋……伤于热则纵挺不收。"可见阳痿热证或与"足厥阴之筋"相关,对此可考虑取肝经穴。

(二)针灸方法

1.艾灸

因为本证以虚寒型为多,故治疗本证多用灸法。如《针灸逢源》云:"阳痿:肾俞、气海(多灸妙)。"《灸法秘传》言:"阴痿,阳物收缩,卵阴入腹,皆为阴症也,法宜先灸气海,再灸大椎。"《太乙神针》称:"气海:男子阳事久惫。"

古代又用隔药灸脐法治疗本证,如《医学入门》载,"彭祖固阳固蒂长生延寿丹……入脐眼内……艾火灸之。"该书认为,"凡用此灸,而百病顿除,益气延年",这"百病"即包括"遗精白浊,阳事不举,下元极弱"之证,其艾灸剂量甚大,可参看原文。

2.针刺

因为针刺可直接刺及与生殖系统相关的神经,激发其兴奋性,故也用针刺法。如《古今医统大全》载:"阴痿阴肿:针法,取中极、太溪、三阴交、复溜。"因为本证以虚证为多,故常用针刺补法,如《针灸甲乙经》曰:"腹满阴萎,咳引丸,溺出,虚也……刺鱼际补之。"《医学纲目》语:"阴痿:关元(补)。"据文献记载,针补也不能太过,否则有"阳强阴弱"之弊。

3.敷贴

古人还用穴位敷贴的方法,如《古今医统大全》用"保真种子膏""锁玉池,固精不泄,养灵龟不死,壮阳保真,百战不竭",具体方法是:"贴肾俞,暖丹田,子午既济,百病自除……用红绉丝摊贴肾俞,每个重七钱,丹田每个重四钱,贴六十日揭去。"

三、临床治疗现状

(一)体针

阳痿的辨证治疗见表 6-4。

表 6-4　阳痿常见证型治疗表

证型	症状	主穴	配穴
肾阳亏虚	阳事不举,或举而不坚,精薄清冷,神疲倦怠,畏寒肢冷,面色苍白,头晕耳鸣,腰膝酸软,夜尿清长。舌淡胖,苔薄白,脉沉细	关元、三阴交、肾俞	命门
肾阴亏虚	阳痿不举,腰酸腿疼,小便淋闭或不禁,耳鸣眼花,咽干舌痛,盗汗不眠,头晕目眩,遗精梦泄,足跟疼痛,唇红面赤。舌红少苔,脉细数		太溪、复溜
惊恐伤肾	阳痿不振,心悸易惊,胆怯多疑,夜多噩梦,常有被惊吓史。苔薄白,脉弦细		志室、胆俞
心脾两虚	阳痿不举,心悸,失眠多梦,神疲乏力,面色萎黄,食少纳呆,腹胀便溏。舌淡,苔薄白,脉细弱		心俞、脾俞、足三里
湿热下注	阴茎痿软,阴囊潮湿,瘙痒腥臭,睾丸坠胀作痛,小便赤涩灼痛,胁胀腹闷,肢体困倦,泛恶口苦。舌红苔黄腻,脉滑数		会阴、阴陵泉
肝气郁结	阳具不举,或起而不坚,胸胁胀,走窜疼痛,急躁易怒,胁下痞块,刺痛拒按。舌质紫暗或见瘀斑,脉涩		太冲、血海、膈俞

(二)常用方案

1.方案一

选穴:曲骨、次髎、阴廉、大敦、关元,配穴:足三里、内关。

方法:1天1次,10次为1个疗程,疗程间隔3～5天。

2.方案二

选穴:膏肓、大敦、神阙。

方法:艾条悬起灸以上穴位20～30分钟,每天1次,5次1个疗程。

(三)针灸治疗思路

大量的临床实践表明,阳痿对患者的影响是多重的,且极易形成恶性循环。因此,中西医治疗都要做到心身同治才能收到好的效果。针灸临床,要强调心理辅导与针灸调神相结合,治病与治神相统一。而且,除了常规的补肾壮阳法之外,调神解郁,通达气血是提高临床疗效的关键。因此,除选用不同的头针、体针、耳针等刺激方法外;也要注意诸如水沟、印堂、大敦、太冲等安神定志穴位的选择。发挥针灸"调神"的优势。

众所周知,气至病所对提高疗效具有决定性作用,患者更易通过针感来感受治疗效果,因此,诸如针刺关元、曲骨、气海、次髎等穴时,其针感传至外生殖器时,针刺可获得更好的疗效。

(四)针灸治疗阳痿疗效特点

阳痿分为功能性和器质性,针灸主要针对功能性,尤其是心因性阳痿针灸疗效优越,器质性阳痿应以治疗原发病为主,针灸可作为辅助治疗方法。对于突然惊吓或精神紧张形成的阳痿,通过心理调适以及针刺治疗可迅速见效;但多数阳痿乃缓慢形成,因此,需要多次针灸治疗,方能见效。阳痿又可分为完全性和不完全性,相对而言,针灸疗效后者优于前者。

第七章

气血津液病证

第一节 郁 证

郁证是以心情抑郁、情绪不宁、胸部满闷、胁肋胀满,或易怒易哭,或咽中如有异物哽塞等为主症的一类病证。郁有积、滞、蕴结等含义。郁证有广义和狭义之分,广义的郁包括外邪、情志等因素所致的郁在内;狭义的郁即单指情志不舒为病因的郁。明代以后及现代的郁证多单指情志之郁而言。

抑郁症通常指的是情绪障碍,是一种以心境低落为主要特征的综合征。这种障碍可能从情绪的轻度不佳到严重的抑郁,它有别于正常的情绪低落。近年来随着现代社会激烈的竞争和精神压力的增大,抑郁症的发病率不断上升。

中医学的郁证范围较广,包括了西医学的抑郁症、神经官能症、癔病、焦虑症、围绝经期综合征等。西医学认为本类疾病多由精神创伤和长时间的精神紧张而诱发,多见于神经类型偏于抑制的患者,患者多有特殊的性格特征,如思想片面、胸襟狭隘、理智缺乏,容易感情用事,感情反应强烈而不稳定等,临床表现症状复杂,多因大脑皮质遭受过度刺激而致皮层和皮层下相应关系的功能失调、障碍而发病。

一、病因病机新论

(一)传统认识

《黄帝内经》中没有郁证病名,但有五气之郁的论述,在认识郁证的病机上多从郁、气结等方面阐述。古代也强调情志因素致郁的重要性,如《素问·举痛论篇》曰:"思则心有所存,神有所归,正气留而不行,故气结矣。"《灵枢·本神》曰:"愁忧者,气闭塞而不行。"在金元时期已经将郁证作为一种独立的病证而论述,认为气血郁滞是疾病发生的重要原因,提出了气、血、火、食、痰六郁之说。明代《医学正传》则首次采用"郁证"病名,提出了情志、外邪、饮食等因素可导致郁证的发生。明代以后,所论的郁证虽然包括外感致郁及情志致郁在内,但已逐渐把情志所致的郁作为郁证,即成为狭义的郁证。总之,传统观点上广义的郁证主要有内、外因素导致气机郁结而致郁。狭义的郁证在病机认识上主要分为虚实两端,实证主要由情志等导致气机郁结,扰动或损伤心神;虚证主要由情志等导致脏腑功能低下,心神失养所致;部位主要以心、肝、脾立论,与肝失疏泄、脾失健运、心失所养有关,体现了传统中医理论中的"心主神"和"五脏主五志"的观点。

(二)现代新论

西医学认为抑郁症的发病可能与 5-羟色胺神经递质含量减少、下丘脑一垂体一肾上腺皮质轴功能亢进、海马神经元结构可塑性的丧失等有关,与遗传、心理因素、社会因素密切相关。近年来中医在郁证病因病机上有了进一步的认识,而且比古代更加系统和详尽。郁证发生的主要原因为情志失调,尤以郁怒,忧思,悲伤为主,累及肝、脾、心三脏的气机失常,而逐渐引起五脏气机的失和,病久迁延,还可由气及血,阴血内耗。

现代学者认为郁证属于心理疾病范畴,当属"神"病。在中医理论中,"脑为元神之府",说明脑主神,神由脑所藏。脑神能调节阴阳变化,协调形体平衡,调节内脏功能和情志变化。肝为气机之本,主疏泄,调情志。因此,脑与肝是调节情志变化的主体,是主导心理状态的最重要基础。同时认为五志虽归属五脏,但总由脑神所主,郁证的发生与脑神关系最为直接,并与肝密不可分,提出了郁证的发病机制为"脑神失调,肝失疏泄",这种新的认识为针灸治疗郁证选择督脉、肝经穴位为主提供了理论依据。

二、古代治疗经验

古代针灸文献对本证常描述为郁、忧、悲、愁、哭等。早在《灵枢·口问》已有关于本证的记载:"人之唏者……补足太阳,泻足少阴。""人之哀而泣涕出者……补大杼经侠颈。"至清末为止,针灸治疗本证文献共达 100 多条。

(一)选穴特点

1.循经、分部选穴

(1)选心包经、心经上肢穴:中医认为"心藏神",心包代心受邪,故对于"神失所藏"引起的情志不舒,多选心包经、心经穴。常用穴为神门、通里、少冲、灵道;大陵、间使、劳宫、内关等。如《针灸甲乙经》:"心澹澹而善惊恐,心悲,内关主之。"《脉经》载:"心病……,春当刺中冲,夏刺劳宫,季夏刺大陵,皆补之;秋刺间使,冬刺曲泽,皆泻之;又当灸巨阙五十壮,背第五椎百壮。"

(2)选头部督脉穴:古人在治疗情志病时也选择头部督脉穴位,如百会、水沟、风府等穴时被选用。如《神应经》曰:"喜哭:百会、水沟。"

(3)选肾、脾经下肢穴:本证患者常有恐惧感,而"肾主恐",肾阴不足又是本证病因之一;忧虑过度,可致气机不畅,导致脾的运化功能失司,故治疗也选用肾、脾经穴。常用穴为涌泉、然谷、隐白、公孙、商丘、三阴交等。《针灸聚英》载:涌泉主"善悲欠,小腹急痛"。《针灸甲乙经》载:然谷主治"心如悬,哀而乱,善恐……烦心,善悲……隐白主之"。《外台秘要》载:三阴交主治"心悲气逆"。胃与脾相表里,因而古人也取胃经穴,如《针灸集成》载:足三里配合其他穴位治疗"太息善悲"。

(4)选取膀胱经上背部穴:因为膀胱经背腧穴是脏腑之气输注之处,故治疗本证当取相应背俞穴,以调整脏腑之功能,常用穴为心俞、胆俞。如《针灸甲乙经》载:"胸中悒悒不得息……泪出悲伤,心俞主之。"《备急千金要方》取神道、心俞等穴治疗"悲愁恍惚,悲伤不乐"。

(5)选任脉胸脘部穴:因为任脉循行于胸腹正中,与肝、心、脾、肾皆相关,故治疗本证也取任脉穴。常用穴为关元、中脘、上脘、巨阙等。如《针灸甲乙经》:"伤忧悁思气积,中脘主之。"《古今医统大全》云:"诸气逆上,腹中雷鸣,呕逆烦满,忧思结气,心痛:太冲、太仓、胃脘(并宜灸)。"

就经络而言,古人治疗本证多取心经、心包经、膀胱经、督脉、任脉,以及脾胃经穴。现代临床还常取肝经穴,而在古代文献中却较为少见,古今有一定差异。

2.对症选穴

(1)寒郁:多选脾经穴,因为脾生化气血,并将气血运输布散到全身,以温煦五脏六腑、四肢百骸。如《针灸甲乙经》云:"大风逆气,多寒善悲,大横主之。"《千金翼方》载:三阴交主治"逆气虚劳,寒损忧恚"。

(2)热郁:多选心经、心包经穴,因为心属火,心包属相火。如《素问·刺热篇》曰:"心热病者,先不乐,数日乃热,热争则卒心痛,烦闷善呕,头痛面赤,无汗……刺手少阴、太阳。"《备急千金要方》载:"劳宫、太陵,主风热善怒,心中悲喜,思慕歔欷,喜笑不止……通里主热病先不乐数日"。

(3)虚郁:对于虚郁,古人根据脏腑辨证选用相应经络与穴位。如《针灸甲乙经》载:脾经经穴商丘主治"脾虚令人病寒不乐,好太息";《子午流注针经》载:心经荥穴少府主治"少气悲忧虚在心";心经井穴少冲主治"虚则悲惊实喜笑";《扁鹊心书》曰："着恼病：此证方书多不载，人莫能辨，或先富后贫，先贵后贱，后暴忧暴怒，皆伤人五藏……先服姜附汤以散邪，后服金液丹以保脾胃，再详其证而灸之，若脾虚，灸中府穴各二百壮，肾虚，灸关元穴三百壮。"

（4）气郁：对于气郁，古人亦根据脏腑辨证，选用不同的经络穴位治之，如《备急千金要方》云："心腹诸病，坚满烦痛，忧思结气……灸太仓百壮"，此当为胃气之郁；《针灸甲乙经》曰："短气心痹，悲怒逆气，恐狂易，鱼际主之"，此当为肺气之郁；《针灸甲乙经》又曰："心悲，气逆，腹满，漏谷主之"，此当为脾气之郁；《太平圣惠方》载：心俞主治"心气乱，语悲泣，心腹烦满"，此当为心气之郁；《子午流注针经》载：大陵主治"喜笑悲哀气上冲"，此当为心包气之郁。

（二）针灸方法

1.艾灸调脏腑

古人非常重视灸法治疗郁证，甚至占各种方法频次之首，而且灸法剂量较大。如《千金翼方》载："复连病，令人极无情地常愁不乐健忘，嗔喜，有如此候，即宜灸之，当灸悬钟穴。"《扁鹊心书》曰："因大忧大恼却转脾虚……遂致饮食不进，胸中作闷，余令灸命关二百壮，饮食渐进，灸关元五百壮。"《痧惊合璧》载："伴颠惊症：今有小儿行走坐立，忽然伴狂跌倒，语不能清，此因被打未哭，郁气在心，当顶门一火，当心一火，手足心各一火，脐下一火。"现代治疗本证用艾灸并不多，剂量也没有古人大，今后可加强研究。

2.针刺平阴阳

古人也常用针刺治疗本证。如《肘后备急方》曰："治女人与邪物交通，独言独笑，或悲思恍惚者，欲因杖针刺鼻下人中近孔内侧空停针，两耳根前宛宛动中停针，又刺鼻直上入发际一寸，横针又刺鼻直上入。"

3.砭刺逐瘀血

古人认为本证可由气机郁滞所致，而气滞则血瘀，血流不畅又加重了病情，因此古人也重视刺血疗法。如《素问·缪刺论篇》载：对于"恶血留内"的"善悲惊不乐"，当"刺足内踝之下，然骨之前血脉出血，刺足跗上动脉；不已，刺三毛上各一痏，见血立已，左刺右，右刺左。"现代文献中刺血疗法治疗郁证的报道少见，今后在临床上可加以观察和研究。

古人还将上述针刺、艾灸和刺血方法结合运用，如《太平圣惠方》取百会穴治疗"多哭，言语不择，发时即死，吐沫，心中热闷，头风，多睡心烦，惊悸无心力，忘前失后，吃食无味"，方法是："针入二分得气，即泻，如灸数至一百五，即停，三五日讫，绕四畔，以三棱针，刺令出血，以井华水淋，淋令气宣通。"

三、临床治疗现状

(一)郁证的治疗

郁证的辨证治疗见表7-1。

表 7-1 郁证常见证型治疗表

证型	症状	主穴	配穴
肝气郁结	精神抑郁,胸胁作胀,或脘痞,嗳气频作,善太息,月经不调。舌苔薄白,脉弦	期门、太冲、阳陵泉、支沟、内关、足三里	月经不调加三阴交、蠡沟;失眠加神门、安眠;吐苦水加日月。呕恶、口苦加中脘、解溪;善惊易恐加胆俞、肝俞。兼郁闷不舒加内关、太冲;烦躁易怒加四神聪、阳陵泉
气郁化火	急躁易怒,胸闷胁胀,头痛目赤,口苦,嘈杂泛酸,便结尿黄。舌红,苔黄,脉弦数	期门、行间、阳陵泉、内庭、支沟	
忧郁伤神	神志恍惚不安,心胸烦闷,多梦易醒,悲忧善哭。舌尖红苔薄白,脉弦细	神门、通里、足三里、内关、三阴交、心俞	
心脾两虚	善思多虑不解,胸闷心悸,失眠健忘,面色萎黄,头晕,神疲倦怠,易汗,纳谷不馨。舌淡,苔薄白,脉弦细或细数	神门、心俞、脾俞、三阴交、足三里、中脘、章门	
阴虚火旺	病久虚烦少寐,烦躁易怒,头晕心悸,颧红,手足心热,口干咽燥,或见盗汗。舌红,苔薄,脉弦细或细数	三阴交、太溪、太冲、神门、心俞、肾俞	
痰气郁结	情绪低落,咽中如有物哽塞,吞之不下,咯之不出。苔白腻,脉弦滑	天突、内关、合谷、丰隆、阴陵泉、太冲	

(二)抑郁症的治疗

1.常用方案

(1)方案一。

选穴:主穴选人中、百会、印堂、风府、肝俞、内关、神门、三阴交、太冲。配穴肝气郁结选取支沟、期门；气郁化火选取行间、内庭；忧郁伤神加心俞、膻中；心脾两虚加心俞、脾俞、足三里；阴虚火旺加太溪、肾俞；失眠严重加四神聪、安眠。

方法：先刺双侧内关，直刺 0.5～1 寸，施捻转泻法，施术 1～3 分钟。针刺人中向鼻中隔斜刺 5 分，雀啄手法致眼球湿润为度。百会、印堂可用电针，参数选用 2 Hz。余穴常规操作。每天治疗 1～2 次，4 周为 1 个疗程。

（2）方案二。

选穴：主穴选百会、华佗夹脊穴、膻中、期门、肝俞、太冲、内关、神门。配穴失眠加四神聪、安眠；头痛头晕加风池、太阳、印堂；咽部不舒加廉泉、天突。

方法：诸穴常规操作。每天治疗 1 次，4 周为 1 个疗程。

（3）方案三。

选穴：主穴选肝俞、脾俞、心俞、肾俞、厥阴俞。配穴失眠严重加百会、神门、安眠；头晕加风池、百会、太溪；阴虚较重者加三阴交、太渊、照海。

方法：诸穴常规操作。每天治疗 1 次，4 周为 1 个疗程。

2.针灸治疗思路

随着针灸治疗抑郁症临床研究的不断深入，在针灸治疗思路上基本形成了公认的规范，不管何种类型的抑郁症均以调神疏肝或疏肝解郁、调神理气为基本治疗原则。首先疏肝调神，其次审因论治，重在疏通气机；然后根据具体证候可兼用清泻肝火、补益心脾、滋阴降火、滋养肝肾等法。根据脑为元神之府、心主神明、肝主疏泄调情志等理论，在选穴上均以督脉头面部穴位，心经、心包经和肝经穴为主。在治疗方法上可结合电针、梅花针扣刺、走罐法、穴位注射、耳针、穴位埋线、针药结合等多种方法，灵活选用。

3.针灸治疗抑郁症的疗效特点

针灸对中度、轻度抑郁症有较好的疗效，但对重度和部分中度的抑郁症，常需要配合抗抑郁药治疗。抑郁症可分为原发性和继发性，原发性抑郁症针灸疗效较好，继发性抑郁症需在治疗原发性疾病的基础上进行针灸治疗，但疗效不及前者。急性起病、内源性抑郁、早发患者一般针灸疗效好，预后较为良好；隐性起病、神经性抑郁、老年、残留症状，共患病者预后不良，针灸疗效也十分有限。

由于针灸对机体具有整体的和生理的调整特点，因而无论单独使用针灸或与抗抑郁药配合治疗抑郁症，针灸都会发挥出其自身的抗抑郁疗效特点。针灸与抗抑郁药配合治疗抑郁症已经显示了良好的临床效果和运用前景。针药结合对抑郁症的某些症状群改善更明显，如对躯体性焦虑、睡眠障碍等作用的改善，比单纯抗抑郁药效果明显。针药结合治疗抑郁症起效快，一般从针灸介入治疗的第 1 周开始就可显著改善各种躯体性焦虑症状和认知障碍,从第 2 周开始改善睡眠障碍等症状。表明针灸介入可以克服抗抑郁药延迟起效的缺陷。针药结合对难治性抑郁症有效。对经过两种以上抗抑郁药的足量治疗仍无效的患者,针药结合治疗仍然有效。高复发率是抑郁症的普遍现象,部分经过针药结合治疗的抑郁症患者,数年后返回针灸专科门诊时,心理和躯体整体情况良好,临床抑郁症表现轻微,并愿意接受针灸继续改善部分症状,因此,针药结合可减少抑郁症的复发。抗抑郁药不良反应的各种症状在抑郁症患者身上表现十分普遍,如焦虑、腹胀、便秘等,针灸不仅能改善抑郁症临床症状,并可同时减轻抗抑郁药不良反应,使患者能坚持足够的服药疗程。

第二节 消　　渴

消渴是由于先天禀赋不足,饮食不节和情志失调等原因引起的,以气阴两虚为基本病理变化,以多饮、多食、多尿、形体消瘦、尿有甜味为特征的疾病。消渴包括两种涵义:一是指渴欲饮水的症状而言,二是指消渴病。本病多见于中老年人及形体肥胖者,是一种常见的难治病症。若病情迁延则可由轻而重,阴损及阳,阴阳两亏,并发诸症,甚或危及生命。

2 型糖尿病也叫成人发病型糖尿病,多在 35～40 岁之后发病,占糖尿病患者 90％以上。2 型糖尿病患者体内产生胰岛素的能力并非完全丧失,有的患者体内胰岛素甚至产生过多,但胰岛素的作用效果很差,因此患者体内的胰岛素处于相对缺乏状态。

消渴病与西医的糖尿病基本一致。西医学的尿崩症因具有多尿、烦渴的临床特点,亦可参考本节辨证治疗。

一、病因病机新论

(一)传统认识

传统认为消渴的病因有恣食肥甘,嗜食酒醪,热积内蕴;或有情志失调,五志化火,消烁肺胃阴津;或因服食金石丸散,积热内蕴;或因纵情恣欲,房事不节,肾精亏耗,阴虚火旺,上蒸肺胃,发为消渴。以阴虚为本,燥热为标,病变涉及肺、胃(脾)、肾,以肾为主。

(二)现代新论

现代中医在本病的病机认识上形成了许多理论,如血瘀论、肾虚论和脾虚论在消渴病的理论研究中受到重视。气阴两虚是贯穿消渴病全过程的基本病理变化,瘀血内停是中后期和并发症的主要病理环节,病变脏腑主要在肾和脾。瘀血论认为在阴亏的基础上,阴虚燥热,煎熬津液,导致血液稠粘涩滞不畅而致血瘀;而阴虚津亏伤气、肝气郁滞都可能形成血瘀。消渴病患者的血液高黏滞状态和微循环障碍是消渴病的特征性改变之一,早期或隐性阶段出现的瘀血征象被认为是"无形之瘀",可用于早期诊断和治疗;而在后期作为新的致病因素可以造成多种并发症,瘀血阻于脑络而致中风、阻于心脉而致胸痹、阻于肢体则麻木不仁。肾虚论认为肾虚衰是消渴病发病的关键,肾虚之中,阴虚为常,火衰为变,补肾能养水中之火,振奋肾气而行气化,气化则津液能布散升腾中、上二焦,二焦燥火自能熄灭,肾虚患者内分泌激素的变化为此提供了依据。脾虚论认为胰为脾之副脏,脾虚则影响胰的功能,脾虚则生化功能失职、不能行充养之变,脾虚不能布津、蒸腾气化则为多尿、尿甜,脾虚失运水谷精微不能滋养五脏六腑、四肢百骸则纳谷多而消瘦。从疾病进程看,正气损伤先伤津耗阴,继则损气,终致伤阳。本病初期为虚实夹杂,中期以正气虚损为多见,后期则虚中挟实,五脏皆病。

二、古代治疗经验

消渴之名,首见于《素问·奇病论》。根据病机、症状不同,《黄帝内经》还有消瘅、肺消、膈消、消中等名称。《证治准绳》在前人论述的基础上,提出三消的临床分类,"渴而多饮为上消,消谷善饥为中消,渴而便数有膏为下消。"本证与现代临床上的糖尿病、尿崩症等相关。早在《灵枢·经脉》:"胃足阳明之脉"的"所生病"中即有"消谷善饥,溺色黄"之证。至清末为止,针灸治疗本证文献达近百条。

(一)选穴特点

1.循经、分部选穴

(1)选膀胱经背俞穴:本证与脾、胃、肝、肾关系密切,而脾胃肝肾之气输注于背俞穴,故古人治疗本证常取背俞穴。常用穴为肾俞、小肠俞、三焦俞、中膂俞、意舍、胃俞、肺俞、胃脘下俞等。如《扁鹊神应针灸玉龙经》"针灸歌"道:"意舍消渴诚非虚。"《备急千金要方》记载:"消渴咽喉干,灸胃管下俞三穴百壮,穴在背第八椎下,横三间寸灸之。"

(2)选任脉腹部穴:常用穴为关元、气海、中脘等。如《扁鹊心书》载,"一人频饮水而渴不止,余曰君病是消渴也",因该病由"凉药复损元气"所致,故"急灸关元、气海各三百壮,服四神丹"。古人也取中脘等穴。

(3)选足三阴、胃经下肢穴:常用穴为然谷、太溪、照海,行间,隐白,足三里等。如《针灸聚英》"六十六穴流注歌"道:"洞泄并消渴,连针然谷荥。"《医宗金鉴》云:"太溪主治消渴病,兼治房劳不称情。"《百症赋》曰:"行间涌泉,主消渴之肾竭。"

(4)选口部穴:因本证主要症状为口渴,故古人多取口部穴以治之,常用穴为承浆、水沟、金津玉液、廉泉、海泉等。如《针灸甲乙经》载:"消渴嗜饮,承浆主之。"《太平圣惠方》曰:"水沟:消渴,饮水无多少。"《医学纲目》云:"消渴:金津、玉液、承浆,不已再取海泉、人中、廉泉、肾俞、气海。"

就经络而言,古人治疗本证多取膀胱经穴、任脉穴、足三阴交阴经穴与胃经穴。

2.对症选穴

热消的选穴,如《针灸甲乙经》载:"消渴身热,面目黄,意舍主之。"《济生拔萃》曰:"面赤大燥口干,消渴,胸中疼痛不可忍者,刺足厥阴经期门二穴,次针任脉关元一穴。"《循经考穴编》曰:"三焦俞:此穴能生津液,若三焦热壅,气不升降,口苦唇裂,消渴等症,宜单泻之。"治疗热甚还可选太溪、足三里、阳纲、神门、支正等穴。

虚消的选穴,如《针灸甲乙经》曰:"阴气不足,热中,消谷善饥,腹热身烦,狂言,三里主之。"《针灸集成》载:"肾虚消渴:然谷、肾俞、腰俞、肺俞、中膂俞……灸三壮。"治疗虚甚还可选关元、太溪、行间、涌泉等穴。

中医学将消渴分为上、中、下三消,而在古代针灸文献中,"上消治肺"的思想似不突出。如《针灸大全》曰:"消渴等证,三消其证不同:消脾、消中、消肾。"其中并没有"消肺"之证。又如《扁鹊心书》载:"上消病,日饮水三五升,乃心肺壅热,又吃冷物,伤肺肾之气,灸关元一百壮,可以免死。或春灸气海,秋灸关元三百壮,口生津液。""中消病,多食而四支羸瘦困倦无力,乃脾胃肾虚也,当灸关元五百壮。"由此可见,古人认为消渴以肾虚为多,即使上消、中消也要考虑补肾,灸取关元穴。

(二)针灸方法

西医学认为,糖尿病患者容易并发各种感染,故当慎用针灸。而早在唐代,《备急千金要方》明确指出:"凡消渴病,经百日以上者,不得灸刺,灸刺则于疮上漏脓水不歇,遂致痈疽羸瘦而死,亦忌有所误伤,但作针许大疮,所饮之水皆于疮中变成脓水而出,若水出不止者必死,慎之慎之。"但《备急千金要方》又指出:"初得患者,可如方灸刺之,佳。"可见对于本证病情较轻的 2 型糖尿病患者,还是可用针灸进行治疗的,且疗效"佳"。针灸方法的特点有以下几项。

1.艾灸兼顾虚实

古代多用艾灸,首选关元穴,如《扁鹊心书》治疗"上消病""中消病",皆灸关元。又如《医心方》载:"灸消渴法:灸关元一处。"因为古人认为消渴病机以肾虚为主,故多灸关元穴。灸穴还包括背俞穴(如肺俞、肾俞、小肠俞等)、胸腹部的任脉穴(如气海、膻中等)、末部穴(如肝、脾、肾经的井、荥、输穴,手足小指头,以及任脉末端穴,即口部的承浆等)、关节部穴(如膝部的阴陵泉、阴谷、曲泉;踝部的申脉、太溪、中封;腕部的阳池;肘部的曲池;项部的"项椎"等)。

《备急千金要方》中有治疗"消渴小便数"的艾灸法,该法所取穴位包括:手足小指头;背部之项椎、肺俞、脊中、肾俞、气海俞、关元俞、膀胱俞;胸腹之中府、水道、关元;大腿部的阴市、肾系(伏兔下一寸);小腿部的曲泉、阴谷、阴陵泉、复溜;足部的太溪、中封、然谷、太白、大都、跌阳、行间、大敦、隐白、涌泉,共计 28 穴。该灸方体现了上述灸背俞穴、任脉穴、末部穴及大关节部穴的思想。

古人施灸量大,如《扁鹊心书》可达"三百壮"甚至"五百壮"。古人还采用"横三间寸灸"法,即一穴并排放三个艾炷施灸。如《备急千金要方》云:"消渴口干,不可忍者,灸小肠俞百壮,横三间寸灸之。"

2.针刺多用泻法

本证多为本虚标实之证,往往表现出热证,呈亢奋状态,"急则治其标,"故多施泻法,如《针灸集成》云:"食渴:中脘针,三焦俞、胃俞、太渊、列缺针,皆泻。"《医学纲目》曰:"消渴:玉液(一分,泻见血讫,取下穴)、三里(泻讫如前,补玉液一分,再取下穴)、关元(泻讫再取廉泉)。"

3.刺血泻热逐瘀

治疗本证常用刺血疗法。因本证多为标实之证,呈热象,故可用刺血疗法。如《奇效良方》载:"海泉一穴,在舌下中央脉上,是穴治消渴,用三棱针出血。"《类经图翼》曰:"左金津,右玉液:主治消渴口疮,舌肿喉痹,三棱针出血。"《医学纲目》云:"消渴:小肠俞、阳池(各灸之)、廉泉(出恶血方已)。"

三、临床治疗现状

(一)消渴的治疗

消渴的辨证治疗见表 7-2。

表 7-2 消渴常见证型治疗表

证型	症状	主穴	配穴
阴虚燥热	大渴引饮,喜冷饮,尿频量多,多食易饥。心烦易怒,口苦咽干舌燥,唇赤颧红,大便秘结。舌质红,苔黄,脉弦数	膈俞、脾俞、胰俞、肾俞、足三里、曲池、太溪	多食易饥、大便秘结加胃俞、丰隆;多饮、烦渴、口干加肺俞、意舍、承浆
气阴两虚	口渴喜饮,纳谷增多,小便量多,形体消瘦,乏力倦怠,少气懒言,动则汗出,面色少华,心悸气短,头晕失眠,手足心热,唇红咽干。舌红少苔或苔薄,脉细数或沉细无力	中脘、气海、足三里、脾俞、肾俞、地机、三阴交	小便量多加膀胱俞;乏力倦怠、少气懒言加气海、足三里、脾俞;心悸气短、头晕失眠加膈俞、血海、神门、内关
阴阳两虚	口渴不甚,小便清长,余沥不尽,形体消瘦,疲乏无力,形寒畏冷,四肢欠温,面浮肢肿,毛发皮肤干燥无华,大便溏薄,性欲淡漠,阳事不举,腰酸腿软,耳鸣耳聋,五心烦热。舌色淡,苔薄白,脉沉细而数	气海、关元、中脘、足三里、地机、肾俞、脾俞、三阴交、尺泽	夜尿频数、腰酸腿软、耳鸣耳聋、五心烦热加肾俞、关元、太溪、悬钟、复溜

(二)2 型糖尿病的治疗

1.常用方案

(1)方案一。

选穴:主穴选脾俞、膈俞、足三里。多饮、烦渴、口干者,加肺俞、意舍、承浆;多食易饥、便秘,加胃俞、丰隆;多尿、腰痛、耳鸣心烦、潮热盗汗,加肾俞、关元、复溜;神倦乏力、少气懒言、腹泻腹胀、肢体困重,加胃俞、三阴交、阴陵泉等。

方法:主穴每次必用,临床斟选配穴,可分若干组交替使用。每天治疗 1 次,每次 30 分钟。

(2)方案二。

选穴:主穴:第 1 组,合谷、曲池、足三里、三阴交、带脉;第 2 组,胰俞、肝俞、三焦俞、太溪。口渴明显加心俞、肺俞;多食明显加胃俞;多尿明显加膀胱俞。气阴两虚型在第 1 组加神阙,阴虚内热型在第 2 组加膈俞、内庭。

方法:针刺用补法,把穴位分为天、人、地三部。进针至人部,捻转得气后下按至地部为补法。针刺完毕后,每穴温灸两壮。在腰背部沿膀胱经,拔火罐

10分钟。神阙穴用艾条回旋灸,每天治疗1次。每次取一组穴位,两组穴位交替使用。疗程间休息1~2天,进行下1个疗程治疗。

2.针灸治疗思路

(1)积极预防,早发现、早治疗:糖尿病的发病诱因很多,既有内因,又有外因。首先应积极预防,消除发病诱因。饮食不节,情志失调,运动不足,过于疲劳,房事不节是糖尿病的诱发因素。注意这些因素的调节是预防糖尿病的有效手段。其次应早期发现,及早治疗。对有糖尿病家族史、肥胖者、中老年等高发患者可普查、定期检查相结合,早期发现、诊治糖尿病,及早控制病情,对减少或延缓并发症的出现具有积极的意义。

(2)分清三消,辨证论治:本病虽有上、中、下三消之分,肺燥、胃热、肾虚之别,实际上三多症状往往同时存在,只是表现程度上有轻重的不同,或有明显的多饮,或以多食为主,或以多尿为重。大体本病初起,多数燥热为主,病程较长者,则阴虚与燥热互见,病久则阴虚为主。上、中、下三消的治疗均应立足滋肾养阴,燥热较甚时,可佐以清热,下消病久,阴损及阳者宜阴阳双补。由于消渴多见阴虚燥热,常能引起血瘀,则可在以上各法中适当佐以活血化瘀之法。

本病治疗的穴位主要是脾俞、胰俞、肾俞、肺俞、膈俞、胆俞、肝俞、足三里、三阴交。胰俞对控制血糖和尿糖有较好的效果。根据不同证型、不同兼症以体针为主,辨证取穴,配合头针、耳针(内分泌、肾上腺、脾、肾、神门)等可以使疗效更加稳定和可靠。

(3)有效控制血糖,积极预防或减少并发症:血糖控制不稳定,会对人体造成较大伤害。低血糖可致疲乏、头晕、甚至昏迷死亡;反复高血糖会加快病情发展,并发症出现较快。影响血糖变化的因素除降糖药物剂量不足或失效、剂量过大外,还有便秘(腹泻),进食过多或过少,并发感染,精神因素,失眠,运动量过大,生活规律改变等。对难于控制血糖水平的患者,先应排除诱因,再采用针灸、药物综合治疗。

糖尿病慢性并发症使人致残致死,生活质量下降,甚至缩短生命。因此,控制糖尿病需要选择合理的治疗措施,并定期检测血糖、血脂、糖化血红蛋白、体重等指标,防止糖尿病慢性并发症的发生与发展。针灸对糖尿并发症具有一定的预防和治疗作用,这也是针灸的优势所在。

3.针灸治疗糖尿病的疗效特点

糖尿病的病程长,易发生并发症,目前尚无特效的方法控制糖尿病及其并发症的发生和发展。其基本的防治措施有:糖尿病基本知识教育、心理治疗、运动治疗、饮食治疗。通过以上措施,如果病情不能控制,可酌选口服降糖药治疗、胰岛素治疗、中医辨证施治、针灸等方法治疗。

降糖药物作用明显,但其不良反应较多。针灸治疗通过对脏腑经络功能的调整,能加强药物的作用,提高疗效,可明显改善临床症状,防治并发症,提高生存质量。

第三节 瘿 病

瘿病又名"瘿气""影囊",俗称"大脖子病"。瘿字同婴,婴之义为绕,因其在颈绕喉而生,状如缨络或樱核而得名。本病以颈前喉结两侧漫肿或结块,不痛不溃,随吞咽而上下移动,逐渐增大,缠绵难消为特点,也可出现心悸,震颤,月经量少,甚至闭经等症状。可发生于任何地区,以高原地带及山区多发,男女老幼均可罹患,以中青年女性多见。

甲状腺功能亢进简称甲亢,系指由多种原因导致甲状腺功能增强,分泌甲状腺激素过多,造成机体的神经、循环及消化等系统兴奋性增高和代谢亢进为主要表现的临床综合征。可分为原发性和继发性两大类。原发性甲亢最为常见,是一种自身免疫性疾病,继发性甲亢较少见,由结节性甲状腺肿转变而来。西医学的单纯性甲状腺肿、甲状腺炎、甲状腺腺瘤和甲状腺功能亢进等可参考治疗。

一、病因病机新论

(一)传统认识

本病的发生主要因情志不畅,肝郁不舒,脾失健运,脏腑失调,经络阻滞导致气滞、血瘀、痰凝,结于颈部而发病。情志不畅,忧郁恚怒,则脾气郁滞,脾失健运;水失运化,致痰湿内停,肝胆之经脉通咽喉,痰气互结,循经上行,结于咽喉之处致本病发生。先天不足,或久病大病之后,或房事不节,或妇女经期、胎前产后,绝经期,肾气受损,正气不足,外邪乘虚而入,经络阻塞,气血凝滞,痰湿内阻,气、血、痰搏结于颈前,山区、高原地带,因水质过偏,久居致生本病。

(二)现代新论

现代认为甲亢的发病与情志所伤,饮食劳倦,体质因素有关。其病机多责之于肝的疏泄功能失调,由此而产生一系列的病理变化,涉及到肾、心、脾、胃等脏腑,其中间病理环节有气滞、肝火、痰凝和血瘀,而以气滞为先。痰结郁久化热伤阴,则出现阴虚阳亢的表现。

甲亢有血瘀、痰凝、气滞,肝阳上亢等邪实的一面,还有脾虚及气阴两虚等正虚的一面,虚为其本质,实为标象。有人认为情志对甲亢影响较大,由此所致病者,首当调肝。病久肝阴被灼,上能引动心火,耗伤心阴;下则损及肾水,肾水不足,无能上承以济心火,涵肝木,导致心、肝阴亏益甚,结果心、肝、肾三脏阴液俱亏,相互为害,促使病情加重。又可涉及脾、胃、大肠等,使痰、瘀等病理产物互结而见瘿肿、目突等症。

研究者还认为女子冲任二脉隶属于肝,肝经气血失调,则容易引起气郁、肝火或气滞、血瘀等,因此本病以女性多见,尤以青、中年女性为多。

二、古代治疗经验

本证在古代针灸文献中被描述为瘿瘤、瘿气、瘿等,与现代临床上的单纯性甲状腺肿、甲状腺功能亢进、甲状腺炎和甲状腺肿瘤等病症相关。在《灵枢·经脉》"胆足少阳之脉"的"所生病"中已有"马刀侠瘿"之证。至清末为止,针灸治疗本证文献达数十条。

(一)选穴特点

1.循经分部选穴

(1)选颈项部穴:古人多取颈部穴,此为局部选穴法,常用穴为扶突、天窗、天突、气舍、缺盆、风池等。如《备急千金要方》曰:"瘿灸天瞿(即天突)三百壮。"《类经图翼》载:扶突主"项瘿"。《针方六集》载:缺盆主"项瘿";又曰治"瘿等症",取"瘿俞一穴,在廉泉穴下,近喉结骨上是穴"。在明代《循经考穴编》中已有刺甲状腺的记载:"扶突:若刺瘿肿,可横针一寸五分。"

《备急千金要方》曰:"诸瘿:灸风池百壮……又灸两耳后发际一百壮。"而《外台秘要》对"耳后发际"有具体描述:"耳后发际,有一阴骨,骨间有一小穴,亦有动脉,准前灸,大效。"可见此穴当在完骨穴附近。枕部与项部相近,故古人也取枕部穴。如《备急千金要方》曰:"瘿气面肿,灸通天五十壮。"《百证赋》道:"瘿气须求浮白。"

(2)选上臂部穴:手、足阳明经与手、足少阳经脉均循行至颈部,因此古人治疗本证多取手足阳明、少阳经穴,尤其多选上臂部穴位。常用穴为肩髃、臂臑、臑会等。如《针灸甲乙经》曰:"瘿,天窗及臑会主之。"《备急千金要方》载:"诸瘿:灸肩髃……又灸头冲,头冲在伸两手直向前令臂着头对鼻所注处灸之,各随年壮。"及"瘿恶气灸天府五十壮。"《千金翼方》载:"灸瘿法:又垂两手两腋上文头各灸三百壮。"

(3)选胸部、上背部穴:此为近道选穴法,常用穴为膻中、云门、大椎等。如《备急千金要方》称:"瘿上气胸满,灸云门五十壮。"《千金翼方》载:"瘿恶气,灸胸堂(即膻中)百壮。""灸瘿法:大椎百壮,大椎两边相去各一寸半,小垂下各三十壮。"

就经络而言,古人治疗本证多取手、足阳明与手、足少阳经穴位,此外还取任脉穴与肺经穴。

2.对症选穴

(1)气瘿:根据气滞所在的部位,选取邻近或相关经络之穴,如《外台秘要》载:臑会主"项瘿气瘤";《针方六集》载:消泺主"项瘿气瘤";通天主"项有大气,瘿瘤"。因为膻中为气会,肝有疏泄理气功能,故也取膻中及肝经相关穴,如《医宗金鉴》道:膻中穴主"咳嗽哮喘及气瘿";《神灸经纶》称:"中封:治气瘿,兼灸膻中七壮。"

(2)劳瘿:古人选取冲阳与臂臑,如《备急千金要方》载:"瘿劳气灸冲阳随年壮。"《太平圣惠方》谓:臂臑主"劳瘿,臂细无力"。

(二)治疗方法

古人治疗本证以艾灸为多。如《古今医统大全》曰:"天突:治一切瘿瘤初起者灸之妙。""臑会、天府、冲阳、气舍,以上穴治瘿瘤,并灸。"《圣济总录》还记载:"诸瘿:又将患人男左女右,以绳量手中指,从指端齐,绳头向下至指下横纹上,截绳头中屈,从横纹直下,点绳头,灸七壮。"此穴当在手掌中,在劳宫穴附近。

古人在治疗本病时常采用"横三间寸灸"法,如《备急千金要方》灸天瞿、《千金翼方》灸大椎,均曰"横三间寸灸之"。"横三间寸灸"即"一寸有三灸,灸有三分,三壮之处即为一寸"。这是加大灸量的一种方法,多用于化脓灸法。

此外,古人还根据男、女、左、右的不同予以施灸,如《备急千金要方》谓:"诸瘿:灸肩髃,左右相对宛宛处,男左灸十八壮、右十七壮,女右灸十八壮、左十七壮。"临床上男女、左右灸量是否有如此差别? 有待临床加以验证。

古代针刺也采用横刺法,如《循经考穴编》取"扶突:若刺瘿肿,可横针一寸五分。"古代也有用刺血疗法者,如《针灸大全》治"五瘿等症",刺"十宣十穴(出血)"。

三、临床治疗现状

(一)瘿病的治疗

瘿病的辨证治疗见表 7-3。

表 7-3 瘿病常见证型治疗表

证型	症状	主穴	配穴
气瘿(甲状腺肿)肝郁痰湿	初起一般全身症状不显著,颈部呈弥漫性肿大,肿势逐渐增加,边缘不清,皮色如常,并不疼痛,按之皮宽而软。气滞甚者症见颈肿,随情志不遂、妊娠、月经而加重,乳胀、胁痛、苔薄、脉弦;痰湿甚者症见颈肿,胸闷,心悸,肢软无力,神呆,纳少,苔白腻脉濡;脾阳虚弱者兼见脘痞,腹满,便溏,肢冷,舌淡,脉虚	阿是穴、合谷、夹脊穴(颈3~5)、天突、曲池、风池、昆仑	气滞者加内关、中渚、阳陵泉、外关;痰湿者加足三里、阴陵泉、人迎、中脘;心悸者加神门、通里;脾阳虚加灸
气瘿(甲亢)阴虚火亢	颈肿,性情急躁,或精神抑郁,情绪易激动,失眠心悸,多汗面赤,口苦烦热,食欲亢进,形体消瘦,肢体震颤,目睛突出。舌红苔黄,脉弦	阿是穴、内关、足三里、合谷	阴虚火旺加间使、神门、三阴交、太冲、太溪、复溜;气阴两虚加关元、照海、三阴交、复溜
肉瘿(甲状腺肿瘤)	在喉结正中附近有单个或多个结节,呈半球形或卵圆形,表面光滑,质地坚韧,按之不痛,推之不移,可随吞咽动作上下移动	肿块处(阿是穴)、水突、天鼎、天突	

(二)甲状腺功能亢进的治疗

1.常用方案

(1)方案一。

选穴:主穴选内关、间使、神门、足三里、三阴交、太溪、复溜、太冲、照海、关元、气瘿(相当水突穴,视甲状腺肿大程度,定位稍有出入)、平瘿(颈 3~5 夹脊正中线旁开 0.5 寸)、上天柱(天柱穴上 0.5 寸)、风池、阳白、攒竹、丝竹空。甲状腺肿大,加气瘿穴(避开血管)。眼球突出,加上天柱、风池。

方法:依病情可适当选择 4~5 穴,若气瘿穴不宜多刺时,可取平瘿穴,每次选用一对,多捻转;肢体部穴位用捻转提插补泻法,颈部气瘿穴用斜刺泻法,上天柱和风池穴均采用徐入徐出的"导气"法,使针感以到达眼区部位为宜。留针

30 分钟。隔天针刺 1 次,病变局部加灸。

(2)方案二。

选穴:主穴选气瘿(相当水突穴)、内关、间使、足三里、三阴交。伴突眼者加上天柱、风池、丝竹空、睛明、太阳、球后、承泣。

方法:颈部气瘿用捻转泻法,内关、间使用捻转提插泻法,足三里、三阴交用捻转提插补法,留针 30 分钟,隔天治疗 1 次,3 个月为 1 个疗程。并口服甲硫咪唑,每天 10 mg。

2.针灸治疗思路

针药并用,治标与治本并进。目前公认甲亢的发病存在免疫方面的缺陷,或免疫功能的异常,西药主要是抑制三碘甲腺原氨酸、四碘甲腺原氨酸的合成,降低其水平,以治标为主,没有从根本上解决免疫功能缺陷的问题,所以其治疗时间长,大部分患者不能彻底治愈,或停药后易复发。针灸能调节机体免疫,有人观察甲硫咪唑加针灸对甲亢患者 T 细胞亚群的影响时发现,单用甲硫咪唑治疗 2 个月后,三碘甲腺原氨酸、四碘甲腺原氨酸虽降至正常,但 CD3 单克隆抗体明显下降、CD4 单克隆抗体相对增多,CD4 单克隆抗体/CD3 单克隆抗体比值仍偏高。甲硫咪唑加针灸治疗后不仅三碘甲腺原氨酸、四碘甲腺原氨酸恢复正常,而且 CD3 单克隆抗体逐渐恢复到正常水平,增高的CD4 单克隆抗体/CD3 单克隆抗体值以下降,说明药物与针灸并用对患者 T 细胞亚群的异常比例关系具有良性调节作用,使免疫系统各部分的功能保持协调,从而有效地改善甲状腺功能的亢进状态。

选穴组方,近取与远取结合。在选穴时,首先确定病变局部穴位,如气瘿(相当水突穴,视甲状腺肿大程度,定位稍有出入)、平瘿(颈 3～5 夹脊正中线旁开0.5 寸)、上天柱(天柱穴上 0.5 寸)、风池等,具有疏散局部气血的作用,也是《灵枢·终始》所强调的"治病者,先刺其病所从生者也"。其次根据辨证选取四肢远端的穴位。

3.针灸治疗甲状腺功能亢进的疗效特点

针药结合治疗甲亢具有疗效高、疗程短、不良反应少及复发率低等优点,两者结合在治疗中能起到相辅相成、取长补短的功效,不仅能控制三碘甲腺原氨酸、四碘甲腺原氨酸在血清中的水平,改善其临床症状,还能有效地调整免疫功能,经一定的治疗后,能改善三碘甲腺原氨酸、四碘甲腺原氨酸,对患者 T 细胞亚群间的异常比例关系具有良性调整作用,使免疫系统各部分的功能保持协调,从而有效地改善甲状腺功能的亢进状态。

如果针灸治疗后,病情无明显改善,并有加重趋势,应考虑甲亢危象的可能,及早采用中西医结合的方法,若已确诊,更应积极抢救。患者精神状况与病情有密切的关系,保持心情乐观舒畅有助于提高疗效,心率超过 100 次/分,应全天休息,并给予足够的维生素及高蛋白等营养丰富的饮食。

第四节 肥 胖

肥胖是指体内脂肪积聚过多,超过标准体重的 20% 以上。若无明显病因,单纯由于营养过度、或能量消耗过少所造成的全身性脂肪过度积聚为单纯性肥胖,包括体质性和获得性两类;继发于其他疾病,如丘脑病、垂体病、胰岛病、甲状腺功能减退症、肾上腺皮质功能亢进症、性腺功能减弱症、遗传性疾病等为病理性肥胖,又称继发性肥胖。前者不伴有显著的神经或内分泌系形态及功能变化,但可伴有代谢调节过程的障碍;后者常继发于神经、内分泌系统及代谢疾病,或与遗传、药物有关。

中医学将肥胖称为"肥人""肥满",多列属痰湿证论治,针灸减肥主要针对单纯性肥胖。肥胖不但给人们的生活与工作带来诸多的不便,而且往往会并发高脂血症、冠心病、糖尿病等,并增加猝死的概率,故认为肥胖能加速衰老和死亡,对中老年人危害尤甚。

一、病因病机新论

(一)传统认识

传统认为先天禀赋,过食肥甘,脏腑失调,缺乏运动是肥胖的重要成因。如《灵枢·阴阳二十五人》指出,"土形之人,……圆面,大头,美肩背,大腹,美股胫,小手足,多肉","水形之人,……大头,小肩,大腹"。前者为全身性肥胖,后者为腹形肥胖,均与体质有关。在肥胖与饮食的关系上,《素问·奇病论》说:"必数食甘美而多肥也";《素问·通评虚实论篇》有"肥贵人则膏粱之疾也"之说。脏腑失调也会导致肥胖,《素问·示从容论篇》归纳为"肝虚、肾虚、脾虚,令人体重烦怨";《素问·奇病论》认为"肥者令人内热,甘者令人中满"。古人认为形体少动,气机郁结,精微失于输布,痰湿脂浊积聚而致肥胖,故有《素问·宣明五气篇》"久卧伤气"一说。后世医家提出痰湿与肥胖有关,《丹溪心法》认为"肥白人多痰","肥人多是痰饮","肥人气虚生寒,寒生湿,湿生痰……,故肥人多寒湿"。

(二)现代新论

现代认为肥胖与先天禀赋,地理环境,过食膏粱厚味,饮食超量,疏于劳作运动,七情过度等外因有关,内因与肝郁气滞,脾虚失运,痰饮水湿内生等致痰湿蓄积体内有关。

本病表现为本虚标实,本虚主要指脾肾气虚,标实则为痰湿内盛,痰浊水湿存在于整个发病过程之中。病位在脾、肾、兼及肺、心、肝。肥人虽胃能受纳,进食量多,但因脾失健运,不能化生精微充养全身,而变生膏脂,发为肥胖。肾气不足,不能化气,助脾制水,湿浊停蓄,亦令人肥胖。若肝气郁结,木郁克土,土失健运,聚湿生痰。肥胖患者,体内长期为膏脂、痰浊、水湿所阻,导致气机失畅,脉道不利,进而出现气滞血瘀,或痰湿郁久,化热化燥,常并见心痛、眩晕、消渴等症。总之,肥胖是在内、外多种因素作用下,脏腑功能失调,导致水湿、痰浊、膏脂等壅盛于体内而致。

二、临床治疗现状

(一)肥胖的治疗

肥胖的辨证治疗,见表7-4。

表 7-4 肥胖常见证型治疗表

证型	症状	主穴	配穴
脾虚湿阻	肥胖壅肿,疲乏无力,肢体困重,尿少纳差,腹满,脉沉细。舌淡胖边有齿印,苔薄白或薄腻,脉濡数	脾俞、胃俞、水分、气海、阴陵泉、足三里、丰隆、三阴交、太白	嗜睡加照海、申脉;腹胀加小肠俞、下巨虚
胃肠实热	肥胖,头胀头晕,口渴喜饮,消谷善饥,大便秘结或粘滞灼热。舌红,苔黄腻,脉弦滑而数	天枢、中脘、曲池、足三里、公孙、内庭	便秘甚加天枢、支沟、阳陵泉;口渴甚加承浆、太溪
肝郁气滞	肥胖,面色紫红或暗红,胸闷胁胀,心烦易怒,便秘,失眠多梦。舌暗红或有瘀斑瘀点,脉沉弦或涩	期门、膻中、合谷、三阴交、支沟、太冲、行间	月经不调加曲泉、血海、地机
脾肾阳虚	肥胖,颜面虚浮,神疲嗜卧,气乏无力,腰酸腿软,下肢水肿,尿昼少夜频。舌淡胖,苔薄白,脉沉细	脾俞、肾俞、命门、关元、气海、足三里	心悸气短加神门、内关
肝肾阴虚	肥胖,头昏眼花,头胀头痛,腰膝酸软,五心烦热,低热。舌尖红苔薄,脉细而数	水道、三阴交、然谷、照海	汗出量多加阴郄、复溜

(二)肥胖病的治疗

1.常用方案

选穴：主穴选曲池、天枢、阴陵泉、丰隆、太冲。胃火亢盛者加合谷、内庭；脾虚湿盛加三阴交、水分；肺脾气虚加肺俞、脾俞、太渊、足三里；肾虚加肾俞、气海、太溪。耳穴选饥点、三焦、内分泌、神门、脾。

方法：根据虚实，毫针施以补泻，留针40分钟，每10分钟行针1次。气虚或湿盛也可在背俞穴施以灸法，每天1次。每次针刺治疗后，用王不留行籽贴压耳穴，嘱患者每次进餐前半小时自行按压10分钟。

2.针灸治疗思路

(1)审因辨证、综合治疗。

审证求因是正确治疗的前提，由于传统中医学并无肥胖病这一独立的病名，因此在针刺减肥时，要先进行肥胖病的诊断和分类，更好地针对病因进行选择性的治疗。临床上可以根据病史、体检和实验室辅助检查来确定病因。可从肥胖出现的时间、食欲及饮食习惯、性功能、用药史、脑外伤及脑炎史、伴随症状等方面进行病因的初步认定，如自童年起发胖可诊为体质性肥胖，绝经期的肥胖多由性腺功能减退引起等；还可通过检查患者的脂肪分布情况确定病因，如单纯性肥胖、间脑性肥胖及胰岛细胞病所致肥胖多呈均匀性分布；肥胖性生殖无能者、皮质醇性肥胖及肥胖-通气不良综合征多为向心性分布；性功能低下性肥胖，脂肪主要分布在腰部以下、臀部与大腿等处；痛性肥胖者，常在肥胖基础上形成病理性皮下脂肪结节。肥胖伴高血压者，提示库欣综合征；满月脸、水牛背及腹部紫纹，则提示皮质性肥胖。实验室可检查血糖、血脂、血浆胰岛素、皮质醇等指标。明确诊断可以使治疗更具针对性，如对胃肠实热型肥胖患者，在取主穴的同时，如果属自幼发胖(体质性肥胖)可加肾俞、三阴交；更年期肥胖，可加气海、关元；并发高血糖或糖尿病可加阳池、三阴交、然谷等。

针灸疗法的选择，最常用的是体针与耳针。二者配合可抑制亢进的胃肠消化吸收功能，减少能量的摄入。并促进能量代谢，增加能量的消耗，促进体脂的动员及分解，达到减肥的目的。芒针主要适用于身体较强壮的肥胖者，能更有效达到调整与治疗效果。

除四肢末端腧穴外，其他腧穴一般要求深刺，可根据患者脂肪层的厚度刺入2寸左右，使针体透过脂肪层，到达肌肉层，酌情采用不同的补泻手法，尤其是腹部穴多用泻法，治疗后，针刺处患者可有发热的舒适感。

(2)合理选穴、组方精当。

肥胖病的发生是在脏腑功能失调的基础上,产生痰湿、积热、气郁等病理因素而形成的。西医学也认为神经内分泌失调是肥胖病发病的主要环节,胰腺功能(糖代谢)与肥胖病的关系最为密切,所以选穴不应只针对肥胖的局部部位,应注意整体性调节。

临床选穴以辨病、辨证及对症选穴为原则。取穴以足阳明胃经、足太阴脾经为主,并以腹部穴位为主。根据具体患者的证型、病变涉及的脏腑、经脉选穴。对症选穴,主要解决患者当前的具体症状。初次治疗取穴以每次4～5穴为宜,以后可逐渐增加至每次10穴左右。治疗时不应追求速效,应从调节食欲、调节体脂动员机制、建立和巩固新建的代谢平衡点入手,为实现减肥的最终目的,制订一个循序渐进、疗效可靠的方案。

(3)坚持运动,合理饮食。

临床减肥方案多强调配合运动、节食、调整饮食结构。即使减肥取效后,也应注意体育锻炼,饮食有节,才能够巩固疗效,防止反弹。可以推荐患者参加体操、气功、太极拳、跑步等运动。体力活动可提高低下的肌张力,促进新陈代谢,还可消除一部分热量,减少积聚的脂肪。要求患者少吃高脂、高糖、高热量的食物。节食减肥不宜急于求成,不恰当地减少饮食,会造成水、电解质紊乱,酮中毒,甚至心肌梗死、脑血栓形成等疾病的发生。

3.针灸治疗肥胖病的疗效特点

针刺减肥疗效是一个累积的过程。减肥初期体重减轻5%的效果并不意味着一直能延续下去,有时存在一个相对较长的平台调整期,可能使患者和医师失去治疗的信心,这也是一些减肥患者放弃治疗的常见原因,但平台调整期恰恰是患者机体重建新的机体代谢平衡点的关键时期,所以把握好这一时期的治疗非常重要。在这一时期,患者的体重虽未减轻,但其体内的脂肪分布可能有所变化,此时要注重观察其体脂分布情况、食欲变化情况,并相应调整针刺治疗的方案,适当增加针刺的刺激量。在平台期,食欲调整是关键,对于食欲未能控制的患者可考虑增加耳针,一般取穴为饥点、内分泌、三焦、神门。由于针刺减肥效应的积蓄作用,不少患者针刺停止后,在一定时间内还会继续产生减肥作用。所以,针灸起效的时间因人而异,一般要经过1～2个月才能达到减肥效果,尤其是虚证患者,起效较慢,且多有反复。

针灸治疗单纯性肥胖症的疗效除了与治疗方法,包括针刺深度、方向、角度、腧穴选择、手法、治疗时机的选择等有关外,还与患者年龄、性别、肥胖程度、病程、证型、有无并发症、有无肥胖家族史等因素有关。有研究表明单侧交替取穴近期临床效果优于双侧取穴;采用大幅度提插、快速捻转、间歇运针等手法产生足够的刺激量,维持得气状态,留针 30 分钟即可获得最佳疗效。针灸减肥,疗程越长,疗效越好;男性疗效多优于女性,中青年疗效优于年长者,肥胖度轻者优于重者,实证疗效优于虚证;无并发症疗效优于有并发症,单一并发症疗效优于多个并发症;无家族史者优于有肥胖家族史者。

第八章

肢体经络病证

第一节　面　瘫

面瘫是以口、眼向一侧歪斜为主要表现的病症,又称为"口眼㖞斜""口僻"等,多因劳作过度,机体正气不足,脉络空虚,卫外不固,风寒或风热乘虚入中面部经络,导致气血痹阻,经筋功能失调,筋肉失于约束,出现㖞僻。

周围性面神经麻痹临床最常见于贝尔麻痹,是指原因不明的、茎乳孔(面神经管内)面神经急性非特异性炎症所致的周围性面神经麻痹。

一、病因病机新论

(一)传统认识

古代无"面瘫"病名,文献记载有"口㖞""眼㖞""唇㖞""口眼㖞邪""㖞戾不端""㖞僻""口僻"等,且与瘫痪、中风概念交叉较多。《灵枢·经筋》"足阳明之筋,……其病……卒口僻,急者目不合,热则筋纵,目不开,颊筋有寒,则急引颊移口,有热则筋弛纵缓,不胜收,故僻""足之阳明,手之太阳,筋急则口目为僻,目眦急不能卒视",叙述了本病的特征。《诸病源候论·妇人杂病门》所言:"偏风口㖞,是体虚受风,风入于夹口之筋也",指出风邪是面瘫发病的外在因素;《类证治裁·中风》中载"口眼㖞斜,血液衰涸,不能荣润经脉",指出了疾病的内在因素。在病机方面,《金匮要略·中风篇》曰:"贼邪不泻,或左或右,邪气反缓,正气即急,正气引邪,㖞僻不遂,邪在于络,肌肉不仁",认为风邪入中人体之后,留于经络之间而不去,阻碍气血运行,经脉失于濡养,故而发病。关于病位,《针灸资生经》曰:"口眼㖞斜,其状㖞向右者,谓左边脉中风而缓",《卫生宝鉴》《神灸经纶》等书中也有相似论述,认为㖞向右者,病位在左;㖞向左者,病位在右,这与西医学对贝尔面瘫病位的认识相一致。

(二)现代新论

现代在认识面瘫的病因病机方面基本与古代一致,但更加系统和全面。认为本病多因劳作过度,机体正气不足,面部脉络空虚,卫外不固,风寒或风热之邪乘虚侵袭面部阳明、太阳阳脉,邪气滞留经络,气血运行失调,经筋失养,纵缓不收而发病。或由于素体阳盛,内热亢盛筋脉不收,风热之邪侵袭,与内热相合,热郁快而盛;风寒之邪侵袭,寒从热化,均可致热邪侵淫面部而影响气血运行,致使筋脉肌肉弛纵不收而致口眼口㖞斜。面部乃手足三阳经筋散布结聚之处。足太阳经筋为"目上冈",足阳明经筋为"目下冈",口颊部主要为手太阳和手、足阳明经筋所主。经筋功能失调导致本病的发生,故现代临床采用经筋理论指导选经取穴有重要的意义。

二、古代治疗经验

本证在古代针灸文献中被描述为口㖞、眼㖞、唇㖞、口僻、口目为僻、口眼歪等,与现代临床上的周围性面瘫和中枢性面瘫相关。早在《灵枢·经脉》中足阳明胃经的"所生病"已有"口歪"之症。至清末为止,针灸治疗本证文献达100条。

(一)选穴特点

1.选头面部穴

常用穴为地仓、颊车、水沟、承浆、听会等,如《针灸逢源》载:"口噤先须申脉详,颊车合谷与承浆,㖞斜添入地仓穴,不效翳风听会良。"《针灸甲乙经》曰:"㖞僻,水沟主之。"

2.选阳经五输穴

阳经上达头面,故治疗本证多取手、足阳经五输穴。常用穴为内庭、冲阳,合谷等。如《铜人俞穴针灸图经》载,内庭主治"口㖞齿龋痛";冲阳主治"偏风口眼㖞斜";《循经考穴编》曰,合谷主治"凡一切头面诸症及中风不语、口眼㖞斜"。

3.采用交叉选穴

古人早已知道治疗本证当取㖞斜的对侧穴,如《肘后备急方》指出:"若口左僻,灸右吻;右僻,灸左吻。"

就经络而言,古人多取与头面相关的阳经,包括胃、大肠、督、胆等经脉,因本证常由感受风寒外邪而发,故亦取肺经穴。

(二)针灸方法

1.灸法

艾灸可促进血液循环,加快水肿的吸收,并提高机体免疫能力,因此古人常用灸法,如《普济本事方》载:"灸中风口眼㖞斜不正者,右于耳垂下麦粒大灸三壮。"《卫生宝鉴》称,治"风中脉口眼㖞斜"灸"㖞陷中二七壮"。《肘后备急方》"灸手中指节上一丸,㖞右灸左也。"《备急千金要方》"灸手交脉三壮";《医心方》"灸肘头三四壮"等。

古人采用的灸法包括化脓灸、温和灸、苇筒灸等,如《疯门全书》载:"灸承浆穴七壮,灸疮愈再灸,再愈,三灸之后,服二圣散。"《肘后备急方》载:"治中风口㖞僻者方,衔奏灸口吻中横文间觉火热便去艾,即愈。"《备急千金要方》载:"治卒中风口㖞方:以苇筒长五寸,以一头刺耳孔中,四畔以面密塞之,勿令泄气,一头内大豆一颗,并艾烧之令燃,灸七壮,即差。"

2.热熨

古人也用较大面积的热疗法——熨法,如《卫生宝鉴》载,于"颊上热手熨之";《医学纲目》曰,以"膏油熨其急者"。《医学纲目》又曰,"以火熨摩紧急处",这是在用热疗的同时,加施按摩疗法,以求通过双管齐下来提高疗效。

3.涂敷

古人还通过 穴位上涂敷药物来治疗本证,如用"鸡冠血及鳖血涂(患部),干复涂"(《备急千金要方》);"用橡斗盛蒜泥,涂合谷穴"(《奇效良方》);"用巴豆七枚去皮研烂",涂手心,"以白酒调和桂末涂其弛者"(《医学纲目》);"外用南星、草乌各一两,白及一钱,白僵蚕七枚为末,姜汁调涂㖞处"(《东医宝鉴》)。

4.针刺

古代针刺治疗面瘫注意针刺的手法,有在远端穴位施行泻法的经验,如《百症赋》道:"太冲泻唇㖞以速愈。"也有从观察调整左右两侧表情肌角度,施行适宜针刺手法的经验,如《玉龙歌》曰:"口眼㖞斜最可嗟,地仓妙穴连颊车,㖞左泻右依师正,㖞右泻左莫令斜。"古人也用透针法,如《针灸逢源》载:"颊车针向地仓,地仓针向颊车。"

5.控制刺激强度

古人治疗本证讲究刺激量的大小,晋代《肘后备急方》就已指出"勿尽艾,尽艾则太过。"《太平圣惠方》载:"其艾炷大小,壮如粗钗脚大,灸壮若大,口转㖞,可灸承浆七七壮。"可见治疗本证刺激量不宜过大,若过大,则会产生"口转㖞"(即"倒错")。该条文还提供了治疗"倒错"的方法,即"灸承浆七七壮"。

三、临床治疗现状

(一)面瘫的治疗

面瘫的辨证治疗见表 8-1。

表 8-1　面瘫常见证型治疗表

证型	主症	主穴	配穴
风寒证	口眼喎斜,一侧面部肌肉板滞、麻木、瘫痪、额纹消失,眼裂变大露睛流泪,鼻唇沟变浅,口角下垂歪向健侧,病侧不能皱眉、蹙额、闭目、露齿、鼓颊;部分患者耳后疼痛,舌前 2/3 味觉减退或消失,听觉过敏。有面部受凉史。舌淡,苔薄白,脉浮紧	四白、颧髎、颊车、地仓、翳风、合谷	风池。抬眉困难加攒竹,鼻唇沟变浅加迎香,人中沟歪斜加水沟,颏唇沟歪斜加承浆
风热证	口眼喎斜,一侧面部肌肉板滞、麻木、瘫痪、额纹消失,眼裂变大露睛流泪,鼻唇沟变浅,口角下垂歪向健侧,病侧不能皱眉、蹙额、闭目、露齿、鼓颊;部分患者耳后疼痛,舌前 2/3 味觉减退或消失,听觉过敏。可继发于感冒发热。舌红、苔薄黄,脉浮数		曲池。余同上
气血不足	口眼喎斜,一侧面部肌肉板滞、麻木、瘫痪、额纹消失,眼裂变大露睛流泪,鼻唇沟变浅,口角下垂歪向健侧,病侧不能皱眉、蹙额、闭目、露齿、鼓颊;部分患者耳后疼痛,舌前 2/3 味觉减退或消失,听觉过敏。见于恢复期或病程较长者,肢体困倦无力,面色淡白,头晕。舌淡,苔薄白,脉沉弱		足三里。余同上

(二)周围性面神经麻痹的治疗

1.常用方案

(1)方案一。

选穴:地仓、颊车、合谷、阳白、下关、翳风。

方法:面部腧穴均行平补平泻,恢复期可加灸法。在急性期,面部腧穴手法不宜过重,针刺不宜过深,肢体远端腧穴行泻法且手法宜重;在恢复期,合谷行平补平泻法,加足三里施行补法。在上述腧穴治疗中,可采用透刺法、浅刺法。

（2）方案二。

选穴：①太阳、阳白、地仓、颊车。②牵正、颧髎、上迎香、下关。

方法：两组腧穴交替治疗，每天 1 组。针刺得气后接电针仪，静止期选疏密波，恢复期选断续波，急性期一般不选用电针治疗。每次治疗 10～20 分钟，强度以患者面部肌肉微见跳动而能耐受为度。若见患者牙齿咬嚼，为针刺过深，刺中咬肌所致，应调整针刺深度。

（3）方案三。

选穴：地仓、颊车、合谷、阳白、下关、翳风。

方法：采用隔姜灸。将新鲜生姜切成薄片，上放艾柱置于上述诸穴施灸。每穴 3～5 壮，灸至患者感觉灼热或皮肤红润为度。

2.针灸治疗思路

面瘫的针灸治疗应实施分期论治。要根据面瘫急性期、静止期、恢复期的不同阶段，分别采用不同刺激量的针刺手法治疗。研究表明，急性期证属脉络空虚，卫外不固，外邪入络，是正虚邪实的表现，宜平补平泻法。采用患侧局部多针浅刺或平刺法，电针采用疏密波，通电时间短，刺激强度轻。静止期此时病情平稳，各种症状得到控制，为治疗的最佳时机。治宜疏通经络，宜提插泻法，给足刺激量。可适当深刺透穴，电针可采用低频连续波与疏密波交替。恢复期是邪去正复，宜补气养血为主，佐以祛风通络，针刺亦由深变浅，宜用捻转补法，可加大刺激量，以透穴为主，电针以高频连续波为主，与低频连续波交替使用等。临床研究提示，分期针灸治疗周围性面瘫优于常规针灸法。临床并需注意在四肢和患部穴位所施行的针刺手法应有强弱的差别。一般而言，患部多针浅刺，行针手法宜轻，四肢穴位可适当深刺，根据患者证候施以适宜补泻手法。

实践表明毫针、电针、灸法等是最常用的治疗方法，面瘫早期用单纯毫针刺法优于电针，隔姜灸治疗面瘫疗效优于毫针，综合疗法优于单纯毫针，中药穴位注射也优于毫针。在刺法粉末，透刺法是最常用的针刺方法，其疗效优于浅刺法，透刺、浅刺又都比常规针刺法好。

3.针灸治疗周围性面神经麻痹的疗效特点

针灸治疗本病起效迅速，总体疗效令人满意。近年来研究提示，针灸疗效与面神经损伤程度密切相关，重度失神经性损害者预后差，而轻、中度失神经损害者预后良好。面神经损伤平面与针灸疗效也有着十分重要的影响。仅有面神经鼓索段以下受损者，部位最低，针灸疗效最好；合并泪液减少或耳部疱疹或眩晕的岩浅大神经及以上受损者，部位最高，预后最差。面瘫合并上述表现＜2 个者,面神经损害范围小,针灸效果好;面瘫合并上述表现≥2个者,面神经损害范围大,预后差。提示面神经损伤部位的高低及损伤范围的大小与针灸疗效呈负相关。此外,辨证分型、针灸方法与针灸疗效也密切相关。面瘫的辨证分型与预后的相关性研究表明:风寒型预后良好;风热证型不如风寒证型;瘀血证型则预后更差。而面瘫的分期治疗更能体现辨证论治的特点,其临床疗效优于常规针灸方法。

第二节 颈 项 强 痛

颈项强痛是指颈项肌肉牵强拘急引痛的症状。古代有项强、项痛、头项急、头项强肌、项捩强、项似拔、失枕、挫枕、大杼骨疼、项不可以顾等描述。临床主要表现为颈肩疼痛,甚则痛引肩背、腰部不可转侧。中医颈项强痛与西医的颈椎病伴有颈肩部肌肉疼痛,痛引腰背有相似之处。西医学颈椎病除有颈项疼痛表现外,部分患者可伴有肢体麻木、废用,眩晕等多种症状。

运动系统病变所引起的颈项部拘急疼痛,如颈项部软组织的损伤、痉挛、炎症、钙化,颈椎的骨质增生或疏松,椎间盘的突出或病变等(如项背软组织损伤、落枕、强直性脊柱炎等)以及颈部神经的病变,如炎症、损伤等也有表现颈项强痛的症状,可以参考本篇方法治疗。

一、病因病机新论

(一)传统认识

古典医籍有许多关于颈项痛的记载,但没有"颈椎病"的病名。关于颈椎病的论述可散见于"痹证""痿症""头痛""眩晕""颈项强痛""颈肩痛"以及"肩背手臂痛"等病证中。颈项强痛仅仅是颈椎病中的一个较为常见的症状,可归入痹证范畴。

中医学认为,本病病变基础为年老体衰、肝肾不足、筋骨失养。其诱因或因风寒湿邪侵袭经络;或久坐耗气、劳损筋肉;或急性扭挫损伤、气滞血瘀等导致血流不畅,或局部瘀血停滞,最终导致经脉痹阻不通,不通则痛。如《灵枢·五邪》:"邪在肾,则病骨痛阴痹……肩背颈项强痛,时眩";《圣济总录》载:"寒热邪气,头项强";《证治准绳》云:"有风,有湿,有寒,有热,有闪挫,有瘀血,有气滞,有痰积皆标也,肾虚其本也。"

(二)现代新论

现代中医学认为颈椎病的病位在颈部之筋骨,涉及诸脏腑经络,其中以肝肾二脏、三阳经以及督脉为主。正虚为本,其根在肾,肾主骨生髓,由于肾气不足、肾精亏虚,骨髓失养,肾中内藏真阴真阳,阴虚则骨髓失于濡养而退变,阳虚则骨髓失于温煦而功能渐退,致使颈椎间盘发生退行性病变所致;外因乃感受风、寒、湿邪侵袭,邪气痹阻,或跌仆损伤,或劳倦内伤等,以及由此继发产生的瘀血、痰湿内生,从而加剧生理性肾衰的退变过程而发生本病。肝藏血主筋,气血不足,筋骨失养也可加剧颈椎间盘退变;三阳经及督脉均由颈项上头面,邪气痹阻、气血凝滞导致经脉不通,可发本病。

人体的头颈部活动频繁而范围较大,由于工作、学习和生活活动,颈部维持较长时间的固定姿势,导致部分头颈部肌群的紧张度增高或损伤,从而对颈椎及颈椎间盘的保护作用减弱而导致慢性损伤。中年以后,纤维环失去弹性使髓核向外突出或膨出,椎间盘脱水则使椎间隙变窄,小关节紊乱而不稳定,韧带松弛,造成局部肌肉力学结构的失稳而形成肌肉痉挛性疼痛,椎体上下缘骨膜和韧带易受牵拉而损伤,久之形成骨刺,骨刺使脊神经根或硬膜囊受压出现相应的症状,如椎动脉供血不足和交感神经刺激症状等。

二、古代治疗经验

古代针灸文献中将本证描述为颈项强痛等,早在《素问·刺疟篇》中已记载:"先项背痛者,先刺之。"至清末为止,针灸治疗本证文献达二百多条。

(一)选穴特点

1.选头项部和上背部局部穴

古人认为颈项强痛主要是由于局部经气不通导致,因此注重局部穴位的调整作用,常用的穴位是风府、天柱、风池、肩井、大椎、后顶等。如《针灸大成》载:"昔魏武帝患风伤项急,华佗治此穴(风府)得救。"《铜人腧穴针灸图经》称:"天柱:今附治颈项筋急,不得回顾。"《针灸甲乙经》认为,风池主治"颈痛项不得顾";许叔微《伤寒百证歌》曰:"项强当刺大椎间。"《针灸集成》曰:"项强:风门、肩井、风池、昆仑、天柱、风府、绝骨,详其经络治之,兼针阿是穴。随痛随针之法,详在于手臂酸痛之部,能行则无不神效。"

2.循经选阳经及督脉穴

古人认为本病的发生主要由于相关经络气血不通所致,故注重根据病变部位的经络循行远道选穴,多选用太阳、少阳经及督脉穴位。如《灵枢·杂病》谓:"项痛不可以俯仰,刺足太阳;不可以顾,刺手太阳也。"《素问·厥论》谓:"少阳厥逆,机关不利者,腰不可以行,项不可以顾。"《循经考穴编》载:"背心热,大杼骨酸疼,斯乃督脉起于下极,由尾闾并脊而上行于风府,故生是病,宜刺要穴人中。"《铜人腧穴针灸图经》曰,龈交主治"颈项急不得回顾"。

3.对症选穴

古人认为本病的发生多由于外感风寒湿邪或跌仆损伤等所致,故可随感邪之异而选穴。对于风寒型者,《针灸甲乙经》云:"颈项强,身寒,后溪主之。"《铜人腧穴针灸图经》言:"附分:肩背拘急,风冷客于腠,颈项强痛不得回顾,风劳臂肘不仁。"对于热病者,《伤寒论》云:"太阳与少阳并病,头项强痛或眩冒……当刺大椎第一间、肺俞、肝俞,慎不可发汗。"《济生拔萃》载:"治伤寒在表,发热恶寒,头项痛腰脊强,无汗,尺脉俱浮,宜刺手阳明经合谷二穴。"《百证赋》道:"审他项强伤寒,温溜期门而主之。"对于气血瘀滞者,《太平圣惠方》曰:"肩井:主五劳七伤,头项不得回顾。"《扁鹊神应针灸玉龙经》谓:"挫枕项强,不能回顾:少商、承浆、后溪、委中。"

(二)针灸方法

1.多用针刺

古人治疗本证多用针刺,例如《素问·骨空论》:"大风颈项痛,刺风府。"《医宗金鉴》曰:"哑门风府只宜刺……颈项强急及瘈疭。"《济生拔萃》载:"治头面风肿,项强不得回顾,刺手少阳经天牖二穴。"在针刺时古人很强调采用适当的补泻方法,如《玉龙歌》说:"头项强痛难回顾,牙疼并作一般看,先向承浆明补泻,后针风府即时安。"《针灸聚英》云:"内关:虚则头强补之。"《针方六集》载:"承浆:颈项强痛,牙齿虚疼,先泻后补。"古人还认为针刺的操作要注意针刺的深度和层次,做到"刺骨者无伤筋,刺筋者无伤肉,刺肉者无伤脉,刺脉者无伤皮"。特别是不可伤及脊髓,唯以得气为度。

2.灸量宜足

古人常用灸法治疗本病,如《素问·骨空论》:"失枕在肩上横骨间,折使榆臂,齐肘正,灸脊中。"《千金翼方》曰:"第一椎名大杼……主头项痛不得顾,胸中烦急,灸随年壮。"古人施灸的壮数较多,如《备急千金要方》曰:"喉痹颈项强,肠痔逆气……凡二十二病皆灸绝骨五十壮。"古人也将针刺与艾灸相配合治疗本证,如《针灸大成》称:"足太阳井:人病头项肩背腰目疼……不已,刺金门五分,灸三壮,不已,刺申脉三分。"

3.刺血除苑

遵循"苑陈则除之"的治疗原则,古代治疗本病也常用放血法。如《素问·刺腰痛》云:"足太阳脉令人腰痛,引项脊尻背如重状,刺其郄中太阳正经出血。"《灵枢·五邪》:"肩背颈项强痛,时眩。取之涌泉、昆仑,视有血者尽取之。"此皆在远道穴位放血。

三、临床治疗现状

(一)颈项强痛的治疗

颈项强痛的辨证治疗见表8-2。

表 8-2 颈项强痛常见证型治疗表

证型	症状	主穴	配穴
风寒湿阻	颈、肩、上肢窜痛麻木,头有沉重感,颈部僵硬,活动不利,恶寒畏风。舌淡红,苔薄白,脉弦紧	颈夹脊、风池、风府、天柱、大椎、曲池、外关、合谷	肩背痛加肩井;上肢麻木加肩髃、曲池、外关、合谷;头痛、头晕加百会、太阳;恶心、呕吐加天突、内关;失眠加安眠、神门;耳鸣加风池、听会;便秘加长强、大肠俞
气滞血瘀	颈肩部、上肢刺痛,痛处固定,伴有肢体麻木。舌质暗,脉弦	颈夹脊、风池、大椎、手三里、合谷、后溪、膈俞、太冲	
痰湿阻络	头目眩晕,头中如裹,四肢麻木不仁,纳呆。舌暗红,苔厚腻,脉弦滑	颈夹脊、风池、百会、足三里、三阴交、阴陵泉、丰隆	
肝肾不足	眩晕头痛,耳聋,耳鸣,失眠多梦,肢体麻木,面红目赤。舌红少津,脉弦	颈夹脊、风池、风府、百会、太溪、肝俞、肾俞、足三里、三阴交	
气血亏虚	头目眩晕,面色苍白,心悸气短,四肢麻木,倦怠乏力。舌淡苔少,脉细弱	颈夹脊、膈俞、肝俞、肾俞、足三里、太溪、大椎	

(二)各型颈椎病的治疗

1.常用方案

(1)适用颈型颈椎病为主。

选穴:风府、大椎、百会、印堂、太阳、陶道、风门、颈夹脊穴。

方法:患者取坐位,取上穴5～8个,针刺时,要求火针在酒精灯上加热至通红,然后施针,速进疾出。针刺后,针孔加拔火罐,任其血出,以减轻疼痛。若头发等不易拔罐处可不拔,隔天治疗1次。

(2)适用神经根型颈椎病为主。

选穴:第1组大椎、风池、身柱、手三里、合谷、阳溪、尺泽、中渚等;第2组大椎、陶道、肩髃、后溪、支正、天井、曲泽、阴郄、气海俞;第3组颈夹脊、身柱、昆仑、委中、列缺、合谷、外关。

方法:诸穴可交替选用,先用七星针叩击至出血,然后拔罐5～10分钟,每穴吸出瘀血1～3 mL。伴有神经根刺激征者,沿手阳明及手太阳经循行路线选第1组穴施治为主;若尺神经受压,则针刺心经和小肠经循行,以第2组穴位为主。遵循经络所过、主治所在的治则。每周治疗2～3次。

(3)适用交感神经型颈椎病为主。

选穴:百会、风府、百劳、颈夹脊、灵台、内关、劳宫、阴郄、曲池、养老、足三里、三阴交等交替进行。耳穴选神门、交感、颈、心、脾、肝、肾上腺、皮质下等。

方法:先用毫针治疗,进针得气后行补法,待出现针感传导或有温热感时留针,接电针治疗仪,以同侧穴位接电极,也可一督脉穴同时接旁边两穴,每次留针30～40分钟;针后用耳穴埋珠法,可用王不留行籽或磁珠,左右耳交替使用,每天治疗1次。

(4)适用椎动脉型颈椎病为主。

选穴:百会、风池、颈夹脊、大杼、太阳、至阳、血海、金门、肝俞、肾俞、气海、关元。

方法:毫针刺激得气后,用补法,针后用艾炷压灸,在百会穴上涂少量万花油,用枣核大艾炷或黄豆大艾炷,直接灸至患者感灼热时,取一根艾条用力压熄艾炷,复添1壮,依次叠加,使热力缓缓透进穴内并向4周放射,再以同法连灸5～9壮。每天或隔天1次,以愈为期。

(5)适用脊髓型颈椎病为主。

选穴:第1组颈夹脊、大椎、灵台、孔最、通里、后溪、委中、条口、肾俞、悬钟;第2组颈夹脊、风池、百劳、大杼、阳陵泉、足三里、肝俞、肾俞。

方法:取第1组穴进行电针,其中颈段夹脊穴(骨质增生的颈椎)2～3对,用1.5寸毫针直刺0.8～1.2寸,各穴得气后加脉冲电流,选用疏密波,留针20～30分钟,隔天1次。配合进行穴位埋线法,采用第2组穴每次6个穴交替进行,在穴位上植入羊肠线,每半个月埋线 1 次。

各型颈椎病配穴:肝肾不足加太溪、足三里;气滞血瘀加内关、曲池;气血亏虚加太渊、足三里;痰湿阻络加百会、头维;风寒湿阻加大椎、列缺;肩背痛加肩井、天宗;上肢及手指麻木加曲池、外关、合谷;头痛,头晕,目眩加百会、风池、太阳;恶心呕吐加天突、内关。

2.针灸治疗思路

颈椎病的类型较多,临床类型的不同直接关系到针灸的疗效差异。因此影响针灸疗效的关键因素包括病位、病期以及证型。一般颈型颈椎病是最轻的一型,而脊髓型往往由于脊髓直接受压,比其他任何一型都要复杂,而针灸改善神经根水肿和椎动脉的功能状态比改善脊髓本身受压的水肿要容易。

针灸选穴以颈项部的局部穴位为主,特别多用斜肌边缘的肩中俞、肩外俞、肩井等穴,以及颈夹脊、颈项部督脉穴位,在此基础上再针对不同证型和兼症选穴。针灸操作采用多种疗法综合施治,包括针灸与中药离子导入配合以及综合针灸治疗,如针刺配合艾灸、走罐配合梅花针叩刺、走罐配合三棱针刺络放血、穴位注射、穴位埋线、耳针等多种方法。

针灸治疗过程中应嘱咐患者避免过度摇摆头颈部,避免感受风寒,纠正不良体位,保持正常的生理曲度,这不但有利于针灸治疗获得更好的近期疗效,而且有益于防止颈椎病的复发。

3.针灸治疗颈椎病的疗效特点

针灸治疗本病疗效不一,不同类型或同一类型不同病程的颈椎病之间疗效存在很大差异。一般而言,针灸的疗效,颈型＞神经根型＞椎动脉型＞交感神经型、脊髓型。同时,同一类型的颈椎病在不同病变阶段其疗效也会有异。如神经根仅受到刺激的针灸疗效优于神经根明显受压,突出症疗效优于脱出症,单一颈椎间盘病变优于病变范围多发者,而椎间盘性颈椎病针灸疗效又优于骨源性。

对于其他类型颈椎病,特别是有明显神经根、血管、脊髓压迫者,常需多种方法综合治疗方可起效。虽然针灸在改善本病临床症状上见效较快,但效果维持的时间不够长久,常可反复发作,多数患者一般有从急性发作到缓解、再发作、再缓解的规律,故需要患者坚持治疗,多法配合以控制疾病发展。

针灸早期干预,才能提高疗效,实践证明,病程越短,即使疼痛较甚,但针灸后也可能恢复较快,病程迁延者,尽管临床症状较轻,针灸疗效有时也会不佳。

第三节 漏 肩 风

漏肩风又称冻结肩、凝肩。因多发生在 50 岁前后故又称"五十肩"。在中医文献中尚有"肩胛周痹""肩痛""锁肩风""肩不举"等不同称谓。中医学认为本病是由于卫外不固风寒湿等邪乘虚而入,邪侵经络致使肩部气血运行不畅,引起以肩部疼痛或伴肩关节活动功能障碍为主要临床表现的病症,属于中医"痹病"范畴中的"肩痹",为中老年常见病和多发病。

漏肩风与西医的肩关节周围炎相似,简称肩周炎,又称粘连性肩关节囊炎,认为是肩关节周围软组织的无菌性炎症,与组织退行性变、慢性劳损、外伤及风寒侵袭等因素有关。

一、病因病机新论

(一)传统认识

传统认为年老体弱,气血不足,肝肾亏虚是漏肩风发病的内因,风寒湿邪及劳累伤损等因素为其外因。内因是发生漏肩风发病的基础,由于素体虚弱,肝肾不足;或由于久病,耗伤肝肾阴精;或因年过五旬,气血虚衰,筋腱失于濡养,腠理空疏,易于感受风寒湿邪。外因主要有风寒湿热的侵犯,或因外伤、慢性劳损等原因。外邪侵袭,气血闭阻运行不畅,凝滞关节,在肩关节部引起酸痛、活动受限等。肩部的扭、压、挫伤,如果治疗失误,离经之血,瘀而阻滞经络,不通则痛。而劳逸失度或积劳成伤,造成肌筋疲劳或磨损,肩部活动渐少,而致气滞血凝,脉络闭阻,产生肩关节痹痛。

(二)现代新论

根据病因及临床表现,肩周炎有广义狭义之分。自 1872 年 Dualy 首次提出肩周炎的诊断后,国内外学者都把肩周围软组织病变引起的肩关节疼痛和功能障碍统称为肩关节周围炎,即广义的肩周炎。认为本证多由肩部骨骼和软组织(包括肌肉、肌腱、滑囊等)的病变所致,包括肩峰下滑囊炎、冈上肌腱炎、肩袖破裂、肱二头肌长头腱及其腱鞘炎、喙突炎、冻结肩、肩锁关节病变等多种疾病。狭义的肩周炎即冻结肩,又称疼痛性肩关节挛缩症,即是中年以后突发性的肩关节疼痛及关节挛缩症。本病具有自愈倾向,经过数月乃至数年时间,炎症逐渐消退,症状可以得到缓解。

现代医学对本病的确切原因并不完全清楚,一般认为可能因多种原因引起,如关节周围组织的退行性变化、内分泌失调、变态反应、外伤等引起肩关节周围组织如关节囊、和肌腱、韧带、滑囊等发生慢性无菌性炎症及退行性变,在此基础上肩关节组织发生粘连,关节囊挛缩,滑囊充血、水肿、增厚,腱鞘与周围组织粘连,韧带变性挛缩,并与周围组织粘连。

本病有缓慢起病、逐渐加重的特点。中医学认为本病的内因与肝脾肾三脏密切相关。肝主筋,筋赖肝血的濡养,肝血不足,血不荣筋,筋肉关节屈伸不利,活动不灵。肾主骨,肾气衰,精少,骨髓不充。脾胃虚弱气血生化功能减退,造成气血虚衰,因而外不充养四肢骨肉、内不濡灌五脏,日久出现肌肉衰弱,局部举动无力。现代研究认为本病多因虚致痹,代谢浊气蓄积,痹阻于局部经脉、筋肉,出现了筋脉拘急、疼痛、活动功能受限等。或者常年从事的工作为过度使用手臂,也容易导致肌筋损伤和漏肩风的发生。若遇跌打损伤,筋脉受损,血溢脉外,停于肌肤经络之中,而致瘀血内阻,也可致肩痛。久之,筋脉失养,拘急不用而出现屈伸不利。

二、古代治疗经验

古代针灸文献中对本证多描述为肩痛、肩拘急、肩活动困难等。早在马王堆帛医书《阴阳十一脉灸经》中已记载:"肩似脱,臑似折,是肩脉主治。"至清末为止,针灸治疗本证文献共达数百条。

(一)选穴特点

1.循经、分部选穴

(1)选肩关节局部穴。

常用穴为肩髃、肩井、肩贞、巨骨、天髎、阿是穴等。如《玉龙歌》云:"肩端红肿痛难当,寒湿相争气血旺,若向肩髃明补泻,管君多灸自安康。"《针灸资生经》言:"予尝肩背痛,已灸膏肓,肩痛犹未已,遂灸肩井三壮而愈。"《针灸甲乙经》载:肩贞主"引缺盆肩中热痛,(手臂)麻痹不举。"《备急千金要方》载:"前腋主肩腋前痛,与胸相引。"

(2)选肩部附近穴。

如肩外俞、大杼譩譆等。如《针灸甲乙经》载:譩譆主"肩甲内廉痛。"《针灸聚英》云:"肩能负重,以骨会大杼也。"《针灸玉龙经·针灸歌》道:"巨骨更取穴譩譆,肩背痛兼灸天柱。"上述大杼、天柱在颈项部,可见古人认识到有的肩痛与颈部有密切的关系。

对于寒型和虚型,古人多选肺、膀胱经穴列缺、太渊、膈俞、肾俞等。如《针灸甲乙经》载:列缺主"虚则肩背寒栗"。《备急千金要方》载:"膈俞谵语、京门、尺泽,主肩背寒痉,肩甲内廉痛。"《针灸聚英》言:太渊主"肩背痛寒"。《席弘赋》道:"更有三间肾俞妙,善除肩背消风劳。"

对于热型,古人多选大肠经穴肩髃、臂臑等。如《铜人腧穴针灸图经》载:"肩髃:刺即泄肩臂热气。"《循经考穴编》云:臂臑主"肩端红肿"。

对于风型,古人多选大肠、膀胱经穴肩髃、曲池、大杼、附分等。如《玉龙赋》道:"风湿搏于两肩,

(3)循经远道选穴。

根据病变涉及的经络,选取远道相关穴位,如对于累及手阳明者,可选合谷、曲池、手三里等,如《杂病穴法歌》注曰:"曲池、合谷:二穴又治肩背肘膊疼痛。"《流注指要赋》曰:"肩背疼,责肘前之三里。"累及手少阳者,可选中渚,支沟,天井等,《席弘赋》曰:"久患伤寒肩背痛,但针中渚得其宜。"《针灸甲乙经》载:支沟主"肩臂痠重";天井主"肘痛引肩不可屈伸,振寒热,颈项肩背痛"。累及手太阳者,可选后溪,腕骨,养老等;《针灸聚英》"八法手诀歌"曰:"后溪前上外肩背。"《针灸甲乙经》载:腕骨主"肩臂颈痛,项急,",养老主"肩痛欲折,臑如拔,手不能自上下"。累及手太阴者,可选列缺,太渊,尺泽等,《针灸大成》载:尺泽主治"肩臂痛,汗出中风";《针灸聚英》载:列缺主治"肩痹"。

古人还采用远近配穴法,如《针灸玉龙经》"针灸歌"曰:"肩如反弓臂如折,曲池养老并肩髃。"《医学纲目》载:"两胛痛:肩井(二寸半,不宜久停针)、支沟。"

就循经选穴而言,因为手三阳经循行过肩,故多取手三阳经穴。膀胱、胆经的循行与肩相关,故亦取膀胱经、胆经穴。肺经"从肺系横出腋下,"心经"下出腋下,下循内后廉,"故又取肺经、心经穴。

2.对症选穴

《针灸内篇》载:曲池主治"肩肘疼痛不仁,风邪";《循经考穴编》曰:大杼主"背胛痠疼,腠理不密,易感风寒";《铜人腧穴针灸图经》曰:附分主"肩背拘急,风冷客于膝"。

(二)针灸方法

临床上多用针刺法治疗漏肩风,因以实证为多,故多用泻法,如《循经考穴编》曰:"肩髃:若肩膊肿疼,泻之。""甲缝二穴:在肩胛缝尖尽处……肩背膊臂痛(泻)。"对远道穴可用浅刺法,如《针灸大成》载:"足太阳井:人病头项、肩背、腰目

疼……不已,刺金门五分,灸三壮,不已,刺申脉三分。"对近道穴可用深刺法和透刺法,如《循经考穴编》载:"肩贞:直刺入二寸五分,治肩骨一点大疼,宜单泻之。"《针灸集成》曰:"肩痛累月,肩节如胶连接,不能举:取肩下腋上两间空虚针刺,针锋几至穿出皮外,一如治肘之法,慎勿犯骨,兼刺筋结处,神效。"

治疗寒证和虚证,古人亦用灸法,如《针灸资生经》曰:"予中年每遇寒月,肩上多冷……后灸肩髃,方免此患。""肩背酸疼……当灸膏肓。"《卫生宝鉴》载:"安抚初病时,右肩臂膊痛无主持,不能举动,多汗出……右肩臂上肩井穴内,先针后灸二七壮,及至疮发……至五月初八日,再灸肩井,次于尺泽穴,各灸二十八壮,引气下行。"

治疗瘀证,古人采用刺血法,而且出血量要足。如《素问·刺腰痛篇》曰:"解脉令人腰痛,痛引肩……刺解脉,在膝筋肉分间,郄外廉之横脉出血,血变而止。"此处要求"血变而止,"即血色由黑变红,可见出血量之多。古人也在远道寻找血脉瘀阻之处,施予刺血操作,《灵枢·五邪》治疗"邪在肾"的"肩背颈项强痛,时眩,取之涌泉、昆仑,视有血者尽取之。"

三、临床治疗现状

(一)漏肩风的治疗

漏肩风的治疗以局部选穴为主,结合循经远道选穴,并兼顾治疗全身症状,通过有效的疗法和刺激手法,激发经络的功能,疏通经气,调整气血,使阴阳平衡,功能恢复。

由于肩部为手三阳经循行所过部位,阳主动,故针刺取穴采用局部手三阳经腧穴为多,与远部阳经穴相结合,沟通诸阳经经气,以疏通瘀滞不通之经络气血。

漏肩风的辨证治疗见表8-3。

表8-3 漏肩风常见循经证型治疗表

证型	症状	主穴	配穴
手太阳经型	肩臂后外侧及肩中牵掣痛,上连及肩胛部,下连及肘臂后外侧。肩关节活动受限,以内收、外展、上举为主	肩贞、臑俞、天宗、秉风、阳陵泉	后溪、申脉、条口透承山
手阳明经型	肩峰及上臂前偏外疼痛,连及肘部。肩关节活动以外展、上举、内旋障碍为主	肩髃、臂臑、巨骨、阳陵泉	合谷、曲池、三间、条口透承山

证型	症状	主穴	配穴
手少阳经型	肩关节外侧疼痛,连及前臂,肩关节外展、上举受限	肩髎、臑会、阳陵泉	外关、中渚、悬钟透三阴交

(二)肩周炎的治疗

1.常用方案

(1)方案一。

选穴:肩髎、肩贞、肩髃、臂臑、臑会、巨骨、秉风、阿是穴。

方法:采用提插捻转、平补平泻手法,以针下得气为度。或用电针刺激,用疏密波或密波,强度以患者感到舒适为度,以中强刺激;后期用断续波强刺激。留针30分钟。起针后可用拔罐治疗。或用艾灸治疗、火针治疗、针刀治疗、穴位注射治疗、穴位贴敷治疗、温针灸等方法治疗。

(2)方案二。

选穴:条口透承山,悬钟透三阴交,阳陵泉,后溪,或对侧的肩部经穴,耳穴等。

方法:透穴治疗、巨刺治疗、缪刺治疗、耳针治疗等。针刺条口透承山穴,单肩者取健侧等穴,留15～30分钟。在针刺同时配合患者的肩部运动,前上举、后伸、内收、外展、内外前后旋转,爬墙等运动。必须强调适当进行自主锻炼和被动锻炼是配合针灸治疗。

(3)方案三。

选穴:肩髃、肩髎、肩贞为主穴,配以肩前、天宗、曲池、外关、养老。

方法:在电针的基础上,配合各种理疗方法,如电磁波照射疗法。急性期用泻法,肩部多用透穴久留针;慢性期用补法,宜浅刺,少留针。针刺得气后接电针仪刺激20～30分钟,留针同时,采用电磁波肩部照射。或电针后应用微波、超短波等高频电疗;低中频电疗法,如经皮神经电刺激、经皮穴位电刺激治疗、正弦调制中频电、音频电疗法;以及红外线、磁疗等光热疗法等,可降低神经末梢的兴奋性,消除疼痛。

2.针灸治疗思路

(1)早期介入,标本兼顾:早期针灸介入,病程越短效果越好。可补偏救弊,调理阴阳,调整脏腑,减缓疾病发展进程。把握针灸治疗时机,早期介入针灸治疗。对于组织产生粘连、肌肉萎缩者,应结合推拿治疗,以提高疗效。

虽然肩周炎的发生与全身性因素有关,但本病的发展具有自限性,所导致的全身症状并不明显,因此针灸主要是针对肩部的病理改变导致的症状如肩部疼痛和功能障碍而治疗,选取肩周围穴位为主,如肩髃、肩髎、肩贞、肩前以及阿是穴等进行治疗。

由于本病以肝肾亏虚为发病基础,因而在针灸迅速消除疼痛症状的同时,需要注意纠正脏腑功能,改善全身性症状,才能进一步提高疗效。可根据全身性兼症,循经远取四肢穴及背俞穴等,如配以外关、曲池等穴以祛除风寒湿热等邪气,或选用足三里、三阴交、太溪等穴,调理肝肾脾胃。或选用肝俞、肾俞、命门等穴,配以关元、气海等穴,益气培元,扶正祛邪,以治其本。

(2)多种针灸方法综合施治:漏肩风为慢性疾病,临床多倾向于多法配合施治,如针法配用火罐疗法,能增强温阳驱寒,补虚扶正之力;体针与耳压法同用,能延长刺激时间,加强镇痛效果;针药结合,或采用穴位注射法,或配以中西药物口服,内外合治,既可克服中药内服起效较慢的缺陷,又能减轻西药的毒副反应及耐药性,扬长避短,作用互补,提高疗效;针刺操作方法的应用可以施以诸如苍龟探穴法一类多向透刺的针刺手法。临床表明温针疗法、电针法、穴位注射法、浮针疗法、蜂针疗法、耳针疗法、腕踝针法、刺络放血疗法等都有较好疗效。多法配合应用,提高针灸治疗的效果,发挥多种效应的综合调节作用,将更有利于肩周炎痊愈。

3.针灸治疗漏肩风的疗效特点

针灸治疗本病起效比较明显,近期疗效确切,能明显改善临床症状,特别是对疼痛的治疗,基本上1～2次就可以收到效果,但是效果维持的时间不够长久,对肩部关节的功能恢复比较缓慢。针灸配合其他疗法,综合治疗,辅以一定的功能锻炼,降低关节的致残率才是治疗的最终目标。

功能活动锻炼有重要的作用,针灸治疗的同时,应结合自主锻炼与被动锻炼,运动与针灸并用能提高漏肩风疗效。针灸结合运动锻炼的患者治愈率明显高于单纯针灸治疗。功能锻炼可巩固治疗效果,加快肩部功能恢复,防止肌肉萎缩,预防和治疗肩部骨质疏松,不仅是一种重要的辅助治疗措施,而且关系到治疗效果的优劣与疗效的维持时间。

第四节 骨关节痹证

痹证泛指风寒湿等邪杂合,侵袭人体,闭阻肢体、经络、气血,使肢体肌肉、筋骨、关节疼痛、酸楚、麻木、重着、屈伸不利、关节肿大、僵硬、甚则关节变形,肌肉萎缩,或累及脏腑等为主要临床表现的病证。痹证发病一般比较缓慢,部分患者可能开始有发热汗出、口渴、咽喉肿痛、全身不适等症状。继之出现关节疼痛,或麻木,或肿胀症状,或刺痛。古代文献与骨关节痹证相似的病种还有周痹、众痹、尪痹、历节风、白虎风、鹤膝风等。

西医学中的风湿性疾病是指影响骨、关节及其周围软组织(肌肉、滑囊、肌腱、筋膜等)的一组疾病,与骨关节痹证相关。其中的类风湿关节炎、风湿性关节炎、痛风性关节炎病可参考本篇治疗。

一、病因病机新论

(一)传统认识

痹证常因正虚感邪致痹。由于素体虚弱,气血不足,功能失调,营卫不和,以及腠理不密,这是产生痹证的内在因素。风寒湿热之邪在本虚基础上乘虚入侵,留滞经络肌肉关节,气血闭阻不通,从而产生痹证。《素问·痹论》指出"所谓痹者,各以其时重感风寒湿之气也"。痹证的发生由于机体内部脏腑经脉之气失调、逆乱,认为先由脏腑内伤,然后风寒湿邪乘虚内侵杂合而为痹。按病因将痹证分为四种类型,其风气胜者为行痹;寒气胜者为痛痹;湿气胜者为着痹;若感受热邪,或素体阳盛或阴虚有热,郁而化热则成热痹。"其热者,阳气多,阴气少,病气胜,阳遭阴,故为痹热";若久病不愈,还可出现气血不足,肝肾亏损或病邪深入内脏等变化的虚痹。痹证初病、早期者病位浅,邪实为主;久病屡发、晚期者病渐入里,正虚邪盛,虚实夹杂。

(二)现代新论

本病与人体气血、阴阳、脏腑亏损,风、寒、湿、热之邪外侵有关。现代还认为湿邪热毒胶着,痰浊瘀血凝结,冲任经脉失调,气血阻滞,痹阻经络,深入骨骼,甚至出现关节肿大畸形。

瘀血致痹:不论是寒凝筋脉所致寒痹,还是热盛血枯而成热痹,瘀血既可致痹,一旦痹证形成后又能进一步导致瘀血的生成。

邪毒发痹:热毒之气从脏腑中出,攻于手足,可见赤热肿痛、骨关节畸形等症。人体五脏六腑、井荣输穴,皆出于手足指趾,毒邪从内而生,循经络而攻于手足。病由脾失健运,湿热痰浊内生,湿毒内伏血分,或血分伏毒引发。或脾肾双亏,风寒湿热、痰瘀毒邪痹阻经络而致痹证缠绵难愈。

冲任失调而致痹:尤其是女子在病理生理上有经、带、胎、产等现象,且月经量多,经后多血虚,血虚则气也随之而虚,以致冲任空虚而易招外邪。或产后血虚而外邪趁机而入,内外合病,发为痹证。

现代社会由于工作、生活压力的增大,睡眠、休息时间的缩短,饮食结构、营养的不均衡,使筋骨、肌肉、关节疼痛等各种痹证发病更为常见。

二、古代治疗经验

本证在古代针灸文献中被描述为痹、历节风、四肢走注、走注风游走等,与现代临床上类风湿关节炎、风湿性关节炎、痛风性关节炎、肥大性关节炎等相关。早在马王堆帛医书《足臂十一脉灸经》中已记载:"足跗肿,疾痹,诸病此物者,皆灸厥阴脉。"《灵枢·四时气》曰:"著痹不去,久寒不已,卒取其三里。"至清末为止,针灸治疗本证文献达100多条。古人用针灸治疗痹证的原则是通其经脉、调其血气,如《灵枢·九针十二原》指出:"菀陈则除之。"《灵枢·经筋》说:"以痛为腧,以知为度。"皆为例。

(一)选穴特点

对于各型痹证,古人常取阳经、四肢部位、关节部位和患部的穴位治疗。《黄帝内经》中针灸治疗痹证有用局部及邻近选穴法,有用远道及远近结合选穴法,有用对应部位选穴法等。

1.审因辨证,分型选穴

根据不同的病因进行辨证分型选穴。如风痹因风邪善行数变,使疼痛游走,痛无定处,治疗选祛风通络的穴位,如《针灸大成》曰:"四肢风痛,曲池、风市、外关、阳陵泉、三阴交、手三里。"

湿痹因脾失运化,肾失气化所致,故治疗湿痹可选与脾肾相关穴位,如《灵枢·四时气》载:"著痹不去,久寒不已,卒取其三里。"《采艾编翼》云:"湿痹:膈俞。"《针灸聚英》曰:"疝癖诸湿痹,太溪针便安。"

寒痹则因寒邪致病,寒邪易伤人体阳气,治疗当以温阳为主,《类经图翼》云:"命门:耳鸣,手足冷痹。"《神灸经纶》说:"冷痹:阳陵泉。"对于寒痹之虚者,则还要辨证取相应的补益之穴,如《琼瑶神书》曰:"冷痹肾俞三里提。"

2.循经选穴,多用阳经穴

治疗痹证可循经选用远部穴位,古人常用胆、膀胱、大肠、胃等经,即多取阳经穴。在诸阳经穴中,又以足阳经穴次为高,因为足阳经行程长,穴位多。如《类经图翼》载:风市为治"风痹冷痛之要穴。"《针灸聚英》曰:"节痛无常处,诸风痹莫伸;胆经虽六穴,阳辅效如神。"在选用阳经穴的同时,也配合选用阴经穴进行调理,以求阴阳平衡,如《灵枢·寒热病》云:"骨痹,举节不用而痛,汗注烦心,取三阴之经,补之。"

3.选关节附近穴位,或以痛为腧

对于骨关节痹证所致疼痛,往往选取关节附近的腧穴,此属局部取穴。如《扁鹊神应针灸玉龙经》认为:环跳主治"血凝气滞,浑身、腰腿风寒湿痹。"《医学纲目》载:"白虎历节风痛:两踝尖。"《类经图翼》曰:"膝关:寒湿走注,白虎历节风痛,不能举动。""五痹:曲池、外关、合谷、中渚。"这些穴位均在关节部及附近。

"以痛为腧"是治疗痹痛的有效方法之一。《针灸大全》曰:"走注风游走,四肢疼痛:天应一穴、曲池二穴、三里二穴、委中二穴。"《东医宝鉴》说:"痹病,宜燔针劫刺,以知为数,以痛为腧,言针后以应效为度数,痛处为输穴,非取诸经定穴也。"

4.重视特定穴的应用

在治疗本病时,古人也重视特定穴的应用。如《难经·六十八难》云:"俞主体重节痛。"《针灸甲乙经》说:"痹,臂痛……少商主之。"《标幽赋》说:"寒热痛痹,开四关而已之。"《扁鹊神应针灸玉龙经》称:"申脉:治一身四肢拘挛痛肿,麻痹疼痛,历节风。"该书中"针灸歌"道:"历节痛风两处穴,飞扬绝骨可安痊。"《马丹阳天星十二穴歌》道:阳陵泉主治"冷痹与偏风"。《医宗金鉴》言:"阴谷:疝痛阴痿及痹病。"《采艾编翼》语:"尺泽痹要穴。"均为例。

(二)针灸方法

1.针刺止痛

由于针刺能促使人体产生内源性吗啡样物质,从而发挥良好的镇痛效果,并能调节血管机能而起活血行气功能,因此古代治疗痹痛常用针刺的方法。如《医宗金鉴》说:"合谷:痹痛筋急针止疼。"《针灸聚英》载:"暴痹足心热,经渠刺得安。"若病痛得到缓解,则可隔天针刺,《儒门事亲》治疗"陈下酒监魏德新"的"骨痹""刺肾俞、太溪二穴,二日一刺。"

对于不同的痹痛古人采用不同刺法,如《灵枢·官针》用"分刺"法治疗肌肉痛;用"报刺法"治疗游走性痹痛;用"齐刺法"治疗病变范围小而部位深的疼痛。

2.灸法温经

古代十分重视艾灸法在治疗痹证中的作用。早在秦汉以前的《足臂十一脉灸经》中已有大量艾灸治疗痹证的记载:"疾痹,诸病此物者,皆灸厥阴脉。"《圣济总录》说:"大风恶疾,灸两足虎口中,各三壮,又法,灸膈腧二穴……主周身痹大风。"《灸法秘传》曰:"痹症:倘三气痹痛,灸环跳,兼灸脾俞、肾俞。"《医学纲目》说:"世有勤工力学之士,久坐久立于湿地,不得动静,冷风来入经络,不觉成病也,若欲使之不成病者,初觉则灸患处二三十壮,则愈,不复发热。"可见灸法对治疗痹证可以起到良好的效果。古人将灸法运用于痹证的治疗,不仅丰富了本病的治疗手段,而且对全面认识灸法的作用也有启示。

3.针药结合,内外同治

古人发挥针灸治疗痹证优势的同时,还结合采用中药内外并治。如《扁鹊心书》说:"痹病……于痛处灸五十壮自愈,汤药不效,惟此法最速。若轻者不必灸,用草乌末二两,白面二钱,醋调熬成稀糊,摊白布上,乘热贴患处,一宿而愈。"《外台秘要》载:"夫历节风著人……但于痛处灸三七壮佳,又防己汤。"提供了针药结合的治疗痹证的思路。

4.放血与火针治痹

久病入络,故可用放血的疗法,《医学纲目》曰:"久痹不去身者,视其血络,尽出其血。"因火针有温经通络,驱邪止痛的优势,故古人又用火针治疗痹证。如《重楼玉钥》说:"火针主刺周身病,淫邪溢于肌体中,为风为水关节痹,关节一利大气通。"《东医宝鉴》载:"痹病,宜燔针劫刺,以知为数,以痛为腧,言针后以应效为度数,痛处为输穴,非取诸经定穴也。"

三、临床治疗现状

(一)痹证的中医治疗

痹证的辨证治疗见表8-4。

(二)三种骨关节痹证的治疗

1.类风湿关节炎的常用方案

(1)方案一。

选穴:关节附近穴位,阿是穴,配合辨证循经取穴。

方法:活蜂刺是让蜜蜂的尾针自动螫刺穴位;或将蜂刺取出,用镊子夹着蜂刺如同梅花针一样,在皮部点刺;或让蜜蜂放针后立即拔出蜂针再刺入其他穴位。蜂毒注射液可按穴位注射操作。注意应从小量蜂针蜂毒开始,初期患者局部可有红肿、搔痒等反应出现,如蜂针量多时可致发热。持续治疗 20~30 天后,局部反应减少。一般后期蜂量因人而异,维持在 10 只蜂左右,以不出现风疹为度。1~2 日治疗 1 次,严重者可每天 2 次。如疾病初期可在 2~3 个月控制疾病。

表 8-4　痹证常见证型治疗表

分类	症状	辨证选穴	局部选穴及循经选穴
行痹(风痹)	疼痛游走,痛无定处,时见恶风发热。舌淡、苔薄白,脉浮	膈俞、血海	肩部:肩髃、肩髎、臑俞
			肘部:曲池、天井、尺泽、少海、小海
			腕部:阳池、外关、阳溪、腕骨
			指关节:外关、合谷、中渚、八邪
痛痹(寒痹)	疼痛剧烈,痛有定处,遇寒痛增,得热痛减,局部皮色不红,触之不热。苔薄白,脉弦紧	肾俞、关元	脊背:大椎、身柱、腰阳关、夹脊
			髀部:环跳、居髎、秩边
			股部:伏兔、殷门、承扶、风市
			膝部:膝眼、梁丘、阳陵泉、膝阳关
着痹(湿痹)	肢体关节酸痛,重着不移,或有肿胀,肌肤麻木不仁,阴雨天加重或发作,苔白腻,脉濡缓	阴陵泉、足三里	踝部:申脉、照海、昆仑、丘墟
			跖部:太冲、足临泣、八风
热痹	关节疼痛,局部灼热红肿,痛不可触,关节活动不利,可累及多个关节。伴有发热、恶风、口渴烦闷。苔黄燥,脉滑数	大椎、曲池、合谷	
虚痹	关节酸痛,以腰、腿、膝、踝等处为著,阴雨天和劳累后则酸楚加重,面白少华,倦怠无力,常易出汗,较畏寒冷。舌淡苔薄,脉细无力	足三里、关元、气海、肾俞	

(2)方案二。

选穴:曲池、外关、合谷、阳陵泉、足三里、膝眼、血海、解溪、太冲、足临泣。

方法:进针得气后,所有取穴均加艾条,将艾条切成 2 cm 长或用艾炷,套在针柄上,从下端点燃,待艾段燃尽即去针。每天或隔天1次。

2.风湿性关节炎的常用方案

(1)方案一。

选穴:大椎、曲泽、曲池、委中、委阳、曲泉、昆仑、太冲、络脉。

方法:每次选用3～5穴,局部常规消毒后,用三棱针迅速点刺放血。局部红肿热痛明显者,可用三棱针刺破穴位附近的小络脉4～6点放血,待血流变缓,加拔火罐。留置罐5～8分钟,令出血3～5 mL为宜。每周刺血1～2次。

(2)方案二。

取穴:主穴选阿是穴,配穴选关节局部及邻近穴位。

方法:主穴必取,配穴酌取2～3个。快速进针,采用捻转加小提插手法缓慢行针至得气。加电针密波或疏密波,强度以患者能耐受为度。留针20～30分钟,出针时可摇大针孔,然后加用拔罐。留罐5～15分钟,至局部皮肤显现暗红色或瘀斑。每天或隔天治疗1次。

3.痛风性关节炎的常用方案

选穴:肿痛明显的关节

方法:用针刀松解术。在病变关节处找到压痛点,如足趾关节一般痛点在大趾外侧,术者将针刀垂直进针,达病变部位骨面,刀刃平行于肌纤维神经方向,纵行疏通剥离4～6刀,掉转刀口横行切割数下,把粘连在骨膜上的韧带、条索状物剥离切碎,彻底破坏病变处尿酸盐沉积高应力点,可见有粉白色尿酸盐颗粒溢出,或轻轻挤出白垩状尿酸盐结晶,针刺后皮肤用创可贴外敷针眼。此法要准确达到病患部位,切开剥离松解局部变性、粘连软组织,起到了减压作用,减轻局部疼痛。注意在针刀疗法施术时要避开血管、神经。

(三)针灸治疗痹证的思路

1.局部选穴与远部选穴相结合

目前多数医家的思路是辨证循经远部选穴与局部选穴相结合。骨关节痹证的症状主要表现在关节局部疼痛为主,全身多个关节可出现痹证。是全身病理变化在局部的反应。故选穴较为广泛,遍及全身和四肢。针对痹证的主症以痛为腧是止痛消肿重要的选穴原则,如《灵枢·周痹》中曰:"众痹……刺此者,痛虽已止,必刺其处,勿令复起,"经验表明压痛点的针刺,对于防治疼痛的发生有较好的效果。然而针对痹证的主因,远端穴有良好的调整作用,故此痹证的取穴一般是阿是穴配合辨证选用远道穴组方。

2.多种针灸方法,各用其宜,杂合以治

在针灸器具和施术方法选用方面,耳针、梅花针、头针、天灸、三棱针、拔罐、及多种针灸治疗仪器都可用于治疗痹证。特别是火针劫刺,蜂针直刺治疗痹证,更有独到疗效。由于风湿病是慢性进行性顽症,病程迁延,需多种疗法配合施治,包括针灸与中西药物结合,以及综合针灸治疗。例如可用体针与艾灸相结合、艾灸与三棱针刺络放血相结合、艾灸与蜂针相结合、穴位注射与艾灸相结合等。

3.急则治标,缓则治本

痹证多为本虚标实之证,早期发病当鼓舞阳气,以泻其邪气为主;中、晚期当补益肝肾,以防其变;缓解期当维护正气,以固其本。急性发作时宜用泻法治其标,可用放血治疗;缓解期宜用补法,并多用灸法。尤其是风湿性关节炎与痛风性关节炎的急性发作期要迅速止痛消肿;而对于类风湿关节炎要攻补兼施防其变。

(四)针灸治疗痹证的疗效特点

1.针灸效果快捷

针灸治疗关节痹痛能很快改善临床症状。针灸能通经络,活气血,调阴阳,补虚泻实。多种特殊的针灸法对痹证有明显的疗效,如蜂针治疗类风湿关节炎,止痛防变形有其优势;针刀治疗痛风关节炎的急性疼痛期有很好的止痛作用;放血疗法对风湿性关节炎的关节肿胀有即时的作用。

2.治疗效果的个体差异较大

痹证的发生及其发病后的症候类型与体质密切相关,在治疗上,不同个体对同样方案的针灸,其疗效存在很大的差异。少数患者可能1次发作后即可自愈;有的患者则在几个月内就出现严重的关节破坏和畸形,或脏器受累;有些患者仅有关节受累而不会累及内脏;而另有患者可能有多系统受累。故痹证要给予早期及时、正确有效的治疗,强调个体化针灸治疗的方法。否则,迁延日久或正衰邪盛,则预后不良。部分患者针灸疗效,可呈波动式变化,冬春阴雨湿冷天气时症状容易波动病情反复。

针灸治疗痹证的总体疗效是良好的,多数患者的针灸效果可逐渐出现,经过10～20次针灸治疗,症状可明显改善。部分患者在针灸初期就有明显效果。应当注意某一关节症状的改善或者消失并不能意味着病情的控制,应继续针灸治疗与观察,才能巩固疗效,防止复发。

第五节 损伤痿软

损伤痿软是指外伤而致的肢体瘫痪失用的一类病症。由于外界暴力损伤督脉,气乱血溢,阻滞不通所致;又因日久卧床不起,致脾肾气血阴阳虚损,肢体不得濡养而成痿。属中医学"体惰""痿症"范畴。

损伤痿软见于西医学外伤性截瘫。外伤性截瘫多为脊柱外伤骨折、脱位的合并症,表现为脊髓损伤平面以下的运动、感觉及反射出现严重功能障碍,常遗留截瘫及二便功能障碍,康复较困难。

一、病因病机新论

(一)传统认识

《黄帝内经》中无"损伤痿软"一症,但可归属"体惰""痿症"等传统病名的范畴。《灵枢·寒热病》提及"身有所伤血出多及中风寒,若有所堕坠,四肢懈惰不收,名曰体惰……取其少腹脐下三结交。三结交者,阳明太阴也,脐下三寸关元也"。这是《黄帝内经》中最接近"损伤痿软"的论述。明代医家赵献可在《医贯》中说:"又有一等人,身半以上俱无恙如平人,身半以下,软弱麻痹,小便或涩或自遗"。此处对损伤痿软的症状描述得较为确切。

《素问·痿论篇》指出痿证的主要原因为"肺热叶焦",肺燥不能输精于五脏,因而五体失养、产生痿软证候。并根据病因、症候的不同,将痿证分为皮、脉、筋、肉、骨五痿。《素问·生气通天论篇》又有"因于湿、首如裹;湿热不攘,大筋緛短,小筋弛长。緛短为拘,弛长为痿",说明湿热亦可致痿。《三因极一病证方论·五痿叙论》明确指出:人身五体内属五脏、若"随情妄用,喜怒不节,劳佚兼并,致内脏精血虚耗,荣卫失度……使皮毛、筋骨、肌肉弱无力以运动,故致痿躄";《儒门事亲·指风痹痿厥近世差玄说》认为:"痿之为状……由肾水不能胜心火,心火上烁肺金,肺金受火制,六叶皆焦,皮毛虚弱,急而薄著,则生痿躄";《景岳全书·痿证》提出痿证非尽为火证,认为"元气败伤则经虚不能灌溉,血虚不能营养者,亦不少矣"。《临证指南医案·痿》明确指出本病为"肝肾肺胃四经之病"。

(二)现代新论

现代对外伤性截瘫的病机认识主要以督脉损伤立论。20世纪80年代,有学者根据《素问·骨空论》"督脉者……贯脊,属肾"及《难经·二十八难》"督脉者,起于下极之输,并于脊里,上于风府,入属于脑"等论述,提出了外伤性截瘫病机为督脉损伤,因"督脉为阳脉之海""督一身之阳经",提出督脉损伤则致肾阳不足,从而出现二便潴留或失禁、性功能障碍、患肢发凉、痿废不用等症状。

外伤性截瘫多因外界暴力损伤督脉,气乱血溢,阻滞不通所致。又因日久卧床不起,致脾肾气血阴阳虚损,肢体不得濡养而成痿。

外伤性截瘫的中医病机可归纳为督脉损伤,肾阳不足,这一证候贯穿于外伤性截瘫的全过程,决定着疾病的性质。肾主骨,肝主筋,腰脊为督脉循环之路,腰脊受损,骨断髓伤,肾肝督脉皆受损而发为痿软。此外,足少肾经"贯脊",带脉从第二腰椎发出,《灵枢·经别篇》说:"足少阴之正,至中,别走太阳而合,上至肾,当十四椎,出属带脉",可见肾、督、带三经脉与脊髓直接相连,当督脉损伤,致三脉经气阻遏,督脉不能总督诸阳经,筋骨失养,肢体不用,麻木不仁,二便失司。

二、古代治疗经验

本证在古代针灸文献中被描述为体惰、痿证等,与现代临床上的外伤性截瘫、神经系统的炎症、肌肉萎缩等相关。《素问·痿论》提出了痿证总的治疗原则:"治痿者独取阳明""各补其荣而通其俞,调其虚实,和其顺逆,筋脉骨肉,各以其时受月,则病已矣"。《针灸甲乙经》中也有针灸治疗"足痿不收履"的记载。至清末为止,针灸治疗本证文献有数十处。

(一)选穴特点

1.选少阴、太阳经穴

古人认为此证多为肾阳不足,选穴以足少阴肾经、足太阳膀胱经腧穴为多。如《针灸甲乙经》选膀胱俞、仆参等穴治"脚痿""脚痿重";《备急千金要方》取仆参、飞扬、复溜,治"足痿失履不收"。白环俞、承筋、京骨、阴谷等亦为临床常用穴。

2.选厥阴、少阳经穴

对于肝气不疏者,选用少阳经穴。如《备急千金要方》曰:"风市主缓纵痿痹。"《太平圣惠方》曰:"丘墟:足胫偏细。"《扁鹊神应针灸玉龙经》取光明、风市,治疗"腿脚痿痹"。《医学纲目》取风市、中渎、阳关、悬钟,治"胫痛,纵缓,痿痹"。

3.选阳明、太阴经穴

据《黄帝内经》"治痿独取阳明"理论,古人亦选取阳明、太阴经穴。如《针灸甲乙经》选足三里、髀关,治疗"痿不可屈伸""膝痿寒""脚痿重"等。《备急千金要方》

取冲阳、三里,治疗"足痿失履不收",取地仓,主"足痿躄不能行"。《针灸大成》曰:"身重足痿,三阴交二穴。"《太乙神针》载:"失精足痿,不能行走,针三阴穴。"

(二)针灸方法

1.针刺

古代医家治疗本证采用针刺方法,如《磐石金直刺秘传》云:"腰股瘫痪痛,内痛针血海,外疼针风市。"《针灸集书》取委中穴治疗"脚膝痿弱",并曰:"于此穴中出血,甚妙,刺者入五分。"《太乙神针》言:"失精足痿,不能行走,针三阴穴。"

2.艾灸

艾灸治疗本证多选太阴、阳明经穴,如《灸法秘传》曰:"痿躄者,足软而不能步也……总当先灸足三里,甚则灸三阴,灸法得宜,较汤散为胜也。"古人也灸任脉和背俞穴,如《扁鹊心书》言:"足痿病……可服金液丹,再灸关元穴"。《续名医类案》记载:庄季裕氏"身重足痿,杖而后起,得陈了翁家传,为灸膏肓,自丁亥至癸巳,积三百壮。"

古人又灸阿是穴与经外穴,如敦煌医书《火灸疗法》曰:"双脚瘫软,大腿疼痛,下肢萎缩,使患者起立,以中指所触及大腿内侧处,灸以十一壮,即可治愈。"《医学纲目》曰:"两足瘫痪,两腿无力:鹤顶(在膝盖骨尖上,灸七次)。"敦煌医书《杂证方书第八种》载:"疗脚忽痹躄不遂及冷痹方……灸足两外踝上四指,名绝骨穴,掐时与跻脉相应处,灸五百壮。"可见古人认为艾灸壮数要多,时间要长。

三、临床治疗现状

(一)损伤痿软的治疗

损伤痿软的辨证治疗见表8-5。

(二)外伤性截瘫的治疗

1.常用方案

(1)方案一。

选穴:损伤脊柱上、下2个棘突的督脉穴及其夹脊穴、环跳、委中、阳陵泉、足三里、悬钟、三阴交。

方法:督脉腧穴用28号、2寸毫针,向上斜刺1.5寸左右,如进针有阻力突然消失的感觉或是出现触电样感向二阴及下肢放射,当中止进针,以免造成脊髓新的损伤;夹脊穴可刺向椎间孔,使针感向脊柱两侧或相应肢体放射,或相应部位的体腔出现紧束感。

表 8-5　损伤痿软常见证型治疗表

证型	主症	主穴	配穴
血瘀络阻	胸、腰髓损伤,肢体筋缓不收,痿废不用,两便功能障碍。腹胀纳差,心烦少寐。舌淡红苔黄,脉沉弦而涩	环跳、风市、足三里、阳陵泉、绝骨、三阴交、昆仑、仆参	合谷、太冲、膈俞
脾肾阳虚	腰、骶髓损伤,肢体肢筋脉弛缓、痿软不举、步履艰难、肌肉萎缩明显。如素体阳虚,可见面色苍白,气短乏力,肌肉瘦削、怯寒肢冷、神疲纳差、便溏阳痿、尿频或失禁。舌淡苔白,脉沉无力		脾俞、肾俞、命门
肝肾阴虚	胸髓损伤,肢体痿躄不用、足不任地,筋脉拘急,痉挛抽搐。如素体阴虚或阳损及阴,伴面色晦暗、头晕目眩、咽干耳鸣、腰背酸痛,大便干燥,小便淋漓。舌红苔少,脉细数		肝俞、肾俞、太溪、关元
气血两虚	胸髓损伤,下肢痿弱不用,关节不利,肉削筋枯,肌肤甲错,面色苍白或萎黄,头晕目眩,腰背酸软,神疲肢厥,气短懒言。舌淡润,脉沉细		气海、血海、膈俞

(2)方案二。

选穴:在督脉损伤平面上下各取一穴。

方法:沿棘突方向将针刺入硬膜外,电针频率 1～5 Hz,刺激强度以损伤平面以上感觉到电刺激力度。

(3)方案三。

选穴:臂丛神经(扶突)、桡神经(曲池)、股神经(冲门)、腓总神经(阳陵泉)、马尾神经(腰俞)、脊髓受损部位的上下端棘突间。

方法:臂丛神经(扶突)针刺 2～3 cm,上肢有触电感;桡神经(曲池)针刺 3～4 cm,前臂有触电感;股神经(冲门)针刺 2～3 cm,股四头肌收缩;腓总神经(阳陵泉)针刺 2～3 cm,小腿外侧有触电感;马尾神经(腰俞),针尖向上刺入 6～

8 cm;脊髓受损部位的上下端棘突间刺入 4～6 cm,针尖直达硬膜外。用上海产 BT-701A 型针麻仪,正脉冲≥25 V,负脉冲≥45 V,每次通电 5～10 分钟,每天 2 次(背侧和腹侧神经干各 1 次),每周 12 次,3 个月为 1 个疗程。

2.针灸治疗思路

针灸治疗外伤性截瘫目前主要从"督脉损伤"的理论出发,认为督脉损伤,肾阳不足,贯穿于损伤痿软的全过程。督脉损伤,则致气乱血溢,阻滞不通;日久卧床不起,致脾肾气血阴阳虚损。临床治疗选穴多从督脉、夹脊穴入手。在损伤脊髓平面督脉、夹脊上下取穴,配合足三阳经穴、足三阴经穴。以通调督脉、补肾益气、健脾疏肝、活血化瘀为治疗原则。治疗方法上以电针为主,多种针灸疗法配合应用,如督脉电针、脊髓针、电针神经干、针刺配合推拿;电针配合艾灸、穴位注射、功能锻炼;电针配合火罐、中药、心理治疗,在临床都收到一定的疗效。

外伤性截瘫的治疗是十分棘手的医学难题,目前尚无特效的药物或手术法。临床实践证明尽早接受针刺治疗对于加快恢复,缩短疗程,减少后遗症等具有重大意义,这与现代康复医学的早期介入原则是一致的。同时,此类患者的康复是一个漫长的过程,治疗收效较慢,需要患者和家属有耐心和恒心坚持治疗。

3.针灸治疗外伤性截瘫的疗效特点

针灸治疗本病起效一般较慢、疗程较长。以下因素与针灸疗效关系密切。

(1)脊髓损伤程度的不同,以及受损节段的不同,其疗效亦不同。脊髓完全性损伤者较不完全性损伤者恢复得差,甚至不能恢复。就一般规律来说,骶尾段的损伤较腰段损伤恢复得好,腰段损伤比胸段损伤恢复得好,胸段损伤又比颈段损伤恢复得好,高位颈髓损伤恢复得最差。

(2)病程在 6 个月以内的恢复较 6 个月以上的好。

(3)双下肢呈伸性瘫痪的恢复优于双下肢屈曲性截瘫的。

(4)青年人较老年人恢复得好。

第六节 下 肢 痹 痛

下肢痹痛是指由于风、寒、湿、热等外邪侵袭人体下肢,闭阻经络,气血运行不畅所导致的以下肢肌肉、筋骨、关节发生酸痛、麻木、重着、屈伸不利,甚或关节肿大为主要临床表现的病证。

坐骨神经痛是沿坐骨神经通路即腰、臀部、大腿后、小腿后外侧和足外侧发生的疼痛症状群。按病损部位分根性和干性坐骨神经痛两种，前者多见根性坐骨神经痛病变位于椎管内，病因以腰椎间盘突出最多见，其次有椎管内肿瘤、腰椎结核、腰骶神经根炎等。干性坐骨神经痛的病变主要是在椎管外坐骨神经行程上，病因有骶髂关节炎、盆腔内肿瘤、妊娠子宫压迫、臀部外伤、梨状肌综合征、臀肌肌内注射不当及糖尿病等。

中医下肢痹痛以疼痛、麻木、重着为主症，与西医沿坐骨神经通路以放射性疼痛为主要特点的坐骨神经痛，既有区别，又有联系。西医学中坐骨神经痛、腰椎病变、椎间盘病变等符合本病特征者，可参考治疗。

一、病因病机新论

(一)传统认识

下肢痹痛一症，《黄帝内经》中并无记载，可归于"痹证""腰痛腿"范畴。《灵枢·经脉》记载："膀胱足太阳之脉，是动则病……脊痛腰似折，髀不可以曲，腘如结，踹如裂。"，形象地描述了本证的临床表现，认为腰部闪挫、劳损、外伤等可损伤筋脉、气血瘀滞、不通则痛。所谓"痹"，《素问·痹论》曰："各以其时，重感于风寒湿之气也……风寒湿三气杂至，合而为痹也"，认为久居湿地，或涉水、冒雨、汗出当风，风寒湿邪入侵，闭阻下肢，可导致痹痛。《景岳全书·痹》认为：痹症虽以风寒湿合痹为大则，但需分阴证阳证，阳证即为热痹。若湿热邪气侵袭，或湿浊郁久化热，或机体内蕴湿热，流注足太阳、少阳经脉，均可致下肢痹痛。古代医家同时认为，肾病也可导致痹痛，《素问·刺热篇》："肾热病者，先腰痛胻酸……"，《扁鹊心书·卷上》曰："中年以上之人，腰腿骨节作疼，乃肾气虚惫也，风邪所乘之证……"。

(二)现代新论

现代认为，坐骨神经痛一症的发生，与体质的盛衰、气候条件、生活环境均有密切的关系。其内因为患者素体虚弱，气血不足，腠理空疏，故外邪易于入侵；既病之后，又无力驱邪外出，以致风寒湿热之邪，得以逐渐深入，流连于筋骨血脉而为痹痛。外因为风、寒、湿、热之邪侵袭，若久居严冬之地，或睡卧当风，或冲风冒雨，或汗出入水，或卫气不足等，重感于风寒湿邪；或风寒湿邪郁久化热而发病。其病久气血不畅，而致"血停为瘀，湿凝为痰"。痰瘀互结，或与外邪相合阻痹经络，深入骨节，根深难除。

二、古代经验

本证在古代针灸文献中被描述为下肢各部位的疼痛痹证,与现代临床上的下肢运动系统病症相关,包括坐骨神经痛等。早在马王堆帛书《阴阳十一脉灸经》中足钜阳、足少阳、足阳明之脉的"所产病"已分别有"足小趾痹""足中趾痹""跗上痹"的记载。至清末为止,文献达近千处,其中明确为"痹"者达百余条。

(一)选穴特点

1.循经选穴

本证多选足少阳、足太阳、足阳明经穴。其中以足少阳经被选用最多。如《针灸聚英》曰:"节痛无常处,诸风痹莫伸;胆经虽六穴,阳辅效如神。"《太平圣惠方》载:悬钟主治"脚胻连膝胫痹麻,屈伸难也";光明主治"膝胫酸痹不仁"。《铜人腧穴针灸图经》载:阳交主治"寒痹,膝胻不收"。《类经图翼》载:风市为治"风痹冷痛之要穴"。

2.分部选穴

在分部选穴中,以下肢部穴为多,其中又以阳经关节部穴为多,髋部的环跳,膝部的阳陵泉、委中、膝阳关,踝部的昆仑、足临泣,跖趾部的侠溪等均为常用。如《席弘赋》曰:"冷风冷痹疾难愈,环跳腰间针与烧。"《长桑君天星秘诀歌》道:"冷风湿痹针何处,先取环跳次阳陵。"《针灸聚英》"六十六穴歌"道:"腰肿不能举,髀枢脚痹风;委中神应穴,针下便亨通。"《针灸甲乙经》言:"膝外廉痛,不可屈伸,胫痹不仁,阳关主之。"《扁鹊神应针灸玉龙经》载:昆仑主治"腰尻膝足,风寒湿痹肿痛"。

3.对症选穴

如风盛,则祛风除痹,《神应经》载:"风痹、脚胻麻木:环跳、风市。"

如湿盛,则祛湿除痹,如《针灸甲乙经》载:"痛不能久立,湿痹不能行,三阴交主之。"《备急千金要方》曰:中都治"胫寒不能久立,湿痹不能行。"

如寒盛,则逐寒除痹,《千金翼方》曰:"治冷痹,胫膝疼,腰脚挛急,足冷气上,不能久立……当灸悬钟穴。"

如热盛,则清热除痹,如《针灸内篇》载,光明主治"痿痹不仁,足热,腰痛,膝肿"。《针灸甲乙经》云:"湿痹,足下热,不能久立,条口主之。"

若属虚,则补虚除痹,如《扁鹊神应针灸玉龙经》中"六十六穴治证"载:"光明:虚则腿脚痿痹。"《循经考穴编》曰:"解溪:胻股痿痹,若脚腕无力,补之。"

(二)针灸方法

1.针刺

在针刺法中,古人多强调以针刺止痛。如《磐石金直刺秘传》曰:"腰股瘫痪痛,内痛针血海,外疼针风市。"《玉龙歌》云:"脚细拳挛痛怎行,金针有法治悬钟,风寒麻痹连筋痛,一刺能令病绝踪。"《针灸集书》载:"阳陵泉穴:治膝屈伸艰难,麻痹不仁……针入三分,其效如神。"对于虚证,用针刺补法,如《灵枢·寒热病》曰:"骨痹,举节不用而痛,汗注烦心,取三阴之经,补之。"对于实证则用针刺泻法,如《脉经》言:"尺脉濡,脚不收风痹,小便难,宜服瞿麦汤、白鱼散,针关元泻之。"

2.艾灸

早在马王堆帛书《足臂十一脉灸经》中就有艾灸的记载,"疾痹,诸病此物者,皆灸厥阴脉。"此后历代医家常用艾灸治疗本证,如《太平圣惠方》言:"张文仲传神仙灸法,疗腰重痛,不可转侧,起坐难,及冷痹,脚筋挛急不可屈伸,灸曲䐐两文头,左右脚四处各三壮。"《针灸资生经》载:"予冬月当风市处多冷痹,急擦热手温之,略止,日或两三痹,偶谬刺以温针,遂愈,信乎能治冷痹也,(亦屡灸此)不特治冷痹,亦治风之要穴。"《灸法秘传》曰"痹症:倘三气痹痛,灸环跳,兼灸脾俞、胃俞。"对于肾气不足之虚证用灸法补虚,《扁鹊心书》"中年以上之人,腰腿骨节作疼,乃肾气虚惫也,风邪所乘之证,灸关元三百壮。"

3.火针

古人也用火针治疗本证,如《东医宝鉴》记载:"痹病,宜燔针劫刺,以知为数,以痛为俞,言针后以应效为度,痛处为俞穴,非取诸经定穴也。"《重楼玉钥》曰:"火针主刺周身病,淫邪溢于机体中,为风为水关节痹,关节一利大气通。"

三、临床治疗现状

(一)下肢痹痛的治疗

下肢痹痛的辨证治疗见表8-6。

表8-6 下肢痹痛常见证型治疗表

证型	主症	主穴	配穴
寒湿留着	腰腿痛剧烈,沿经脉部位上下走窜,屈伸不利,或自觉一身沉重、腰腿部重着、强硬、酸痛交作,小腿外侧及足背肌肤不仁,喜暖畏寒,遇阴雨寒冷气候尤甚。苔白腻,脉沉	腰3～5夹脊、环跳、委中、昆仑、阳陵泉、悬钟	风门、命门、腰阳关

续表

证型	主症	主穴	配穴
瘀血阻滞	多有腰部外伤史，或腰腿痛经久不愈，痛如刀割针刺，不能俯仰，转侧不利，入夜尤甚。舌质紫暗或有瘀斑，脉涩		血海、膈俞
正气不足	病变迁延不愈，反复发作，遇劳加重，休息后减轻，喜按喜揉，腰腿乏力，面色不华，精神疲乏。舌淡苔白，脉沉细		肾俞、足三里

(二)坐骨神经痛的治疗

1.常用方案

(1)方案一。

选穴。①足太阳经型:腰3～5夹脊、腰阳关、环跳、阳陵泉、秩边、承扶、殷门、委中、承山、昆仑。②足少阳经型:次髎、环跳、阳陵泉、足三里、风市、膝阳关、阳辅、悬钟、足临泣。

方法:诸穴均常规针刺,用提插捻转泻法,以出现沿腰部足太阳经、足少阳经向下放射感为佳。

(2)方案二。

选穴:根性坐骨神经痛取腰4～5夹脊、阳陵泉或委中;干性坐骨神经痛取秩边、阳陵泉或委中。

方法:针刺得气后接电针,用密波或疏密波,刺激量逐渐由中度到强度。

(3)方案三。

选穴:腰2～4夹脊、环跳、秩边、风市、阳陵泉、阿是穴。

方法:用复方当归注射液10～20 mL,加维生素 B_1 注射液100 mg 或维生素 B_2 注射液100 μg 混合,注射腰2～4夹脊及秩边等穴,在出现强烈向下放射的针感时稍向上提,将药液迅速推入,每穴注入2 mL 药液。疼痛剧烈时亦可用1%普鲁卡因注射液1 mL,注射于阿是穴。

2.针灸治疗思路

(1)经络辨证,循经取穴:坐骨神经痛中医临床辨证方法众多,针灸临床更多运用经络辨证。从坐骨神经痛发病的部位看,足太阳、足少阳经经脉循行与该病发病部位密切相关。根据"经脉所过,主治所及"的治疗原则,临床均以循足太阳、少阳经取穴作为针灸治疗坐骨神经痛的主要取穴方法。腧穴选取较为集中在督脉和足三阳经,尤以太阳、少阳经为主,以局部取穴和循经取穴为主,或加用阿是穴。无论辨经或循经取穴,环跳均为主穴。

(2)多种疗法,综合应用:临床研究业已证实,多种针灸疗法,乃至针灸疗法与其他疗法配合,是提高针灸治疗坐骨神经痛的有效方法。毫针疗法、灸法、拔罐、穴位注射、电针、穴位埋线等综合运用,均可收到较好疗效。古典刺法和特殊针法在临床也运用广泛,如锋勾针、小宽针、巨针、芒针、火针、眼针、手针、腕踝针及现代微波针、磁针、氦氖激光等。也常采用针灸疗法与中药、推拿、牵引等配合提高疗效。电针疗法、刺激神经干法等也常被应用。

3.针灸治疗坐骨神经痛的疗效特点

针灸治疗坐骨神经痛在缓解症状方面具有起效较快,安全、无不良反应等特点,但要治愈必须经过 10～20 次或更长时间的治疗。一般而言坐骨神经痛分为原发性和继发性,原发性坐骨神经痛多与寒冷、潮湿有关,针灸疗法的疗效好。继发性坐骨神经痛多由腰椎间盘脱出症、腰椎疾病、骶髂关节炎、盆腔疾病、椎管内肿瘤、椎管狭窄等引起,最常见病因是椎间盘突出症,相对而言,针灸疗效继发性没有原发性好。在继发性坐骨神经痛中,腰椎间盘突出症所致者针灸疗效与病变轻重密切相关。明显的椎管狭窄所致者针灸疗效较差,椎管内肿瘤非针灸所适宜,继发性针灸治疗的同时要注意原发病的治疗,必要时应配合牵引、推拿等其他方法。年纪较大、病程较长、多次反复发作、经 CT 检查证实有明显椎管狭窄的患者,或经过 3～5 次针灸治疗无效者,针灸疗效较差。另外,不管何种类型的坐骨神经痛,一般以麻木为主要症状的患者比以疼痛为主的难治。

针刺治疗本病临床要求有明确的针感,如针刺环跳、委中、阳陵泉 3 穴,应有触电感及酸胀感向整个下肢传导,并以达到足趾为佳,如果只是局部酸胀,则疗效较差。局部没有酸麻胀等得气感,而向小腹或外阴部放射,则无疗效,应从新调整针刺方向。另外,在疼痛急性发作时,针刺应持续多次。因为一般针刺效应可维持 2～3 小时,有些可维持 5～6 个小时,待针刺效应消失后,疼痛又可复发,故应多次针刺,以维持针刺效应。

参 考 文 献

[1] 吕美珍.针灸推拿技术[M].济南:山东人民出版社,2022.

[2] 彭荣琛.针灸精要[M].北京:中国医药科技出版社,2022.

[3] 王雁慧.实用内科疾病针灸治疗[M].长春:吉林科技出版社,2019.

[4] 李淳.图解针灸甲乙经[M].北京:中医古籍出版社,2022.

[5] 黄国健.针灸单穴应用大全[M].北京:中国医药科技出版社,2020.

[6] 杜艳军.实用临床针灸技法双语版[M].武汉:华中科技大学出版社,2022.

[7] 吴耀持.针灸疗法[M].上海:上海科学技术出版社,2020.

[8] 欧阳八四.针灸医籍考录[M].苏州:苏州大学出版社,2022.

[9] 陈少宗.内科疾病的针灸治疗[M].青岛:青岛出版社,2018.

[10] 曹伟,李宗芬,王思栋,等.实用中医临床与针灸推拿[M].哈尔滨:黑龙江科
     学技术出版社,2022.

[11] 赵京生.中医学理论专论集成针灸理论[M].北京:科学出版社,2022.

[12] 中国针灸学会.循证针灸临床实践指南[M].北京:中国中医药出版社,2021.

[13] 欧阳八四,欧阳怡然.针灸内科医案[M].北京:中医古籍出版社,2021.

[14] 牟成林,沈向楠,朱学亮,等.实用骨病针灸推拿康复技术[M].北京:科学技
     术文献出版社,2021.

[15] 魏立新,佟晓英,赵长龙.中医针灸临证经验及特色疗法[M].北京:北京科
     学技术出版社,2021.

[16] 郑宾.临床常见病针灸与推拿[M].哈尔滨:黑龙江科学技术出版社,2021.

[17] 孔莹.常见疾病中医针灸治疗与护理[M].北京:中国纺织出版社,2020.

[18] 杜革术.实用针灸推拿康复学[M].济南:山东大学出版社,2021.

[19] 石学敏.中国针灸大成综合卷[M].长沙:湖南科学技术出版社,2020.

［20］张捷.脑卒中针灸康复诊疗［M］.太原：山西科学技术出版社,2020.

［21］杜广中,李青青.现代并发症的针灸诊疗［M］.北京：中国医药科技出版社,2020.

［22］王富春,王朝辉.临床灸法备要［M］.上海：上海科学技术出版社,2021.

［23］刘伟.针灸与扳机点镇痛实用图解［M］.济南：山东科学技术出版社,2020.

［24］农汉才,王致谱.中国针灸治疗学［M］.福州：福建科学技术出版社,2020.

［25］赵京生.中国针灸［M］.北京：人民卫生出版社,2020.

［26］许桂青.临床针灸与推拿实践［M］.哈尔滨：黑龙江科学技术出版社,2020.

［27］严兴科,赵中亭.针灸特色疗法学［M］.兰州：甘肃科学技术出版社,2018.

［28］黄龙微.临床中医诊疗与针灸［M］.哈尔滨：黑龙江科学技术出版社,2020.

［29］冯雯雯.针灸技术与临床［M］.天津：天津科学技术出版社,2020.

［30］王富春,杨克卫.中国近现代针灸文献研究集成［M］.北京：北京科学技术出版社,2021.

［31］裴建.针灸常见病证辨证思路与方法［M］.北京：人民卫生出版社,2020.

［32］丁国玉.现代中医针灸治疗学［M］.北京：科学技术文献出版社,2018.

［33］王文娟.中医针灸临床实践［M］.汕头：汕头大学出版社,2022.

［34］程为平,程光宇.针灸止痛要旨［M］.北京：北京科学技术出版社,2020.

［35］郗洪斌.针灸推拿技术与临床应用［M］.长春：吉林科学技术出版社,2018.

［36］金顺子,张松兴.六经理论与针灸临床［J］.实用中医内科杂志,2022,36(6)：113-115.

［37］刘雪婷.针灸治疗经络疼痛的效果［J］.中华养生保健,2021,39(11)：15-16.

［38］黄建国.针灸治疗失眠的研究进展［J］.光明中医,2021,(22)：3917-3919.

［39］陈贝,陈松,陈子琴,等.浅谈针灸处方的特异性［J］.中华中医药杂志,2022,37(1)：113-116.

［40］金双,孙忠人.针灸预处理临床应用前景浅析［J］.中华中医药杂志,2022,37(1)：109-112.